健康心理
的学问

袁丽萍◎编著

U0213935

吉林出版集团股份有限公司

图书在版编目（CIP）数据

健康心理的学问 / 袁丽萍编著. —长春 : 吉林出版
集团股份有限公司, 2018.3
ISBN 978-7-5581-4099-0

Ⅰ.①健… Ⅱ.①袁… Ⅲ.①健康心理学－普及读物
Ⅳ.①R395.1-49

中国版本图书馆CIP数据核字(2018)第037989号

健康心理的学问

编　　著	袁丽萍	
总 策 划	马泳水　齐　琳	
责任编辑	王　平　史俊南	
封面设计	源画设计	
开　　本	880mm×1230mm　1/32	
印　　张	11.5	
版　　次	2019年1月第1版	
印　　次	2019年1月第1次印刷	

出　　版	吉林出版集团股份有限公司	
电　　话	（总编办）010-63109269	
	（发行部）010-67482953	
印　　刷	三河市元兴印务有限公司	

ISBN 978-7-5581-4099-0　　　　　　定　价：45.80元

前　言

世界上最困难的事是什么？伟大哲人说："认识你自己"。这句话从古希腊一直流传至今，当我们现在重温这句话的时候，对它就有了更深刻的理解。

那么，怎样才能正确地认识自己呢？心理学家认为，自我评价由物质自我、社会自我、精神自我三个要素构成。

物质自我包括对自己的身体、衣着及家庭经济状况有一个恰当的评价，追求的目标要量力而行，物质上的享受也要符合自己经济承受能力。

社会自我是指对自己和亲戚朋友在社会上的名誉地位有一个正确的评价。富有理想，珍惜名誉，对事业具有较高抱负，以百折不挠的拼搏精神去实现它，这是我们时代的精神，也是心理健康的标志之一。如果过分争强好胜，爱出风头，甚至不择手段地沽名钓誉，这种虚荣心就偏离了社会自我的正确评价，在现实生活中难免遭遇挫折和失败。

精神自我包括对自己的智慧、能力和道德水平等方面的正确评价。例如，对是非、好坏、善恶等道德行为的认识评价；对自己和别人的道德行为所引起的内心体验，即道德情感的评价；以及通过言谈、举止表现出来的道德行为的评价。

随着社会不断的进步，来自生活、学习、工作、环境和精神孤独等方面的压力，造成了很多人心理的失控。焦虑、浮躁、忧郁、恐惧、自卑等负面情绪使人们心理失衡，甚至失去生活的动力，严重影响着人们的身心健康。所以，正确了解心理疾病已成为当今社会日益关注的话题。

如何正确认识心理疾病，如何维护和增进人们的心理健康，是整个社会所密切关注的问题，也是这本书所致力要解决的问题。

本书从人生各个阶段常见的或人们普遍关心的心理问题和心理疾病入手，通过事例，对其外在表现、内在本质和产生原因做了详细的分析和阐述，读者可以以此来作为参考，保障自身的身心健康。

本书以详述心理疾病种类为主旨，力求在内容上严谨、详实，在形式上新颖，在方法上具体实用，文字上通俗易懂。从心理学的角度出发，对各种心理问题和心理疾病的产生原因和影响因素进行了深入地分析，来满足不同读者的需求，做到"开卷有益"。

编 者

目　录

第一部　必须拥有健康的心理

第二部　常见心理疾病及分析

第三部　成长中的烦恼与心理保健

第一部　必须拥有健康的心理

第一章　心理健康小论

　　目前，我国儿童行为问题检出率为6％至22％，全国17岁以下人群中，至少有3000万人受到各种情绪障碍和行为问题困扰，患病率呈明显上升的趋势；北京各高校近两年的统计数字显示，因为心理和精神问题而休学、退学的学生占休学、退学学生总数的30％至50％，自杀现象也时有发生；专家称，我国近半数成年人心理未成年，人格固定在人生的某一时期，进而发展为忧虑、逃避心理；北京高校大学生心理素质研究课题组的报告表明，近年来大学生心理问题发生率居高不下，存在中度以上心理卫生问题的大学生占16.51％，呈逐步上升趋势……

　　这些数字肯定是不全面的，但也从一个角度证明许多现代人正遭遇心理困扰。专家称，如果人的心理不健康（或不正常），一方面会通过心理影响生理，导致疾病，特别是各种严重慢性疾病出现，如高血压、冠心病、糖尿病、溃疡病和癌症等；另一方面，人的心理一旦失常（轻者如神经症或病态人格，重者如各种精神病），社会适应能力就会遭到破坏，甚至无法进行正常的家庭生活和社会生活，不仅给个人和家庭带来极大的痛苦和不幸，而且会给社会造成损害。

人遇到较大压力时出现紧张、焦虑的情绪是正常的，多数人能够自我调整，但如果情况严重，找心理医生咨询是个正确选择。过去，很多人对自己或亲人有心理疾病的事实讳莫如深，以致耽误了最佳治疗时机。如今，越来越多的人已经意识到心理健康的重要性，有了心理问题不再讳疾忌医，这是个很好的转变。

心理医生一般按程度不同将当事人分成三种情况：心理问题、心理障碍、心理疾病。

心理问题主要是指在日常工作和生活中出现不适应、不协调，这种情况是每个人都会遇到的，区别在于问题的情形、状况、程度有所不同。比如青春期孩子的叛逆，大学一年级新生不适应大学生活，有的人在单位与同事或领导关系紧张，等等。这些不适应、不协调，使当事人感到非常苦恼，进而影响到情绪，影响到正常的生活、学习和工作。绝大多数人通过自我改善及与人沟通，能很快度过不适应期。

心理障碍是指问题比较严重，当事人的行为偏离了正常轨道，严重影响个人的事业、家庭和人际交往。比如抑郁症、焦虑症、强迫症，等等。

心理疾病就更严重了，可能出现妄想、幻听、幻觉的情况，甚至威胁到生命。

心理困扰会渗透到人们生活、婚姻家庭、学习、工作的方方面面。怎么了解自己是否有心理问题呢？最简单的标准是：检查一下这段时间自己的思维、行为、情绪是否影响了正常的生活和工作。

第一节　何谓健康的心理

以前，人们只希望拥有健康的身体；现在，人们希望拥有健康的身体再加健康的心理；以后，人们展望拥有健康的身体加健康的心理再加上健康的社会生活环境。

什么是健康

"健康乃是一种在身体上、心理上和社会适应方面的完好状态，而不仅仅是没有疾病和虚弱的状态。"这是世界卫生组织（WHO）在其宪章中对健康做出的科学的界定。从这个定义上来看：健康的基本内涵应包括生理健康、心理健康和社会适应良好三个方面，主要表现为个体生理和心理上的一种良好的机能状态，即生理和心理上没有缺陷和疾病，能充分发挥心理对机体和环境因素的调节功能，保持与环境相适应的、良好的效能状态和动态的相对平衡状态。

现代心理健康的新十项标准

1. 充分的安全感。安全感是人的基本需要之一。如果整日处于惶恐的机能状态，人会很快变老。抑郁、焦虑和神经衰弱等心理，也会引起消化系统功能的失调，更甚者会引起其他症状。

2. 充分了解自己，对自己的能力做出恰当的判断。若勉强自己做超出能力范围的工作，就会显得力不从心。并且做超负荷的工作，会影响到生理或心理的健康。

3. 生活目标切合实际。由于社会生产发展水平与物质生活条件有一定限度，如果生活目标定得太高，必然会导致失败或受挫，不利于身心健康的发展。

4. 与外界环境保持接触。人的精神需求是多方面的，与外界保持良好的接触，一方面可以丰富我们的精神生活，另一方面可以及时协调自己的行为，以便更好地适应环境。

5. 保持个性的完整与和谐。充分发挥自己的个性中的能力、兴趣、性格与气质等，使得各种心理特征完整、和谐而统一，从而充分施展自己的才华，体现自我价值和社会价值。

6. 具有一定的学习能力。现代科学经济发展迅速，社会知识更新得快，为了适应新的形势发展，我们就要不断学习新的科学知识，使得生活质量和工作能够得心应手，减少错误的发生，以便取得更多的成功。

7. 保持良好的人际关系。人际关系中，有正向积极的关系，也有负向消极的关系。协调好人际关系，对人的心理健康有很大的帮助。

8. 能适度地表达和控制自己的情绪。人有喜、怒、哀、乐等不同的情绪体验。不愉快的情绪必须释放出来，以求得心理上的放松。同时还要注意把握好度，否则既影响自己的生活，又加剧人际矛盾，不利于身心健康。

9. 有限度地发挥自己的才能与兴趣爱好。人的才能和兴趣爱好应该充分发挥出来，但必须以不妨碍他人利益，不损害团体利益为条件，否则，徒增烦恼，还会引起不必要的人际纠纷，无益于身心健康。

10. 在不违背社会道德规范下，在一定程度上应满足个人的基本需要。当然，必须合法，否则将受到良心的谴责、舆论的压力乃至法律的制裁，毫无心理健康可言。

第二节 心理不健康的表现及原因

不健康的心理状态表现为三种：心理缺陷、变态心理和心理疾病。

心理缺陷

心理缺陷是指不能保持像正常人那样所具有的心理调节、适应等能力，有心理缺陷的人表现的行为明显的偏离心理健康标准，但还没有构成心理疾病。造成心理缺陷的主要原因是社会适应能力不佳。最常见的心理缺陷是性格缺陷和情感缺陷。

1.性格缺陷

（1）无力性格：常处于精力和体力不足，容易疲乏的状态。通常是躯体不适，有疑病倾向。情绪也常处于不愉快状态，缺乏克服困难的精神。这种人对精神压力和心身矛盾，易产生心理过敏反应，可能诱发心理疾病。

（2）不适应性格：主要表现为社会适应能力不佳。这种人的人际关系和社会适应能力很差，判断和辨别能力不足，较容易引起性格行为的变化。若在不良的社会环境影响下，更容易发生不良行为。

（3）偏执性格：固执的性格，多疑而敏感，容易产生嫉妒心理，常以自我为中心的情况下考虑问题，遇事又责备他人错的倾向。这种心理若不及时纠正可能发展为偏执性精神病。

（4）分裂性格：性格内向，孤独怕羞，情感冷漠，社会适应能力很差和人际关系不融洽，喜欢独来独往。此种心理问题可能发展成为精神分裂症。

（5）爆发性格：平时性格死板，不灵活，遇到微小的刺激就可能引起爆发性愤怒或激动。

（6）强迫性格：强迫追求自我安全感和躯体健康，强迫周围的事态发展是按照个人的意愿进行的。有不同程度的强迫观念和强迫行为，可能发展成为强迫症。

（7）癔症性格：心理发展不成熟，常以自我为中心，感情丰富而不深刻，热情有余，稳重不足，容易接受暗示，好表现自己。这种性格的人，容易发展成癔症。

2. 情感缺陷

（1）焦虑状态：对客观的事务和人际关系，表现出焦虑、紧张、忧心忡忡、疑虑不决的行为。虽然具有强烈的生存欲望，但对自己的身心及心理健康存有忧虑。

（2）抑郁状态：情绪经常处于忧郁、沮丧、悲哀、苦闷的状态。常有长吁短叹和郁闷哭泣的表现。这种人缺乏人生的动力和乐趣，生存欲望低下，对很多事物都是消极的态度。

（3）疑病状态：常有疑病情绪反应，有疑病性不适症状，自我暗示性强，求医心切。

（4）狂躁状态：情绪高涨、兴奋，活跃好动，动作增多，交际频繁，声音高亢，有强烈的欢快感，这种人较容易走极端。这种状态较易发展为狂躁症。

（5）淡漠状态：对外界客观事物和自身状况漠不关心，无动于衷，对周身的事物是不接受也不抵抗的态度。在人际关系中表现为孤独，不合群。

变态心理

它是指人们的心理活动，包括思想、情感、行为、态度、个性心理特征等方面产生变态或接近变态，从而出现各种各样的心理活动异常（精神活动异常），又称病态心理。变态心理表现为个体心理变态的主要标志是心理障碍。心理障碍是各种不同的心理和行为失常的总称。变态心理不只限于精神病人的变态心理，而且也指个体心理现象的异常。

根据心理障碍的表现，变态心理可以分为以下几个方面：

1. 人格障碍：人格明显偏离正常轨道，并表现出不良的行为障碍。

2. 精神疾病：是一种严重的心理变态，已失去对客观现实的正确理解或者对外界的接触和判断能力。例如精神分裂症。

3. 缺陷心理障碍：指大脑或者躯体缺陷而引起的心理障碍。例如，大脑发育不全所导致的心理障碍，聋、哑、盲人的心理障碍等。

4. 身心障碍：由社会心理因素而引起的躯体障碍。例如，高血压，头疼脑胀等。

心理疾病

心理疾病主要包括人格障碍、神经症、精神病等。

1. 人格障碍

人格障碍包括心理变态人格及性变态人格，其特点为：

人格变态大都从幼年开始，发展缓慢，青春期前后明显加重。人格变态者，有人格缺陷做基础。病人智力尚好，认识能力完整，但是自我控制力差。病态人格形成后，一般较为顽固，不易改变，具有相对稳定性。

心理变态人格包括以下几种类型：

①攻击型人格障碍

这种人格特点是对外界事物做出爆发性反应，容易冲动，常表现出强烈的愤怒和强暴性行为。

②强迫型人格障碍

这种人格障碍的特点是刻板固执，墨守成规，缺乏自信。由于过分的自我克制和强迫自己，往往表现出焦虑和苦闷。

③癔症型人格障碍

这种人格障碍的特点是人格不成熟和情绪不稳定，有较强的自我暗示性，情绪容易激动，变化无常。

④偏执型人格障碍

这种人格障碍的特点是固执、自信，分析问题主观片面，对周围事物敏感多疑。这种人好争论，多诡辩，坚持己见不松口，偏执地以自我为中心，甚至有冲动性行为。

⑤分裂型人格障碍

这种人格障碍的特点是个性孤独，人际交往能力差，情感冷淡，性格怪僻，胆怯害羞，活动能力差，没有进取心。

另外，心理变态人格还包括反社会型人格障碍、回避型人格障碍、依赖型人格障碍、自恋型人格障碍等。

性变态人格：又称性变态，是指性冲动障碍和性对象歪曲的一种心理变态。

性变态的表现形式很多。按性的对象异常可以分为同性恋、恋物癖、异装癖等；按手段异常可以分为露阴癖、窥阴癖、兴虐狂等。

2. 神经症

神经症又称神经官能症。它是大脑功能活动暂时性失调所致的一组心理疾病的总称。

神经症的特点为：

①神经症的发病通常与不良的社会心理因素有关，故称心因

性疾病。

②症状多样，但客观检查多数见不到相应的特征。

③患者一般能适应社会，但是其症状对学习、工作有不利的影响。

④患者常以性格缺陷作为发病的基础。

⑤患者对自己所患的疾病一般有较好的认识能力，并感受到痛苦，要求治疗。

⑥心理治疗是基本的治疗方法，配合药物和其他治疗，效果较好。

常见的神经症类型有七种：强迫性神经症、恐怖性神经症、癔病性神经症、疑病症、焦虑性神经症、抑郁性神经症、神经衰弱。

3. 精神病

精神病是一组心理疾病，也是一种严重的心理变态。

心理不健康的原因

心理不健康的原因较多，一般认为大致有以下几种：

1. 生物学原因：指遗传、生化、生理、脑及躯体损伤等因素导致的心理不健康。

①遗传：大量的调查研究资料表明，在心理疾病中，遗传因素也影响到了心理健康，尤其在精神分裂症、狂躁性抑郁症等疾病中，遗传因素的致病作用较为明显。

②生化：近代神经化学研究表明，中枢神经递质中的乙酰胆碱、去甲肾上腺素、多巴胺等物质代谢失常，可能是诱发心理障碍的主要原因。

③机体损伤：机体损伤或患病可能导致心理变态。例如脑外伤可引起变态行为；癌症、糖尿病等可以引起适应不良的人格变态等。

2.心理学原因：指那些因社会生活环境的变化，通过心理的影响而引起人体机能的心理与行为异常的因素。学术界在阐述心理因素的致病作用的问题上，形成了心理动力学派、行为主义学派和人本主义学派。

①心理动力学派："被压抑的情绪和心理冲突是心理变态的动力学原因"以弗洛伊德（S. Freud）为代表的学派是这样认为的。具体的分析是内在的矛盾冲突或情绪的紊乱是在意识水平之下进行的。个体在无意识中隐藏着被压抑的本能欲望和冲动，这种欲望和冲动由于社会道德、规范的限制，不能得到满足。但在某些外界条件的作用下，无意识的矛盾和冲突就会释放出来，导致了某些心理和行为的变态。

②行为主义学派：以华生（J. B. Watson）为代表。他们用实验的方法研究人的行为，观察刺激和反应，学习和习惯的表现来解释变态心理的原因。华生做过模拟性恐怖实验。他让一个喜欢玩弄动物的幼儿接触一只白鼠，幼儿并不害怕白鼠，可以用手触摸。当他用手触摸时，实验者发出可怕的巨响，结果幼儿哭闹起来，可见幼儿的恐怖行为是由学习和习惯获得的。巴甫洛夫的条件反射实验，给华生的观点有力的支持。该学派的观点认为：人的行为是通过学习和训练而得到的，心理变态的表现可以看作是学习到的异常行为。

③人本主义学派：美国临床心理学家罗杰斯（C. Rogers）创立。罗杰斯认为，人具有自我实现的需要，人本身就有一种自我实现的无限潜能需要发挥。如果受到巨大挫折，使内在的潜能不能很好地发挥出来，这时人就可能会受到自身某种因素的影响，从而产生自我防御和失调现象。罗杰斯还认为，在自我实现的过

程中，人很重视自我价值，愿意得到别人的肯定和尊重。如果失去自尊的需要，其人格正常发育受到影响，就可能导致心理与行为的异常。

3. 社会文化因素：心理学家研究证明，生物学因素决定着心理现象的发生和存在，而社会文化因素决定着心理现象发生、发展和变化的方向。此处社会文化因素包括社会制度、经济条件、生活与文化水平、伦理道德、教育程度等。

①文化因素：当今世界，科学技术与物质文明高速发展，给人们的心理带来的压力越来越大，如果不能很好的适应这种发展，就会危害到人的心身健康。还因为文化因素对某些心理疾病的发展有着巨大的影响：文化水平低，迷信巫术的人，心理与行为变态就比较容易发生。

②社会文化关系的失调：社会文化关系包括阶级、民族、宗教、职业、道德、两性关系等等。造成社会文化关系失调的原因很多，但主要来自社会生活事件。例如，配偶死亡、离婚、失业、考试失败、失恋、家庭不幸、职业紧张等等，也有地震、火灾等突发原因。如果这种失调的强度大，时间长，就可能导致人发生心理和行为异常。

③社会动乱的心理创伤：长时间的社会动乱或者暴动会对人的心理造成巨大的影响。

④社会紧张状态的心理作用：人口过密、拥挤、噪声骚扰、生活贫困、工作紧张、社会犯罪、歧视等等，都可以造成紧张状态，从而伴随紧张状态而产生的消极情绪，例如忧愁、悲伤、焦虑、恐惧等等，也可以扰乱人的心理和行为。

第三节　正视"亚健康"

　　人一旦生了病，就把疾病和健康区别开了。病是指身体上的形态伤害和缺损；健康是指健全的心态上的欢乐安康，没有病菌的侵扰，没有精神或生理上的困扰，能够正常享受生活的乐趣。但是据相关资料显示，只有5%的人符合健康标准，75%以上的人群是处在健康与疾病之间的，也就是所谓的"亚健康状态"。国外也称"第三状态"或"灰色状态"。

亚健康的含义

　　心理学家的一项调查指出，人的一生都会经历心理困难时期（即是接受社会生活环境的考验），也就出现了现在的"心理亚健康情况"。亚健康状态的产生是由个人心理素质（例如：好胜、虚荣、孤僻、敏感）等、生活事件（工作压力、升职、考学、失败、被上司批评、婚恋挫败等）因素引起的，时常引起焦虑、恐慌、紧张等，情绪波动大。"很没劲""真累""没意思""就这样吧"等经常从他们口中说出。另外，现在老年人的"亚健康"经常被忽略，从现在开始，我们应该对"亚健康状态"做出极大的重视，并正确对待"亚健康"问题。

　　其实，"亚健康"状态的新概念是指机体虽无明确的疾病，却呈现生活能力降低，适应性有不同程度减退的一种生理状态，是由机体各系统的生理功能和代谢功能低下所致，是介于健康与疾病之间的一种生理功能低下的状态。

　　衰老、疲劳综合症、精神衰弱\更年期综合症及重病、慢性病的恢复期，均属于"亚健康"状态范畴。"亚健康"状态产生的主要原因是人体脏器功能下降，自觉身体和精神上的不适，如疲乏无力、情绪不宁、头疼失眠、胸闷等，"亚健康"状态极有可能发展成多种疾病。亚健康状态实际上已经在警告人们，如不加以重视，疾病就会接踵而来；如能加强自我保健，建立健康的生活方式，就以使自己早日从亚健康状态中走出来，转变成健康状态。对亚健康的研究，将是本世纪生命科学研究的重要组成部分。

那么，对于亚健康问题我们该怎么办？为此，医学专家提出了简便而行之有效的应对良策。

1.生活规律、合理膳食。合理饮食包括有节制的饮食，不暴饮暴食，多摄取不同的维他命和矿物质、无机盐，合理进补，适当选择药膳，这对预防和改善亚健康很有帮助。

2.按时、充足的睡眠。不按时睡眠，很有可能会造成睡眠紊乱，而失眠会使人体免疫力降低，容易感染疾病，那些睡眠不足的人通常就是流行病的受害者。要有好的睡眠，首先要按时，不要太饱或太饿时上床，还要追求质量而非数量，睡得好不好与睡眠时间不成正比，而是与睡眠深浅成正比的。

3.适当锻炼。适当的运动是亚健康的克星。适当的锻炼一是有氧运动，如打球、跑步等；二是腹式呼吸，深呼吸后将气保留在腹部一会儿，再慢慢呼出；三是做健身操，使全身充满活力；四是自我按摩，适当刺激体表，保持良好抗病状态。

4.学会调节自己的情绪，善待压力、心胸开阔，培养多种兴趣爱好。焦虑是现代人的通病，有焦虑症的人通常会感到莫名其妙地惊恐、心慌、出汗、面色苍白、两手发抖等，有时发作过后病人感到一切都恢复正常；有时则使人经常处于一种紧张不安状态，担心此病会再来，形成恶性循环。调查资料显示，那些乐观向上、兴趣广泛的人就不易有这种焦虑症，因此，学会调整自己的心态和情绪，学习乐观处世对改善心理亚健康是很有帮助的。

5.尽量改善环境条件。室内和大气环境污染总让健康的身体透不过气，而我们日常生活中的电脑、移动电话和家电噪音更是我们常常忽视的污染源，动手改善环境除了在生活中尽力防御，例如上网要防辐射外，还可种植一些有益的绿色植物在室内，改善室内空气质量。

第四节　需要补充的健康"营养素"

身体的生长发育需要足够的营养作补充，相应的，心理"营养"也非常需要。若缺少其一，就会影响心理健康。那么，人们所需要的重要的心理健康"营养素"有哪些呢？

首先，最为重要的精神"营养素"是爱。爱能伴随人的一生。童年时代主要是父母之爱，童年是培养人心理健康的关键时期，在这个阶段若得不到足够和正确温暖的父母之爱，就将会影响其一生的心理健康发育。少年时代增加了伙伴和师长之爱，青年时代情侣和夫妻之爱尤为重要。中年人社会责任重大，同事、朋友和子女之爱亦是十分重要，它们会使中年人在事业家庭上倍添信心和动力，让生活充满欢乐和温暖。至于老年人，晚年幸福、子孙的关爱是关键。

第二种重要的精神"营养素"是正确宣泄和疏导。无论是转移回避还是设法自慰，都只能暂时缓解心理矛盾，而适度的宣泄具有治根治本的疗效，当然前提是这种宣泄应当是良性的，是以不损害他人、不危害社会为原则。心理负担若长期得不到宣泄或疏导，便会加重心理矛盾，进而可能转化为心理障碍。

第三，善意和讲究策略的批评，也是重要的精神"营养素"。

14

一个人若长期得不到正确的批评，势必会滋长骄傲自满、固执、傲慢等毛病，这些都是心理病态发展的行为表现。过于苛刻的批评或伤害自尊的指责同样会使人产生逆反心理。遇到这种"心理病毒"时，就应提高警惕，正确把握批评的尺度，保持合理的批评态度，同时增强心理免疫能力做好预防措施。

第四，坚强的信念与理想也是重要的精神"营养素"。坚强的信念与理想对于心理的作用尤为重要，拥有坚强的信念和理想犹如心理的平衡器，它既能帮助助人们保持平稳的心态，又能帮助人们度过坎坷与挫折，防止偏离人生轨道进入心理暗区。

第五，宽容也是心理健康不可缺少的"营养素"。人世万象，万事万物难免都能够顺心如意。让宽容帮您脱离种种烦扰，成为减轻心理压力的法宝。

第五节　做自己的心理医生

据专家介绍，由于现代社会人的生活方式的不断改变，生活节奏的加快，造成一些人的盲目行为增多，加上又过分追求短期效益或在短期内要达到的效率，因而失败的几率较高，内心受挫失去平衡，往往会引起心理问题的产生。心理专家认为："一个人的心理状态常常直接影响他的人生观、价值观，直接影响到他的某个具体行为。因而从某种意义上讲，心理卫生比生理卫生显得更为重要。"

在现实生活中，每一个人都承担各自的社会责任，都存在不同程度的心理卫生问题。随着社会不断变革，人们的情感、思维方式、知识结构、人际关系也在发生着微妙的变化，从而引发心理问题的因素也是多种多样的。

健康心理的学问

从理论上讲，一般的心理问题都可以自我调节，每个人都可以用多种形式自我放松，缓和自身的心理压力和排解心理障碍。面对"心病"，关键是你如何去认识它，并以正确的心态去对待它，在科学的理论指导下做好自己的心理医生。即使我们找心理医生看病还不能像看感冒发烧那样方便，但也要提高自己的心理素质，学会心理自我调节，学会心理适应，学会自助，每个人都可以在心理疾患发展的某些阶段成为自己的心理医生。

如何做自己的"心理医生"

首先是掌握一定的心理科学知识，正确认识心理问题出现的原因；其次，是能够冷静清晰地分析问题的因果关系，特别是主观原因和缺欠，解决好应对心理问题的良好措施；另外，是恰当的判断自我调节的能力并正确认识自己的社会责任和能力，根据各人情况选择适当的就医方式和时机。

现代社会要求人们心理健康、人格健全，不仅要拥有良好的智商，还要有良好的情商。在出现心理问题时，人们开始重视并寻求咨询和医疗，这是社会文明进步和人们文化素质提高的一种表现。现在有一种情况越来越多：生活条件越好，文化层次越高，人们对心理卫生的需求也就越迫切。随着文化科学知识的普及和心理卫生服务的完善，解决"心病"会有更多更好的渠道和办法。

第二部　常见心理疾病及分析

第一章　直视病态社会心理

第一节　病态社会心理的自我调节

病态社会心理的概念

人的心理往往是十分复杂的，包括认知、情感、意志、人格、智能等诸多方面。一般来讲，个体心理各方面的活动与发展是比较均衡、全面的，但由于生理、社会及心理等原因，使得其中某方面出现了异常。譬如，有的人因屡遭天灾人祸，变得垂头丧气、忧心忡忡；有的中年人因更年期来临而出现烦躁不安、失眠、乏力、易怒等情绪障碍；有的老年人因脑萎缩而出现了健忘、固执、行动不便的现象等。如果某人的某些心理活动与正常人相比，出现了一些反常的、特殊的，或过于亢奋，或过于低沉的行为反应，我们就可定义为病态心理。

那么什么是病态社会心理呢？它是指由社会病态文化所引起的不正常的心理活动。下面我们对病态心理和病态社会心理做一个区别：

健康心理的学问

区别	病态心理	病态社会心理
特征	是个体现象，是随着个人的生活经历、身体状况、人格特征而转移。例如恋鞋癖、辩论狂，它不具有普遍性，只是特定的人在特定的生活环境中的特殊反应。	是群体现象，是某一社会或群体中所共有的不正常的心理特征、状态的总和。例如，攀比、迷信、偏见、自私、自我封闭、浮躁等等。常常发生在一定数量的社会成员上，社会成员之间的交往、沟通、暗示、从众、顺从等行为，又进一步强化了社会病态心理的扩展与巩固。
原因	是由人的身体病变，如脑损伤、脑膜炎、内分泌失调所引起，也可能是由社会生活刺激，或人自身的人格特征所引起。	由于病态社会文化的不良刺激，导致某些意志薄弱者接受某些病态文化的价值观与生活方式，在认知、情感、意志、人格等方面出现了偏离正常社会心理的不正常的心理活动。病态社会心理所产生的病态行为往往会给社会、群体及其本人带来危害，因此预防、调治病态社会心理的发生与扩展十分重要的。

病态社会心理的特点

1. 危害性：这种行为在一定程度上违背了社会公认的行为规范、道德标准或损害集体及个人的利益，因此它对于社会、集体或是个人都是有一定的危害性的，即便其危害性常会在程度上有所不同。就如一个贪婪的人骗取朋友的钱财已是不道德，如果他再把黑手伸向外国朋友，便是有辱国格的"不道德"了。

2. 群体性：病态社会心理是一种群体心理现象，它具有一定数量的社会成员（或是某一阶层的人们，或是跨越几个阶层的人们，或者是全社会的人们）。由于社会病态文化传播手段多而繁杂，影响范围广，因此有大多数的意志薄弱者较易受到影响，便产生

18

了相似的"社会症状"，如嫉妒、报复、贪婪心理等，从而构成对社会、群体及他人的危害。

3.流行性：人与人，人与社会，人与群体是相互作用相互影响的。病态社会心理以其独特的传播形式，如感染、模仿从众、暗示、认同、舆论、时尚等作用于人们。病态社会心理又具有易感性、流行性和广泛性，当某种病态社会心理出现时，极易引起人们的从众心理，流言、传闻、小道消息会使病态文化进一步扩散，使得那些心理原本正常的人们，在悄然不知的情况下感染上某种病态社会心理。但是随着时间的推移或社会环境的变化，这种病态社会心理一般也会自动消失，例如"攀比"风、"赌博"风、"高消费"风等。

4.无意识性：病态社会心理发生在一定数量的人群中，在病态文化的冲击之下，我们的无意识状态下，观念、感情、行为都发生了错位，于是见怪不怪，思维的逻辑推理出现反常。例如，有病态社会心理的人会认为在火车站帮忙扛行李的人一定是骗子，在他们心目中世上是没有这种好心人的，对人对物是处处戒备，以"他人是狼"的心理看待一切，这种行为已成为一种无意识的行为性习惯。

5.普遍性：病态社会心理源于病态文化，病态文化无处不在，无时不在，因此它极具普遍性。同时它也会因时代地域不同，在性质、类型和危害程度上有所不同。人类的进步是不均衡的，病态文化作为社会的一种丑恶文化，一种丑恶现象，还将在社会的发展中长期存在，因此病态社会心理也会长期存在。如果认识到这一点，我们就会知道病态社会心理既不是那么神秘，也不是那么可怕，如果了解了其性质和特点，是完全可以克服与调适的。

调解根治病态社会心理的原则

病态社会心理是一种病态文化而引起的不正常的心理活动，用通俗的话讲是正常人对客观事物的歪曲反映，也是形成了一些病态的心理定势或行为习惯，如自私、贪婪，嫉妒等心理。有病态社会心理的人可以经心理治疗得以纠正，当然，若能充分发挥自己的主观能动性，认识其危害，并运用正确的方法，也能够自我调治的。下面对其调治原则进行细分：

1. 内省反思：卢梭曾在《忏悔录》中回顾了他的一些荒唐行为，这是因为人的心理受到自我成熟成长与外部社会环境的双重影响，而这种影响又潜移默化于每个人。病态社会心理通常是某人的无意识中表现出来的，为了克服此种现象，可借助古人"吾日三省吾身"的训诫，经常用一些社会规范与道德标准或模范人物的言行省察自己，约束自己，从而进行自我调适。

2. 情境转移：病态文化与不良的生活环境有关，在不良环境的刺激与熏陶下，某一部分无意识的人极易受到感染，从而形成一种病态社会心理。因此，改善环境，隔离不良刺激，对于意志薄弱者和心理不成熟的人来说是十分重要的。例如离开一些社会风气不好的地区与单位；疏远那些有病态行为的"朋友"；少接触或不接触那些格调低下、颓废没落的读物与娱乐活动。相反不妨换个环境试试，多与正直、开朗和大方的人交朋友；多接触代表社会发展潮流的主导文化，学会用正确的价值观指导自己言行，充分发挥主观能动性，积极主动的按照社会道德准则做事，潜移默化地影响改变自己。

3. 人格完善：对于一个人格完善的人来说，是不会接受病态社会心理的不良刺激的。如古代的圣明贤达，近现代的马克思、毛泽东等，他们都具有崇高的理想、远大的志向、宽阔的襟怀和豁达的性格，置个人恩怨于度外。有完善人格的人，是不会轻易被环境所左右的。因此，建立坚定的信念、塑造完善的人格是抵制病态文化，避免病态社会心理产生的基本要求之一。

4.行为矫正：一个自私自利的人，通常是以自我为中心侵犯他人利益，引起人际关系的紧张的。这是一种病态行为，为了矫正相应的病态行为，行为者本人也可借助心理治疗的一些方法进行自我调适，如厌恶疗法，即一旦察觉自己有不正常的行为与心理，就对自己施行惩罚，或用手腕上的皮筋弹打自己，或跑一千米以示惩罚，直至自己讨厌病态社会心理为止。也可运用系统脱敏法，即不回避接触病态文化，但接触的范围应由小到大，数量由少到多，逐渐增加对病态文化的免疫力与抵抗力。

以上是病态社会心理的概念和自我调治的总原则与指导思想，下面将分别对各种病态社会心理及其由此产生的病态行为的定义、病因、意识及自我调治措施作具体介绍。

病态心理是指人们在日常生活中出现的不正常的心理活动。假如一个人的某些心理活动与正常人相比，出现了一些反常的、特殊的，或者过于亢奋，或者过于低沉的行为反应，我们就可以定义为病态心理。通常意义上的病态心理包括自卑心理、虚荣心理、嫉妒心理、自私心理、报复心理、逆反心理、逃避心理、挫折心理、猜疑心理、病态怀旧心理、自负心理等。

那么什么是正常的健康心理呢？目前还没有一个定论，但心理学认为正常心理一般应该包含以下几个方面。

1.对生活保持积极乐观的态度。心理正常的人总是热爱人生、热爱生活、珍惜生命的，他们对生活乐观，对未来充满了希望，无论是对社会、还是对自己都是采取极其负责的态度，不怕困难，不怕挫折，而且总是踏踏实实、认认真真地向他自己既定的目标前进，因而总是满腔热情地投身于生活，总是忘我地在为社会创造财富。

2. 正确认识自己，给自己恰当的定位。心理正常的人，一般能有"自知之明"，即能够正确认识到自己的价值，认识到自己在他人心目中的位置，认识到自己的能力、学识、水平，既不会高估自己，对自己的一些长处和优势沾沾自喜，也不会自卑，过分地贬低自己，更不会无缘无故抱怨、自费。若不能做到以上那些便不能恰当地认同自己，或是莫名其妙地自傲，或是无缘无故地自卑，经常有意无意地掩饰自己的不足，心理特别敏感、脆弱，失落感极强，经不起风浪的折腾，存在严重的心理冲突，回避矛盾，无法保持良好的平衡的心理状态。

3. 保持良好的心理情绪。一般来说，情绪正常的人没有过分的、不切实际的要求，所以很少有烦恼、不快，精神状态永远是饱满的、乐观的。在自己的人生遇到麻烦时，能做到泰然处之，决不自寻烦恼或自我折磨；一般能摆好自己与他人的关系，所以很少有麻烦的、别扭的事情引起自己心理的不快。有修养，能较好地控制自己的情绪，当自己想发脾气时或暴怒来临时，自己能够意识到，并将其抑制于萌芽状态。

4. 宽容待人，合理处事。心理正常的人，在待人接物的时候，不仅能从理性上处理好人际关系，总是显示一种积极与人交往的态度。他们懂得在交往过程中如何尊重人、理解人，从不将自己的观点强加到他人的身上，能够平等地、宽容地、客观地了解、评价对方，与人相处时，总能显示出同情、友善、信任、尊敬等积极的态度。在与他人的交往中能够注意他人的长处，能较虚心

22

地向他人学习等。

世界卫生组织又对健康内容的界定作了新的补充，即道德健康应该是心理健康的一部分。那么，什么是道德心态的健康呢？专家分析大致有以下几点：

①不做损人利己或损人不利己的事。

②能自觉地遵守社会的各种规范、准则，约束支配自己的行为；

③能尽职尽责地完成自己的工作，尽自己的可能为社会作贡献。

④不仅有辨别真伪、善恶、荣辱、美丑等是非的能力，而且在自己的行为中去实践真善美，并能与假丑恶进行斗争。

⑤当社会或国家需要的时候，能够无条件地服从，牺牲自己的利益，甚至于自己的生命。

第二节 虚荣心理

[心理医生手册]

某高校大学生家境一般，学习优秀，但虚荣心极强。自从在考入大学，看到有的同学穿名牌，出入高级餐厅，心里觉得极不平衡。便骗父母说学校要交什么费用，家长寄来了含辛茹苦的血汗钱，某同学却用来买了一件高档衣服，请室友吃了顿西餐，同学之间也感觉良好。而某同学一发不可收拾，不顾学习，长此以往，负债累累，恶性循环，被家长和老师同学发现，便积极劝导。某同学自觉惭愧、狼狈不堪，没脸见父母，竟吃了安眠药自杀。

虚荣从何而来？

从个体心理学的角度来分析，虚荣心的产生有以下原因：

1. "要面子"。林语堂先生曾在《吾国吾民》中写到："面子是统治中国的'三女神'之一"。"讲面子"是中国社会普遍存在的一种民族的心理问题，反映了中国人被尊重与有自尊的情感和需要，丢面子就意味着否定自己的才能，是很难接受的，于是有些人为了"要面子"，即使"打肿脸充胖子"也觉得高兴。

2. 与戏剧化人格倾向有关。爱虚荣的人多半为外向型、冲动型、反复善变、做作，具有浓厚、强烈的情感反应，装腔作势、缺乏真实的情感，待人处事突出自我、浮躁不安。

其实，虚荣心的背后掩盖着的是自卑与心虚等深层的心理缺陷。具有虚荣心理的人，也有自卑与心虚等深层心理。虚荣，对于个体而言只是一种补偿作用，竭力追慕浮华，是用来掩饰心理上的不平衡和缺陷。从案例中我们也不难发现，虚荣心强的人大多不愿脚踏实地的做事，而是经常利用撒谎，投机等不正常手段去捕获名誉。他们在物质上讲排场和攀比；在社交上好出风头；在人格上又很自负、嫉妒心重；在学习上不刻苦。正如法国哲学家柏格森所说："一切恶行都围绕虚荣心而生，都不过是满足虚荣心的手段。"

关注孩子的虚荣心理

一般情况下，孩子的虚荣心并不多见，但是表现的形式却跟成人迥然不同。孩子爱虚荣，在一定程度上妨碍了正常的心理成长，可能演变成嫉妒、冷酷的性格。有的孩子看到同学用了好的文具盒和背包，自己也要缠着父母买一个比同学还好的；有的孩子常常在同学面前夸耀自己家的玩具，自己和爸爸妈妈去旅游等等。所以当孩子渐渐有了虚荣心理后，父母应该用恰当的教育方法来帮助孩子进行纠正。

有的父母只有一个孩子，经济上比较宽裕，所以经常给孩子买高档玩具、流行服装；有些父母是喜欢在吃穿打扮、玩具等方面与他人攀比，不注重孩子的修养和学习方面的教育，甚至给孩子大把零用钱以显示自己的富有和与众不同，让孩子的虚荣心膨胀起来。所以，当孩子没有自我纠正能力的时候，父母的教育就显得尤为重要。

要纠正孩子的虚荣心理，首先家长应加强自身修养，给孩子树立一个好榜样；其次要用优秀的文艺作品和艺术涵养的事物来引导孩子，使孩子明白整洁、合体、大方的衣饰也是美，爱劳动、爱学习、乐于助人的品德更是美；另外家长不能放纵孩子的消费欲，应有目的、有计划地加以正确的引导，渐渐纠正孩子追求穿戴、羡慕虚荣的坏习惯。

虚荣心理的表现及危害

虚荣心是不实事求是，不考虑具体条件，追求虚假的声誉，尤其是我们平时所说的"打肿脸充胖子"。我们在平时的学习和生活中，有没有这种类似的表现呢？

我们把虚荣心的表现大致分为十四个方面：

1. 喜欢谈论有名气的亲戚朋友或以与同名人交往为荣。

2. 热衷于时髦服装，对西方的流行货倾倒。

3. 行事购物爱摆阔。

4. 不懂装懂，海阔天空。

5. 热衷于追求一鸣惊人的成果。

6. 对名著、影片只求一知半解，夸夸其谈。

7. 好表现自己，尤其想在大庭广众面前露一手。

8. 好掩盖自己。

9. 对表扬沾沾自喜。

10. 对批评耿耿于怀。

11. 表面热情，内心冷淡，讨好别人。

12. 找对象过分追求长相门第。

13. 婚礼讲排场、摆阔气。

14. 讲面子，面子第一。

有了虚荣心理，对我们的危害也是非常明显的。

其一是社会道德品质优良发展的绊脚石，也会衍生出自私、虚伪、欺骗等不良行为表现。其二是没有"自知之明"，骄傲自满，盲目成性，在进步和成长中是消极的一面。其三是情感变化的导火索。由于虚荣的人的心理负担过于沉重，需求过多过高，自身条件和现实生活的差距不能让他们得到满足。因此，怨天尤人，愤怒压抑等负面情感随之滋生、积累，最终引起情感的畸变和人格的变态。严重的虚荣不仅会影响学习、进步和人际关系，而且对人的心理、生理的正常发育，都会造成极大的危害。

走出"虚荣"

虚荣心理作为一种普遍心理，已成为人性中根深蒂固、难以根除的心理弱点。那么，有什么方法能够趋利避害，把它利用到好的地方去呢？现代心理学家的研究表明：对于虚荣心，切不可从如何破坏它入手，而应该放在如何改善它、诱导它走向有用的地方去。例如，对富有而虚荣的人，可以让他拿出来一点作为慈善基金，或者经营一项事业使他人多一种安全保障；对才华横溢而虚荣的人，可以让他多为社会做出一些贡献，那么，虚荣这一人际正常交往中的障碍物，就能为人类造福。

对于个体而言，人们要及时对自己的虚荣心进行积极的调适。

首先，要树立正确的荣辱观，改变认知，对荣誉、地位、得失、面子要持有一种正确的认识和态度。每个人都应十分珍惜和爱护自己及他人的荣誉与地位，但是这种追求必须与个人的社会角色及才能一致；爱面子，如果"打肿脸充胖子"，过分追求荣誉，有时不仅没有保住面子，反而会使自己的人格发生扭曲；"失败乃成功之母"，必须从失败中总结经验，从挫折中悟出真理，才能自信、自爱、自立、自强，从而消除虚荣心；要实现自我价值，不仅不能脱离社会现实的需要，而且还必须把对自身价值的认识建立在社会责任感上，正确理解权力、地位、荣誉的内涵和人格自尊的真实意义。

其次，把握好攀比的尺度。比较是一种普遍心理，但要把握好攀比的方向、范围与程度。从方向上讲，要多立足于社会价值而不是个人价值的比较，如比一比个人在学校和单位的地位、作用与贡献，而不是只看到个人工资收入、待遇的高低；从范围上讲，要立足于健康的而不是病态的比较，要比成绩，比干劲，比投入，而不是贪图虚名、嫉妒他人，表现自己；从程度上讲学习良好的社会榜样，从名人传记、名人名言中，从现实生活中，以那些脚踏实地、不徒虚名、努力进取的名人中汲取精华，努力完善自身的人格修养，在进步和成长中做一个"实事求是、不自以为是"的人。

最后，听取别人的正确评价。虚荣心与自尊心是联系的，自尊心又和周围的舆论密切相关。别人的议论，他人的优越条件，都不应当是影响自己进步的外因，决定需要的是自己的努力。只有这样的自信和自强，才能不被虚荣心所驱使，成为一个高尚的人。

法国哲学家柏格森说："一切恶行都围绕虚荣心而生，都不过是满足虚荣心的手段。"他的话从某种程度上反映了相当一部分真实的生活。面对虚荣心，让我们用"实事求是、脚踏实地"的核心武器，去打败它吧！

第三节　嫉妒心理

[心理医生手册]

女职员 A 在一家广告公司，可谓是如鱼得水。她才貌双全，备受领导重视，而且追求她的男性比比皆是。她的脸上每天都笑容满面，对工作更是积极热情，心里美得像吃了蜂蜜似的。由于公司规模的扩大，新招聘了几个职员，公司又有了新的活力，其中公司把一部分精力投入到了对新职员的培养上，特别是 B，她谦谦有礼、思维活跃、长相俊秀美丽，很多男同事也转移了注意力。A 的心里可谓一落千丈，极不平衡，嫉妒的情绪油然而生。最后 A 蓄谋了计划，想以此惩戒下新职员 B，在 B 去洗手间的空当，将老鼠药放入其杯中，造成 B 中毒住进医院。

什么是嫉妒?

嫉妒通常又称"红眼病"。嫉妒最具有包容性和准确性的定义是："嫉妒是与他人比较，发现自己在才能、名誉、地位或境遇等方面不如别人而产生的一种由羞愧、愤怒、怨恨等组成的复杂情绪状态。"由此可以看出，产生嫉妒心的客观条件是由于两个或多个主体之间存在相对性的差别，这个主体总是只看到了别人比自己优越的方面，从而产生的情绪。

其实嫉妒是有条件性的，有一定对象的，在一定的范围内才会产生。其中地位相似，年龄相仿，经历相近的人之间最容易产生嫉妒。而对于获得诺贝尔奖的某科学家或是各方面差距较为悬殊的，一般人只是羡慕而不是嫉妒。

可以说嫉妒是一种恶习，是与社会上人与人之间的和谐情感不兼容的，是一种不道德的行为。嫉妒心的产生，是心理扭曲的现象，都是健康人格的倾斜。

[心理医生提示]

嫉妒对当事人双方都有害无益。既折磨自己，又折磨他人。更甚者会对自己或他人都构成伤害，令人悔恨终生。

那么当嫉妒心理开始在大脑里萌发时，我们该怎么做呢？首先要主动地调整自己的意识和行动，从而控制自己的行为动机和情感。其次重新看待别人，自然也就能够有所觉悟了。快乐可以治疗嫉妒，要善于从生活中寻找快乐，就像嫉妒者随时随处的为自己寻找痛苦一样。快乐是一种情绪心理，嫉妒也是一种情绪心理。试想如果一个人总是想：比起别人可能得到的欢乐来，我的那一点快乐算得了什么呢？那么他就会永远陷于嫉妒的痛苦之中，很难自拔。

剖析嫉妒心理的根源

嫉妒源于病态竞争，与个体的性格、文化背景、阅历、世界观价值观等关系密切。主要表现在以下几方面：

1. 自我封闭、自卑、自我为中心等性格缺陷者容易产生嫉妒心理。

2. 特定的文化背景影响如儒家的中庸之道，"不患寡而患不均"。

3. 缺乏客观地认知自我的能力。

4. 角色定位错误，不能自得其所自得其乐。

5. 胸无大志无所事事，才会去挑别人的错。

6. 自我实现受挫，较易产生嫉妒心理。

嫉妒的产生是主要是因为人的公平心理。人是要求公平的，当公平心理畸形变化时，就可能导致嫉妒，嫉妒是公平心理的消极反映。

嫉妒心理的特征

嫉妒心理总是与不满、怨恨、烦恼、恐惧等消极情绪联系在一起。不同的嫉妒心理有不同的嫉妒内容，但主要是在四个方面表现：

1. 对抗性：又称攻击性，其攻击目的在于颠倒被攻击者的形象。往往不看别人的优点、长处，而总是挑别人的毛病，甚至不惜颠倒黑白，弄虚作假。

2. 指向性：往往产生于同一时代、同一部门的同一水平的人中间，主要是因为嫉妒心理是一种以极端自私为核心的绝对平均主义者。因为曾经"平起平坐"过，或是曾经"不如自己"过，如今成了"能干"者，使嫉妒者产生抵触和对抗。

3. 发泄性：主要有三种方式：一种是言语上的冷嘲热讽；一种是行为上的冷淡，疏远被嫉妒者；一种是具体行为，或是攻击性强的行为。

4. 伪装性：由于社会道德的威力，嫉妒心理被大多数人所不齿，使嫉妒者一般都不愿直接地表露出来，想方设法的伪装起来，企图使人不易察觉，或是从别的角度指责或攻击。

嫉妒心理的危害性

嫉妒的危害，我国的传统医学早就有过论述。《黄帝内经》明确指出："妒火中烧，可令人神不守舍，精力耗损，神气涣散，肾气闭寒，郁滞凝结，外邪入侵，精血不足，肾衰阳失，疾病滋生。"

嫉妒心理是一种破坏性因素，对生活、人生、工作、事业都会产生消极的影响，正如培根所说："嫉妒这恶魔总是在暗暗地、悄悄地毁掉人间的好东西。"

1. 危害人的情绪和积极奋进精神。

2. 使人产生偏见。嫉妒，在某种程度上说，是与偏见相伴而生、相伴而长的。嫉妒程度有多大，偏见也就有多大。偏见不仅仅出自于一种无知，还出自于某种程度的人格缺陷。

3. 压制和摧残人才。在现实社会生活中，在对人才的评价和使用的过程中，时常受到嫉妒心理的干扰，使得有些人才得不到及时地、合理地使用。

4. 影响人际关系。荀子曾经说过："士有妒友，则贤交不亲；君有妒臣，则贤人不至。"嫉妒是人际交往中的心理障碍，它会限制人的交往范围，压抑人的交往热情，甚至能反友为敌。因此，必须坚决地、彻底地与嫉妒心理告别。

嫉妒侵扰孩子

孩子们的心灵也是容易遭受嫉妒的玷污的。

由于受到知识水平的限制，孩子们对他人拥有的而自己不具备或得不到的东西，往往会产生一种由羡慕转化为嫉妒的心理，这是种普遍现象。但孩子的嫉妒也是直观、真实甚至自然的，不像成年人那样掺杂着许多其他的复杂因素，它只是孩子们对自己不能够实现的愿望而产生的一种本能的心理反应。

比如有的孩子看到同学买了新文具盒，就偷偷将其破坏。首先这是家长或老师平时应多和孩子接触，了解孩子嫉妒的起因，并从具体事情着手解决孩子的嫉妒心理，不能盲目对孩子的嫉妒心理和行为进行批评，要耐心倾听孩子们的苦恼，理解他们无法实现自己愿望所产生的痛苦情绪，以便使孩子因嫉妒产生的不良情感能够得到宣泄；其次父母还应在平时的一点一滴中坚持培养孩子豁达乐观的性格，要教育孩子理解人与人之间客观存在的差异性，让孩子懂得每个人都懂得取长补短；最后还要正确引导孩子们并充分发挥他们的长处，扬长避短，在学习和生活中学会正视、欣赏别人的优势和长处，从而能够向别人学习、借鉴，以弥补自己的不足，用自己的成功来赢得别人的喝彩。

嫉妒心理的化解

结合每一个人的实际情况，有意识地提高自己的思想修养水平，是消除和化解嫉妒心理的直接对策。

伯特兰·罗素是 20 世纪声誉卓著、影响深远的思想家之一，他在其《快乐哲学》一书中谈到嫉妒时说："嫉妒尽管是一种罪恶，它的作用尽管可怕，但并非完全是一个恶魔。它的一部分是一种英雄式的痛苦的表现；人们在黑夜里盲目地摸索，也许走向一个更好的归宿，也许只是走向死亡与毁灭。要摆脱这种绝望，寻找康庄大道，文明人必须像他已经扩展了他的大脑一样，扩展他的心胸。他必须学会超越自我，在超越自我的过程中，学得像宇宙万物那样逍遥自在。"

1. 胸怀大度，宽厚待人。

19 世纪初，肖邦从波兰流亡到巴黎。当时肖邦还是一个默默无闻的小人物，然而李斯特对肖邦的才华却深为赞赏。怎样才能使肖邦在观众面前赢得声誉呢？李斯特想了个妙法：那时候在钢琴演奏时，往往要把剧场的灯熄灭，一片黑暗，以便使观众能够聚精会神地听演奏。李斯特坐在钢琴面前，当灯一灭，就悄悄地让肖邦过来代替自己演奏。观众被美妙的钢琴演奏征服了。演奏完毕，灯亮了。人们既为这位钢琴演奏的新星而高兴，又对李斯特推荐新秀深表钦佩。

2. 自知之明，客观评价自己。

当嫉妒心理萌发时，能够积极主动地调整自己的意识和行动。还需要冷静地分析自己的想法和行为，同时客观地评价一下自己，从而找出一定的差距和问题。当认清了自己后，再重新认识别人，自然也就能够有所觉悟了。

3. 快乐之药可以治疗嫉妒。

这句话的意思是说要善于从生活中寻找快乐，就正像嫉妒者随时随处为自己寻找痛苦一样。快乐是一种情绪心理，嫉妒也是一种情绪心理。何种情绪心理占据主导地位，主要靠人来调整。

4. 自我转换法可以消除嫉妒心理。

嫉妒可以使一个人萎靡不振，但是如果合理地自我转换，不把时间浪费在抱怨外在环境，而是变为发愤图强。

5. 自我抑制和宣泄是治疗嫉妒心理的最佳配方。

当嫉妒心理还没有发展到严重程度时，用各种感情的宣泄来舒缓一下是相当必要的，可以说是一种顺坡下驴的好方式。一般而言是能找一个较知心的朋友，或亲友，痛痛快快地说个够，以求得心理的平衡，然后由亲友适时地进行一番开导。虽不能从根本上克服嫉妒心理，但却能中断这种发泄性朝着更深的程度发展。如有一定的爱好，则可借助各种的业余爱好来宣泄和疏导。如唱歌、跳舞、书画、下棋、旅游等等。

第四节　挫折心理

[心理医生手册]

洋洋刚高考完，便一直愁眉苦脸，一副很难看的样子。不知怎的很想哭,似乎生活中的一切与想象中的都有很大的差距,他惆怅了好久,都不知道怎么安慰自己。本想等考试结束,好好放松一下,但一点心情也没有。为了这次考试,洋洋准备了好久,并且认为准备的挺充分的。可是在考试时做题的状态却非常差。洋洋只想"一分耕耘,一分收获",他希望通过自己努力学习,总是要有优异成绩回报自己的付出吧,可是,根本没有。洋洋对自己的能力和未来表示怀疑,感觉周围一切都像死灰一样,没有一丝生机,没有一丝希望。的确,追求是一个过程,必须有回报。的确,失败是成功之母,但成功也是成功之母,如果没有一丝成功还怎么再去期望成功呢?还怎么有奋斗的动力呢?想想他的学校生活,他的考试成绩,他自卑、退缩、不敢相信自己了。

怎样看待挫折

心理学上所说的挫折,是指人们为实现预定目标采取的行动受到阻碍而不能克服时,所产生的一种紧张心理和情绪反应,它是一种消极的心理状态。

在漫长的人生中,难免会遭遇各种挫折的事情,学习上的困难、工作中的不顺利、同学同志之间的一时误会或摩擦、恋爱中的波折等,固然会引起不良情绪反应,但相对而言,毕竟是区区小事,还没有构成心理疾病。但若是严重的挫折,会造成强烈的情绪反应,或者引起紧张、消沉、焦虑、惆怅、沮丧、忧伤、悲观、绝望。更甚者消极恶劣的情绪若长期得不到消除或缓解,就会直接损害身心健康,使人变得消沉颓废,萎靡不振;或愤愤不平,迁怒于人;或冷漠无情,玩世不恭;或导致心理疾病,精神失常;也有的可能轻生自杀,行凶犯罪。尤其是现代的青年人都有远大理想,热情高亢,但涉世浅薄、经验缺乏,很容易产生挫败感,并且他们的感情又较脆弱，缺乏锻炼，耐力差，遭挫折后很容易产生激烈的心理冲突，而不能自制和自拔。

因此，怎样对待逆境、应付挫折，对于每个人来说都是一次严峻的考验，需要用行动做出抉择和回答。其实挫折对于一个生活的强者来说，就像一剂催人奋进的兴奋剂，可以提高他的认识水平、增强他的承受力、激发他的活力；但对一个弱者来说，则是削减他的成就感、降低他的创造性思维活动水平、减弱自我控制力，或是发生行为偏差。

由此看来，就算在同样的挫折面前，人们的表现也会千差万别。所以，如何看待挫折，归根结底就是要看一个人对待生活的态度，是积极乐观的还是消极悲观。

挫折心理的产生原因

挫折的产生一般可分为两类因素，即外在因素和内在因素。

1.外在因素。又可分为实质环境与社会环境。

（1）实质环境：个人能力无法克服的自然环境的限制，严重的如无法预料的天灾人祸，衰老疾病；轻微的如下雨无法去郊游等。

（2）社会环境：所有个人在社会生活中所遭受到的政治、经济、道德、宗教、风俗习惯等人为的限制。例如因种族的不同；一对相爱的男女无法结婚，或由于考试制度的关系，使一个具有特殊才能的人，却无用武之地。

2.内在因素：包括个人的生理条件与动机的冲突。

（1）个人的生理条件，指个人具有的智力、能力、容貌、身材以及生理上的缺陷疾病，所带来的限制。如一个色盲者无法进医学院念书，或担任某些特殊的工作。

（2）动机的冲突，指个人在日常生活中，经常同时产生两个或两个以上的动机。假如这些并存的动机并不能同时得到满足时，而且互相对立或排斥，其中某一个动机获得满足，其他动机受到阻碍，则产生难于做出抉择的心理状态，称为动机的冲突。

挫折心理的矫正

一想到挫折我的脑海里就浮现出孟子的至理名言："天将降大任于斯人也，必先苦其心志，劳其筋骨，饿其体肤，空乏其身，行拂乱其所为。所以动心忍性，增益其所不能。"

那么面对生活中的挫折，我们又该怎么样去面对呢？是逃避还是积极的解决呢？其实在生活中的挫折既有不可避免的一面，又有正向和负向功能的一面。比如将幸福、欢乐比作太阳。那么，不幸、失败、挫折就可以比作月亮。人不能只企求永远在阳光下生活，在生活中从没有失败和挫折是不现实的。挫折既可能使人走向成熟，取得成就，也可能破坏个人的前途，关键在于对挫折怎样认识和采取什么态度。

首先，应勇于承认挫折，勇敢地站在挫折面前。我们都知道，"不经历风雨怎么见彩虹"，一个人若没有经历困难，一直都一帆风顺，就犹如温室里的花草，虽鲜艳地绽放了，却丝毫经不住人生中的风霜雨雪，很容易一折就断，这样的人就难以成才，难以有所作为。

其次，要学会培养自己的耐挫折的能力。在挫折面前，每个人的承受力往往大不相同的。对挫折的耐受力，虽然与遗传素质有关，但更重要的是来自后天的教育和修养。在现实生活中，每个人都可以通常自觉、有意识的锻炼，去培养提高自己对挫折的耐受力。

最后，还应该学会一些应对挫折的技巧。凡是经历磨砺、有修养的人，每逢受到挫折时，大都有一些灵活应变、化险为夷的窍门，最典型的是倾诉法。

[心理医生提示]

倾诉法是近年来医学心理比较提倡的一种治疗心理失衡的方法。如果受到挫折后失望焦虑的情绪封锁在心里，会凝聚成一种失控力，它可能摧毁肌体的正常机能，导致体内毒素滋生。适度倾诉，可以随着语言的倾诉将失控力逐渐转化为有效控制。倾诉作为一种健康防卫，既无副作用，效果也较好，如果倾诉对象具有较高的学识修养和实践经验，将会对失衡者的心理给以适当劝导，鼓起受挫人奋发图强的勇气，受挫人会在一番倾谈之后收到意想不到的效果，更要享受倾诉后带来的快感。

总之，在挫折面前，不要总是埋怨上天的不公，你应该知道如果上天多给一个人的挫折，那上天就是想成就一个人。若想成就自己，那么就请把挫折想象为上天恩赐给你的最好的礼物吧！同时也请记住巴尔扎克的话吧："挫折和不幸，是天才的晋身之阶，信徒的洗礼之水，能人的无价之宝，弱者的无底深渊。"

第五节　病态怀旧心理

[心理医生手册]

有这样一个故事：李某自从步入中年，老想着回到过去、回到童年的小摇床、回到妈妈温暖的怀抱。她做梦都想着要是能恢复少女时轻盈的身姿，清澈如水的心灵该多好啊。她甚至宁愿回到插队那会，虽然苦了点儿，但那时多么年轻，浑身都有使不完的劲！那时，她还是班干部、大队长，她现在还保留旧照片、旧时装、旧书报。但是现在，她只是一个普通的家庭妇女，而且下岗在家，总觉得生活没什么意思，心想要是能再回到年轻时多好，做梦都是以前春风得意时的情景。

追溯病态怀旧心理的根源

在现实生活中，怀旧是一种普遍的心理现象。例如思念家乡、故人，"举头望明月，低头思故乡""月是故乡明"都是对故土的思念也激发了人们的思乡之情。但是社会中还有一些人以另一种方式怀旧：如他们认为今不如昔，生活在今天，而思想却滞留在昨天，对明天的生活毫无志趣，一言一行都与现实生活相冲撞，这种怀旧称之为病态怀旧心理现象。

主要有社会原因，也有主观因素。

1. 社会原因：由于社会的快速发展，使得社会资源与利益重新分配，也发生了实质性的变化，从而导致一部分社会地位与经济利益受到冲击的人产生了失落感。而在事实面前，这些人也无从改变，只能通过怀旧的方式来表达现实的不满。另一方面，经济在发展，社会在进步，原有的生活环境被无情的解体。在大城市里人们告别了四合院、胡同、里弄，并且被困在钢筋水泥的框架中、嘈杂的喇叭声中、拥挤的人群中。在乡村、诗篇一样的田野里，不再一片绿油油，而是不断被公路，铁路吞噬；工业污染了大地；电视使世界和人们接近，却又使人们的心灵彼此疏远。这一切都使一些人感到不适与恐惧。

2. 主观因素：怀旧实质上是一种对现实生活逃避，也是一种特殊的机制。它把有些人所不想回忆的痛苦和压抑埋藏了、焚化了，以至于我们自己永远不会再想起。而另一方面：它又把有些人过去生活中美好的东西强化了、美化了，以至于人们在美好的回忆后把自己营造的回忆梦境当作了真实。其实怀旧是起源于个人的失落感。失落导致回首，以寻找昔日的安宁与情调，更是达成了心理上的平衡。

另外，怀旧从心理学的角度出发，是一种习惯势力对个性的影响。

习惯势力是历史形成的旧意识形态的反映。这种旧的意识形态是以旧风俗、旧习惯、旧文化、旧思想沿袭下来的，当旧的意识形态仍被群众使用时，就会形成一种极大的习惯势力。这种势力对个体心理的影响非常大。

病态怀旧心理的主要表现

1. 依恋过去的事物。这些人常常会保存大量的旧照片、旧服装、旧书、旧报纸等旧的东西，以物联想人或事；给孩子取旧时代的名字；还有些饭馆酒楼仍取的是知青时期"向阳屯食村""黑土地酒家""老三届饭馆""北大荒火锅城"之类的旧名称以唤起尘封的回忆；流行歌曲的歌词也越来越"土"，什么"篱笆墙""牛铃摇春光"，歌曲创作趋向童年、乡村延伸。

2. 依恋过去的友人、恋人。有些人十分热衷于搞同乡会、同学联谊会。大多包括幼儿园友、小学校友、中学校友、大学校友等，过去曾有过一段恋情，如今已届中年，开始了第二次的思念。

3. 依恋过去的经历。有的人把过去取得的成绩当成了辉煌的历史，把过去的奖状、勋章、奖品保存得完美无缺，擦得闪闪发光，以此来追忆当年那辉煌的经历。在现实的生活中，这些荣誉的光环已渐渐失去了光泽，难免时常有失落感。

病态的怀旧行为阻碍了个体适应社会环境，对社会发展产生了强大的阻力。他们在人际交往中只能做到"不忘老朋友"，但难以做到"结识新朋友"，个人的交际圈子大大缩小了。有病态怀旧行为的人很难与时代同步，这有碍于他们自身的进步与发展，应进行适当的调节。

病态怀旧心理的调适

病态怀旧心理的自我调节方法有：

1. 积极参与现实生活。如认真地读书、看报，了解并接受新生事物，积极参与社会生活的实践活动，要学会从科学的角度看问题，顺应时代的潮流，不能原地踏步。

2. 寻找最佳结合点。如果不能很好的接受新事物，可以在新旧事物之间寻找一个突破口。例如思考如何再立新功、再创辉煌、不忘老朋友、发展新朋友、继承传统、厉行改革等，从新旧事物结合做起。

3. 充分发挥主观能动性。正常的怀旧有一种寻找宁静、维持心灵平和、返璞归真的积极功能。这方面的功能多一些，病态的、消极的心态就会减少。因此，也不应对怀旧行为一概反对，正常的心理怀旧还是要积极倡导的。

第六节　悲观心理

[心理医生手册]

圣诞节来临前，一位年老的父亲为了考验一下自己的两个可爱的儿子，分别送给他们完全不同的礼物，在夜里悄悄把这些礼物挂在了圣诞树上。第二天早上他们起来一看，哥哥的圣诞树上礼物很多，有一把气枪，一辆崭新的自行车，还有一个足球。哥哥把自己的礼物一件一件地取下来，并不是很高兴，反而忧心忡忡的样子。父亲问他："是礼物不好吗？"哥哥拿起气枪说："看吧，这支气枪我如果拿出去玩，没准会把邻居的窗户打碎，那样一定会招来一顿责骂。还有，这辆自行车，我骑出去倒是高兴，但说不定会撞到树干上，会把自己摔伤。而这个足球，我总是会把它踢爆的。"父亲听了没有说话。

而弟弟的圣诞树上除了一个纸包外，什么也没有。他把纸包打开后，不禁哈哈大笑起来，一边笑，一边在屋子里到处找。父亲问他："为什么这样高兴？"他说："我的圣诞礼物是一包马粪，这说明肯定就有一匹小马驹就在我们家里。"最后，他果然在屋后面找到了一匹小马驹。父亲也跟着他笑起来："真是一个快乐的圣诞节啊！"

从上面这个故事我们可以悟出一个道理：在学习和生活中，很多事情也是这样，乐观情绪总会带来快乐明亮的结果，而悲观的心理则会使一切变得灰暗。

什么是悲观心理？

一般而言，容易悲观的人是与世无争的"好人"。他们表现为心地善良，洁身自好，习惯在处理事务中忍让、退缩、息事宁人，常常是生活中的弱者，生性怯懦，他们不仅对自己的言行"负责"，甚至对别人的过错也"负责"。

心理学上认为，悲观情绪它是一种心理上的自我指责、不安全感和对未来恐惧的几种心理活动的混合物，是人的自觉言行不满而产生的一种不安情绪。但还会影响到组织器官，引起相关的一些心理及生理疾病，如焦虑、神经衰弱等等。

而极端悲观的人越是怕出错，越是将眼睛盯在过错上。常常会为了一句话后悔半天，别人并未介意的事也会神经过敏。他们对人际冲突极为恐惧，解决人际冲突的办法也很奇怪。比如自己的孩子被人家打了，他们还跟着打自己的孩子，因为生怕孩子给自己惹是生非。像这种极端的悲观是心理不健康的表现，必须进行适当调适。

[心理医生提示]

美国著名心理学家马丁·加德纳曾做基于一个著名的实验，得出的结论是竭力反对把实情告诉癌症患者。他认为，在美国630万死于癌症的病人中，80%的是被吓死的，其余才是真正病死的。这个著名的实验是：让死囚躺在床上，告之将以放血的方式执行死刑。然后用木片在他的手腕上划一下，接着把预先准备好的一个水龙头打开，让他向床下的一个容器滴水，伴随着由快到慢的滴水节奏，结果那个死囚昏了过去。他用事实告诉了世界：精神才是生命的真正脊梁，一旦从精神上摧垮一个人，那么这个人的生命也就变形了。

人有悲观心理是正常的事情，但让悲观成为习惯却并不是件好事。人们常看到悲观的人遇到一点困难，生活有挫折，就说命运对他们不公，就自毁自灭，甚至于堕落。古时就有寻找世外桃源的，有隐居山林的，有"看破红尘"出家的等等。而今天，无法脱离现实社会的这类人，甘愿沉沦，随遇而安，不求进取。

悲观沮丧的人喜欢把自己关在屋里，这样反而会给人造成被禁锢的感觉。悲观的人应该试着离开屋子走向自然。当漫步在林阴大道或是站在山顶呐喊的时候，就会发现情绪突然变了，心中充满了宁静，自然的色彩给人带来阵阵的快意。任何一种体育锻炼都有助于克服沮丧，经常参加体育锻炼会使人精神振奋，避免消极地生活下去。

如果你乐观

一位到沙漠的军营里去探望丈夫的军人妻子无法忍受军营枯燥乏味的生活，她父亲曾写给她这两句话，"两个人从监狱的铁窗往外看，一个人看见烂泥，一个人看见星星。"她的生活因之而改观。这主要是由于它道出了一个人生真理：所有的人特别是处于困境中的人，都应该对生活充满信心，积极而乐观地面对生活。乐观是对自身生活能力的自信，它能使人在挫折面前奋勇前进，踏步向前。而悲观则是一种消极逃避的人生态度，它使人们沉湎于旧日的失意，迷失在痛苦的记忆中而不能自拔，它使人们在挫折面前一蹶不振，无法面对未来的再次考验。

如果你乐观生活是美好的，虽然也不免有一些伤心和痛苦，但这才是生活的本色，我们要勇敢而乐观地面对它。因为大作曲家贝多芬乐观，所以他既有对和平生活向往的《田园》，又有勇往直前的《英雄》，还有向生活困难挑战的《命运》。他的作品正反映出了他的不幸和对生活的态度。面对失明，失聪，他没有退缩，没有悲观，生活的馈赠激发了他的自强意志，生活的磨难化成了他作品的源泉和灵魂，音乐塑造了一个世纪伟大、乐观、不屈的生命。因为海伦·凯特乐观，虽然又聋又瞎，但她却说："我发现生命是这样美好。"身处困境的她看到了生活的美好，感悟到了生命的价值和真谛。乐观赋予她生活的勇气，使她以不屈的意志和勃然的生机战胜了厄运。

尼采曾说："受苦的人，没有悲观的权利；失火时，没有怕黑的权利；战场上，只有不怕死的战士才能取得胜利；也只有受苦而不悲观的人，才能克服困难，脱离困境。"赫尔岑说："会在快乐时微笑，也要学会在困难中微笑。"因为，笑，就是春天的阳光，它能消除人们脸上的冬色。"人生愁恨何能免"，面对困难，我们要做到精神不倒。让前方的星星照亮我们的前程。

如何消除悲观情绪

人的情绪，忽而兴奋、欢乐，忽而沮丧、消极。情绪乐观的人也有不幸与烦恼，但他们善于排忧解难。情绪悲观的人常被消极情绪占领，或哀叹嗟悔、灰心丧气，或牢骚满腹、怨天尤人。要摆脱悲观情绪，需要个人进行心理的积极调适。

1. 与消极面绝缘

你可能依然记得多少次受到别人的"抢白"或不公正的待遇，你总是对自己说："我真倒霉，总被别人曲解、欺负。"那么你当然没有一刻的轻松愉快，这是你就要把注意力盯在与别人友善和好的事物上，并常常告诉自己，误解、敌视毕竟是次要的，与消极悲观的念头彻底有个了断。让你心里缘分与愉快、向上的事串联起来，由一件想到另一件，你就可以逐步消除自怨自弃或怨天尤人的情绪。

2. 莫过于挑剔

很多乐观的人往往是心胸宽阔的人，而愁容满面的人，又总是那些心胸狭窄的人。他们看不惯社会上的一切，希望人世间的一切都符合自己的理想模式，这才感到顺心。这种挑剔的人常给自己戴上是非分明的"桂冠"。对很多事物少一份挑剔，少一份担心，你会发现还是有很多美好的事情值得我们去学习，去接受。

3. 学会躲避挫折

遇到情绪受挫时，不妨暂时回避一下，转个弯可能看到的是一番美丽的景色。或者打破静态体验，用动态活动转换惰性只要一曲幽静的古典音乐，会将你带到梦想的世界。如果你能跟随欢乐的歌曲哼唱起来、手脚拍起来，表示你的心灵已经与音乐融化在忘我的境界。同样，看场电影、散散步、和孩子玩玩都能把你带到另一个情绪世界。

4.能屈能伸

对一些有残疾的身体的人，往往使人变得浮躁、悲观。这些不但无济于事的，还会影响你的生活和身体健康。你不如冷静地承认发生的一切，放弃生活中已经成为你负担的东西，终止不能取得的活动希望，并重新设计新的生活。大丈夫能屈能伸，不妨试着放下心理的负担，重新设计美好的幸福生活，或许你另辟蹊径发现了原本生活的真谛。

5.不要制造人际隔阂

别人在背后说自己的坏话，或者轻视、怠慢自己，想想不是滋味，于是以眼还眼，以牙还牙。结果你又多了一个人际屏障。那当然也使你整日诚惶诚恐，不知他人在背后又要搞什么。正确的方法是：净化自己的诚意，不回避对方，拿出豁达的气质，主动表示友好。这样做，使你找到最利于个人心理情绪健康的方式。

第七节　逃避心理

[心理医生手册]

我的朋友阿力有着令人羡慕的职业。有一天他竟然对我说他曾经闪现过轻生的念头。因为他是一个因循守旧的人，不习惯面对变化与改革。当他得知自己可能被指派去做他既不熟悉也不喜欢的工作时，隐形的焦虑、恐惧与厌世情绪随即涌上心头。他本来可以去竞争另外一个更适合自己的职位，可是他由于胆怯自卑而失去了竞争的勇气。正是这种逃避竞争、习惯于退缩的心态，使他陷入绝望的深渊之中。这种扭曲的心态和错误的认知观念使他放弃了自己原本所有的努力。

出现逃避的原因

看到这样的例子你是否也经常会听到身边的人在问"这是谁的错"呢？即便这种话并不是经常在耳边出现，你也会看到许多人在抵赖狡辩，或者是为了推卸责任而指责别人，或许就是一种对事实的逃避。也许你会发现你自己也有这种习惯呢。

生活中没有尽善尽美的事情。有时你就会想："为什么倒霉的又是我呢？"你犯了错误、判断失误、记错事情、受人干扰分了心，你没办法做到无所不知啊！因而有时会在常识方面有所欠缺。不错，有许多在所难免的错误可以澄清、解释并改正。但是，人们还会再加以指责或惩罚。如果指责无关痛痒，你就不必为那些小小的失误或错误行为解释开脱了。

但是，指责往往会引起不快和惩罚。为了避免这些不快与惩罚，许多人想尽办法逃避责任，比如转移批评、推卸责任、文过饰非等。

避免或逃脱责罚是人类的一种强烈本能。多数人在"有利"与"不利"两种形势的抉择中都会选择趋吉避凶。通过各种"免罪"行为，人们可以暂时逃脱责罚，保持良好的自身形象。

[心理医生提示]

以下是一些逃避责任的伎俩，和其内在的含义：

1."这不是我的错。"

这是人们在逃避责任时的常用手段。当人们乞求宽恕时，这种精心编造的借口经常会脱口而出。

2."我不是故意的。"

这是一种请求宽恕的说法。通过表白自己并无恶意而推卸掉部分责任。人们经常对此进行反驳：我知道你不是故意的，你是有意的！

3."没有人不让我这样做。"

表明此人想借装傻蒙混过关。如果有人这么说，你也可说：也没有人让你这样做！

4."这不是我干的。"

是最直接的否认。可以请他拿出证据来。

5."本来不会这样的，都怪……"

这种借口的认为法不责众，这个人是想凭借扩大责任范围推卸自身责任。不要理会，先处理他，其他人的责任以后再说。

找借口逃避责任的人往往都能侥幸逃脱。他们因逃避或拖延了自身错误的社会后果而自鸣得意。这种心理强化使得这些借口得到了广泛使用。这类"免罪"的借口经常能够获得部分或完全的成功，否则，人们就不会使用这种手段了。

"免罪"理论可以帮助理解常见的逃避责任的行为的深层原因。免罪理论内容如下：

①避免或逃脱责罚是人类的一种强烈本能；

②多数人在"有利"与"不利"两种形势的抉择中都会选择趋吉避凶；

③通过各种中"免罪"行为，人们可以暂时逃脱责罚，保持良好的自身形象。

怎样走出"逃避心理"

（一）逃避不是上策

健康心理的学问

在竞争激烈的现代社会中，保持健康的心理状态是相当重要的。许多研究心理健康的专家一致认为，心理健康的人能以"解决问题"的心态和行为面对挑战，而不是遇事就逃避，怨天尤人。

有这样一个故事：住在楼下的人被楼上一只掉在地板上的鞋子所惊动，那种声音虽然搅得他烦躁不安，可是真正令他焦虑的却是不知道另一只鞋什么时候会掉下来。为了那只迟迟没有落下来的鞋子，他惶恐地等待了一整夜。

由此我们可以得到：等着挨打的心情是消极的，那种等待的过程与被打的结果都是令人沮丧的。有些人之所以有不间断的遭遇，一般是由他们个人主观意识引起的——逃避是第一反应。如果我们能够善待自己、接纳自己，并不断克服自身的缺陷，克服逃避心理，那么我们就能拥有更为完美的人生。

（二）敢于承担责任获取信任

人们在逃避指责时，经常会含糊其辞，或者故意隐瞒关键问题，或者干脆靠撒谎来逃脱批评与惩罚。如果是这样，你就应该为自己的行为负责。你做出决定，就理应承受相应的责备与赞扬。但是有时，人们在做决定时确实会受到种种客观情况的干扰：比如信息不通、缺乏常识、时间紧迫等等。其实在承认与撒谎之间只是一念之差，而结果却是截然不同的：一个是获得了信任，一个是失去了信任。不过，选择后者往往是有风险的。如果你辜负了同事的信任，继而若无其事地对他们撒谎，你们之间的关系就会遭到毁灭性的破坏。为了免受应得的责备，有些人会掩盖真相、敷衍搪塞、编造借口、无中生有、言不对词、闪烁其词等。这些欺骗伎俩并不是每次都有效。承认"我错了"意义非常重大。因为人人都难免犯错，所以大多数人都能原谅别人的过失。勇于承认自己的错误可以提高一个人的信誉，并且有助于自我完善。

（三）逃避不是解决问题的根本

许多研究心理健康的专家一致认为，适应性良好或心理健康的人，能以"解决问题"的心态和行为面对挑战，而不是逃避问题，怨天尤人。要知道，生活中的事情永远没有尽善尽美的。或许暂时可以编造借口博取同情，但是，如果这样养成习惯变成一种自然，使得撒谎的技巧渐趋熟练，也就积习难改了。养成为逃避公正的谴责而撒谎的习惯，等于做出了一个危险的选择。踏上这条不归路，一个人就很难再有其他的选择了。如果对事态的发展真的无能为力，大多数明白事理的人是不会苛责犯错误的人。只有一个人明知故犯并造成恶果时，人们才会对他进行谴责。

当遇到困难或挫折时，先不要试着去逃避，如果能勇敢地去面对，也许会发现事情原本很容易解决。逃避尽管能帮助人暂时的摆脱责任和压力，但毕竟不是最终的解决问题之道。

第八节　猜疑心理

[心理医生手册]

《三国演义》我们都非常熟悉了，其中有这样一个故事：曹操刺杀董卓失败后，与陈宫一起逃到世交吕伯奢家。吕伯奢见曹操到来，本想杀一头猪款待他，可是曹操因听到磨刀之声，又听说要"缚而杀之"，便大起疑心，以为要杀自己，于是不问青红皂白，拔剑误杀无辜。杀人后，曹操与陈宫急忙逃命，路遇沽酒回家的吕伯奢，曹操编了个谎话骗过吕伯奢，可还是不放心，将吕伯奢也杀了。陈宫问曹操为什么杀吕伯奢，曹操说出了那句流传千古的"至理名言"："宁我负天下人，不教天下人负我！"

猜疑心从何而来

从心理上分析，猜疑心理的产生主要有以下原因：

一是相互之间缺乏了解和信任，心理不够健康。表现在心理上，对别人总有一种不放心感，常常会歪曲地理解别人善意的、正常的言行。例如别人赞扬他，他会怀疑是在挖苦、讥讽他；别人批评他，他又会怀疑是攻击他；别人不理他，他又怀疑别人是在孤立他。狭窄的心胸使他无法容纳别人对他的正确评价。

二是作茧自缚的封闭性思路，即思想方法主观。猜疑一般总是以某一假设目标为出发点进行封闭性思考的。就像一个圆圈，越画越粗，越画越圆。同时也经常戴上"有色眼镜"去观察人，用别人的举动来验证而不是修正自己的看法，因而常常歪曲事实，对别人产生怀疑。

三是对爱情的片面理解，缺乏自信。恩格斯说爱情就其本性来说是排他的。但是，爱情并不排斥友情，友情不具有排他性，要相信自己和恋人，对自己和恋人有足够的信心。若没有这些，自然会萌生猜疑心理。

四是听信留言。他们既要以别人的评价作为衡量自己言行的是非标准，又很在乎别人的说长道短。而当别人的态度不明朗时，他们往往要从不利于自己的方面去猜疑、怀疑，自寻烦恼。

猜疑是爱情的杀手

有人说：爱情是自私的，一个人不可能把爱同时奉献给若干个异性。一般来说，一个人有了恋人以后，同异性可以继续来往，保持朋友关系，只要这种关系不具有爱情的性质。如果排斥恋人同一切异性的往来，自然会萌生猜疑心理。

当恋爱双方有了猜疑后，应努力把爱情关系建立在互相信任和尊重的基础上，对别人的闲话不要盲目相信，一旦有了猜疑，更不要意气用事，而要冷静分析。

夫妻间的感情亦是如此。一旦萌生了猜疑就违背了以上的那些原则，它是夫妻真挚情感的杀手。因为婚姻中倘若有了猜疑，悲剧便会产生。

猜疑心理的矫正

猜疑的人通常过于敏感。敏感并不一定是缺点，对事物敏感的人往往很有灵气，有创造力，但如果过于敏感，特别是与人交往时过于敏感，就需要想办法加以控制了。由于猜疑而生误会，伤害了朋友，造成紧张气氛的事在日常生活中也屡见不鲜。为了避免不应有的隔阂和冲突，消除猜疑心理，建立互信关系，应成为人际交往中的准则。

要克服猜疑心理，可以试着从以下几点做起：

1. 敞开心扉，增加心灵的透明度。只有敞开心扉，与朋友面对面的进行推心置腹地交谈，让深藏在心底的疑虑来个"大曝光"，增加心灵上的透明度，才能求得彼此之间的了解沟通、增加相互信任、消除隔阂、排除误会、获得最大限度的消解。

2. 培养自信心。每个人都应当看到自己的长处，培养起自信心，相信自己会与周围处理好人际关系，会给别人留下良好的印象。

3. 采取积极的暗示，为自己准备一面镜子。平时，只要自己行得正，站得直，又何必怕别人议论呢？有时不妨采用自我安慰的"精神胜利法"：别人说了我又能如何呢？只要我自己认为是对的。这样在心理的疑心自然就会越来越小了。

4. 对别人的闲话不要盲目相信。不少闲话，都是由别人的闲话引起的。我们要对别人的闲话要分析，生活中的"长舌妇"确实有，即使有些亲朋好友出于好心，向你通报你恋人的一些事情，也不能一听就信，因为很难保证这些情况中没有失真的成分。

5.进行思维转移，用理智力量克制冲动情绪的发生。当自己胡思乱想，瞎猜疑时，可转换一种思维模式，去想想其他美好的人和事物，也可冷静下来好好分析事情的原委，这样对人对事会好些。

第九节　攀比心理

[心理医生手册]

一位人士是国家机关的公务员，原本过着平静的生活。有一天，他应邀参加同学聚会。非常的高兴，他带着重逢的喜悦前往赴会。昔日的老同学经商有道，住着豪宅，开着名车，一副成功者的派头。聚会结束，他觉得自己很窝囊，即不是滋味，从此好像变了一个人似的，整天唉声叹气，逢人便诉说心中的烦恼。他心想：当初那位同学考试总是不及格，凭什么有那么多钱？我的薪水攒一辈子也买不起一辆奔驰车。他的同事安慰他说："我们是坐办公室的，有钱咱也不买车。"但他还是整天郁郁寡欢。久而久之竟因为心病而卧床不起。

攀比从何而来

人从出生就有"三六九等"：有的人家财万贯、锦衣玉食，有的人柜无盈币、仓无余粮；有的人权倾一时，呼风唤雨；有的人抬轿推车、谨言慎行；有的人豪宅、香车、美娇妻，有的人丑妻、薄地、破棉衣。一样的生命，不一样的生活，常让人们的心中生出许多的感慨。

如果是和比自己好的人比，能够以对方为榜样，向别人学习，那自然再好不过了。通过比，认识到自己的不足，然后加以完善和改正，这样的比倒是非常有意义的。但问题是，往往自己看到别人好的地方之后，并不是开始好好学习和努力，而是不断地埋怨自己，甚至认为自己一无是处。

有句俗语说："人比人，气死人。"事实上，往往是因为自身的性格和心理上的缺陷，使自己有了自卑心理。有时候我们不妨退一步想，生活中有很多事情原本不需要太在意的，相反除了自我折磨以外，并不会产生任何积极的结果。

生活的差别无处不在，而攀比之心又是如此难以克服，假如人们能换一种思维模式，不要专拣自己的弱项、劣势去比人家的强项、优势，比得自己一无是处，那样多累。要把眼光放低一点，学会俯视，多往下比一比，生活想必会多一份快乐，多一份满足。

大学校园攀比成风

某报社曾发表过《大学生消费奢侈令人吃惊》一文，报道称现在大学生每月消费要一千多元。有些大学生自己也认为，在日常消费中，有些花费确实不是非常必要，如到餐馆请同学朋友吃饭等等。某大学在校生说："我也不愿意花那么多钱。但是，别人请我上馆子吃了，我又不好意思不请啊！"也曾有大学生看到别人都买了手机，自己不买就会感到很丢脸，于是他就向父母要钱买了一部一千多元的手机，而此时他的父母却正拿着下岗工资，靠四处打些杂工以添补家庭收入。

其实，购买手机、为交际上馆子等消费行为于学生来说并无大的帮助。随着大学生就业形势的日趋严峻，在学校里养成大手大脚消费习惯的学生，日后将难以适应残酷的现实社会。

警惕儿童的攀比心理

如今，不管是多大的孩子，都普遍存在着不同程度的攀比心理。有比物质的，如：谁的衣服是名牌；谁的铅笔盒高档；谁带的零用钱多；谁花钱大方等。有的则比家庭条件，如：谁家的房子大、装修档次高、父母当的官大、钱多、车子好、家中生活用品高档等。还有的比外表长相，比荣誉，比谁受老师的喜欢等。

儿童的这种攀比心理如果伴随着成长滋生下去，便会引发孩子的自卑感、虚荣心等多种不良心理出现，既给家庭造成一定的经济负担，又会影响学习和成长。对于幼儿和中小学生的不良攀比行为，家长和老师要采取适当的教育方式对其进行纠正，从小注重培养孩子正确的价值观和人生观，帮助孩子减轻心理负担，促使其健康心理的形成。

攀比心理的矫正

矫正歪曲的心理，应从以下几点做起：

1. 心态平和，上天是公平的。人生是一个由起点到终点，短暂而漫长的过程，在这个过程中每个人所拥有和承受的喜怒哀乐、爱恨情仇都是一样的、相等的。这既是自然赋予生命的规律，也是生活赋予人生的规律，只不过每个人享用、消受的方式不同，有的人先苦后甜，有的人先甜后苦；有的人大喜大悲，有起有落，有的人安顺平和无惊无险；有的人家庭不和，但官运亨通，有的人夫妻恩爱，可事业受挫，有的人财路兴旺，但人气不盛；有的人俊美娇艳，却才疏德亏；有的人智慧超群，可相貌不恭。正如古人所说："佳人而美姿容，才子而工著作，断不能永年者"。世间没有永远的赢家，也没有永远的输家，这犹如自然界中梅逊雪白，雪输梅香，长青之树无花，艳丽之花无果。

2. 不能总是这山望着那山高。就像"吃草的驴"那则寓言所说的：一头驴饿了，走到一个干草垛前打算吃一些干草。它刚要低下头用餐，却发现旁边的另一垛干草似乎比较大。等它走到那垛干草前，回过头来看一看，发现还是原来那垛干草比较大。这头驴就这样在两垛干草之间走来走去，最后饿死了。其实呢？两垛干草原本是一样大的！

3. 享受自己拥有的，摒弃不合理的比较。一个心理健全的人，对别人的金钱、地位等应该是积极的态度，想得开，放得下，朝前看，从而才能从琐事的纠缠中超脱出来。如果对生活中发生的每件事都拿来和别人做个比较，既无必要，又败坏了生活的新意。

4. 不卑不亢。攀比，是一件不必太在乎的事情，人们更是没有必要在攀比面前自卑或是满足自己的虚荣，只要认清这一点，就会惊讶地发现一个窍门：许多事只要知道就行了，不必把它常常挂在心上。与其事事攀比、裹足不前，还不如走自己的路，让攀比埋葬在路边吧！

第十节　自卑心理

[心理医生手册]

1. 李欢儿是单亲家庭的独生女儿，是高一的学生。她个子高挑，五官秀丽，漂亮的外表深得大家的喜爱。她在学校自觉遵守纪律，没有迟到、旷课等现象。上学、放学喜欢一个人独来独往，在教室往往也是一个人独自在座位上发呆，很少与同学交谈，上课经常开小差，心不在焉。平时遇到老师同学也不打招呼，老是想着回避他人的目光。总之，那副楚楚可怜的样子与她漂亮的外表极不相称。

2.小李的童年是幸福的，聪明伶俐，活泼可爱的小李被父母视为掌上明珠。家里的生活水平虽不高，但那种幸福的生活让一家人乐也融融。然而在小李读五年级的时候发生了一场意外，她的妈妈在一次交通事故中不幸身亡。这个打击犹如晴天霹雳，给年幼的小李带来重大的创伤和心理负担。以后，小李变得郁郁寡欢，不愿与他人交往，越来越不合群。学习上也因自卑孤独而使成绩一落千丈。随着后母的出现，小李这种情况更加严重了。

现代社会正以惊人的速度向前发展，任何人都在不断地遭受自卑感的打击。当以往在许多方面逊于自己的人，如今却优越地站在面前的时候，心理难免会严重地失衡，那种自卑感更是难以忍受。

什么是自卑

心理学家认为，自卑感是人类在成长中不可或缺的东西，任何人都不可能十全十美，在某种程度上都有一定的不足，因此比较容易产生自卑感。

在心理学上，自卑属于性格上的一个缺点，是一种因经常性的自我否定而产生的自惭形秽的情绪体验。自卑感是一种觉得自己不如人并因此而苦恼的感情。然而，自卑感并不是都能激励人，使人奋发上进的，有时也阻碍了事态的正常发展。自卑的人在意志消沉中萎靡不振，在忧郁的情绪中而不能自拔，形成恶性的"自卑情结"。还有人会因为自卑而产生强烈的反抗心理，急于改变自卑的地位，不顾他人的利益，极端的自私，形成专注于自我的狂热的"优越情结"。而长期被自卑感笼罩的人，不仅心理活动会失去平衡，生理上也会引起变化，最敏感的心血管系统将会受到损害。生理上的变化反过来又影响心理变化，加重人的自卑心理。

自卑心理的表现

表现主要有以下几点：

1. 凡事总往坏处想，看待问题很消极的。自卑者最难忘怀的便是失望与厄运，他们整天想着消极的事情。

2. 总是自怨自艾与自责。

3. 意志消沉，神志抑郁。自卑者的意志是消沉的，他们心情沉重的原因之一是"背负情感包袱"。

4. 多疑，没有信心。

5. 缺少笑容。认识不到事情好的一面，总是处于痛苦中，对待事情已经失去了脸部表情。

6. 扫兴话题始终不断。

7. 不愿意改变，不愿意尝试新鲜事物。

警惕幼儿自卑心理

幼儿自卑心理的形成往往和父母不正当的教育或父母自身的性格缺陷有关。有些父母就总是指责幼儿这也不是，那也不行，在孩子短暂的童年生活中，难以体会成功的喜悦，会觉得一事无成，怀疑自己的能力，形成一种自卑心理。另外，父母性格暴躁，对孩子的衣食住行都有特别的规定。使得孩子极少体验到自己的决定、行为所带来的成功感，无形中就产生了自卑心理。

对于幼儿自卑心理，幼儿教育专家认为，只要注意纠正，可随着年龄的增长而逐渐消失；而不注意调控，少数幼儿会变得更加孤僻、懦弱、缺乏自信心。因此，家长如发现幼儿有自卑表现时，一定要给予足够的重视。

自卑心理的调适

对于一个自卑者，如何调适他的自卑心理对于他的人生有着重要的意义。

1. 勇敢地战胜自卑

首先要承认，自卑情绪人皆有之。实质上，一个人并非在每个方面都能出类拔萃，因为天外有天，人外有人。所以，在某些时候的某些方面有不如意的感觉，出现自卑也是正常的，大可不必以此为耻而自暴自弃，更犯不着用狂妄自大、目中无人去掩饰，那只是自欺欺人。

2. 要正确地评价自己

人贵有自知之明，不仅表现在能如实地看到自己的短处，也能恰如其分地看到自己的长处。马克思曾说过，伟人之所以高不可攀，是因为你自己跪着。

3. 要正确地表现自己

心理学家建议：有自卑心理的人，不妨多做一些力所能及、把握较大的事情，这些事情即使很"小"，也不要放弃争取成功的机会。任何成功都能增强自己的自信，任何大的成功都蕴积于小的成功之中。换言之，要通过在小的成功中表现自己，确立自信心，循序渐进地克服自卑心理。

4. 设法正确地补偿自己

为了克服自卑心理，可以采用两种积极的补偿：其一是勤能补拙，知道自己在某些方面有缺陷，不背思想包袱，以最大的决心和最顽强的毅力去克服这些缺陷，这是积极的、有效的补偿。其二多读名人传记等，从他们的优秀品质和一生的辉煌成就中，感悟出一个真理：从某种意义上来说，对于任何条件，关键是自己愿不愿意改变，只要下定决心，讲究科学方法，因势利导，就会使自己摆脱自卑，逐渐成熟起来。

5. 从自卑中超越自我

一个人由于缺乏成功的经验，缺乏客观的期望和评价，消极的自我暗示又抑制了自信心，加上生理或心理上的缺陷、恶劣的生活遭遇等等原因导致了自卑心理的产生。这种心理常表现为抑郁、悲观、孤僻。如果任其发展，便会成为人的性格的一部分，难以改变，严重影响人的社会交往，抑制人的能力发展。

第十一节　迷信心理

[心理医生手册]

一位朋友给我讲了一则真实的故事：李曼的学习成绩非常优秀，平时在校学习非常的刻苦，每天学习时间长达十小时，长期下来身体有点虚弱，经常头疼。回到家跟妈妈要钱说去医院看看，她的妈妈一听就说："现在的医生不管用，你好好在家待着，我去给你找个好大夫"。李曼听信当真了。妈妈找来一个老太婆，说是她特别神，很多病她都能治好。那个老太婆随便看看了李曼的脸，就拿出一根小细针向太阳穴扎去，李曼疼得直晕过去，等她醒来感觉全身轻飘飘的，并且全身直冒冷汗。妈妈给她端来熬好的中药，说刚开始就会有这种感觉，等把中药喝完了再睡一觉就完全好了。李曼没有力气只好任由妈妈支配。第二天，李曼醒来全身发烫，爸爸出差回来一看烧到四十多度。便赶紧送往医院抢救，但是已经造成李曼耳部听不见。

什么是迷信

迷信，《辞海》解释为："指相信占星、卜筮、风水、命相和鬼神等；也指盲目地信仰和崇拜，如迷信书本。"

从心理学上讲，它是指人们对内心中认为生命个体（或生命群体）有支配力量的神灵的畏惧和遵循状态，是人们在社会生活中遇到不可认知之物而无所适从，或遇到难以克服的挫折和障碍时所表现出来的对鬼神天命等的认同，祈求以改善自己命运的一种信仰和行为。

迷信是一种偏见与无知，是对科学的反动，是对客观世界的错误认识或虚幻的认识。每一种迷信都伴以假想威慑力的存在。如"不敬重神灵，就会被五雷劈顶"，这种假想的威慑力对人们的思想和行为产生十分强大的暗示、制约力量，它不让人们去进行理性的思考，只要求人们无条件地承认、服从。

迷信心理的泛滥有可能成为社会一大公害。有些地方，农民宁愿去修庙也不愿建学校。某年有闰八月，社会上就流传"闰八闰八，老天把人杀"，有些地方老百姓蜂拥抢购红布红伞以避祸。每年清明节前后，总有些地区的村民因争夺风水地而大打出手，伤亡多人。有的农民的儿子患精神病，也不送儿子去医院，而轻信迷信，请神汉前来捉鬼，结果将亲生儿子活活用被子闷死。这些都是反科学的，甚至是反人性的迷信心理带来的恶果。

迷信心理产生的原因

1.迷信心理首先与人的需求有关。心理学家马斯洛认为，需求是行为的原始动力，人有生理、安全、社交、尊重、自我实现等层次的需求，需求指向一定的目标，当某个目标受阻时，这种需求将变得更为强烈。

2.还与人的科学素质有关。迷信是无知愚昧的产物。缺乏知识和技能的人在生活中遭到挫折、困难时，为追求心理平衡，通常会选择迷信这种非理性方式。

3.迷信也与人的错误推理有关。自然界、社会中许多事物间本来就存在着因果关系与时空关系，它们的存在本是客观的，是不以人的意志为转移的。但是迷信者却以主观意识去推导或解释客观现象，将自然界的偶然巧合说成是鬼神的安排。

4.个体的迷信心理常常与社会文化相互影响。夏商周三代科学还未启蒙，所以用卜筮决断事务。而广大民众缺乏文化，不懂科学，或多或少接受了一定的鬼神天命意识。

巫婆神汉的伎俩

在所有迷信活动中，以获取物质利益的人对社会的危害最大。他们经常被称为"巫婆神汉"。他们是通过一些心理方法，取得具有迷信心理的人的信任。

比如常见的算命活动，算命者一般都是善于应变，故弄玄虚，牵强附会，有极大的欺骗性。以相术为例，相术者在具体操作中，有约定俗成的"敲、打、审、干、隆、卖"六字口诀。再说占卜，占卜一般用词都是模棱两可的，让人不辨真伪，随便从哪个方面都可理解，充满着多角度、多层次的暗示性和象征性。

若求卜者无意识透露一点蛛丝马迹，也就正中占卜者的下怀。在实际生活中，去看相占卜的人，多半是愚者、失望者、颓唐者、弱者。这一部分人对自我认知本身就是模糊和不确定的，是希望能从占卜者那里听到有关人或事的一个好的结果，即使明知不可而为之的，仍希望绝处逢生，喜欢听好话。另外他们抱着"心诚则灵"的心理定势，对算命的结果非常相信，认为"死生由命，富贵在天"，自认命中注定，做自然的奴役。如果有人表示怀疑，算命先生就以"信不信由你"和"心诚则灵"来应付。

[心理医生提示]

迷信活动中常有"鬼神附体"的现象，是指"鬼神"依附在

健康心理的学问

某人身上，某人代鬼神讲话。这里有两种情况：一种是"假附体"，多见于巫师作法装神弄鬼，以达到某种目的；另一种则是"真附体"，其人进入精神病态，又唱又闹，自称死人显灵并附入体内，用死人身份及口气命令他人。这样的人已进入妄想状态，精神医学上称之为"人格转换或着魔妄想"症。发病的原因主要是根深蒂固的迷信观念，发病时又失去自控能力；患者多为癔病人格的，产生大量的幻觉与错觉，认为自己"活见鬼"。

迷信心理的矫正

要破除迷信，从个人的角度来讲，应做到：

1.认真学习科学文化知识，不断提高自身文化素质。无知是迷信的基础，科学是战胜迷信的有力武器。要解除迷信，首先就要以科学的知识武装自己，知识能帮助人战胜愚昧，自发走向自觉。

2.培养自身健康向上的业余爱好。例如体育锻炼、跳交际舞、钓鱼、下棋、弹琴、书法等。扩大业余爱好，既能陶冶性情，充实人生，又能抵御迷信活动的侵蚀，可谓一举多得。

3.多与人交流，多参加社会活动。很多人的迷信心理都是在经历挫折后产生的，把心理上需要支持和帮助的通过迷信的东西来填补。广泛的社会交往能够使人迅速的找到心理支持和心情的放松。如果问题严重，不妨请专业的心理医生帮助分析问题所在，给予心理治疗。

4.树立唯物论的坚定信念，做一个意志坚强的人。世上也有一些文化人信迷信，主要原因是没有确立坚定的唯物史观，意志薄弱，看不到事物的发展规律。因此，我们不仅要学习科学文化知识，还要认真学习辩证唯物主义，树立唯物主义世界观，坚定意志，不做随大流的文化人。

第十二节　完美主义

[心理医生手册]

郑女士在咨询公司诉说着自己的烦恼：她在一家外企从事管理工作，年轻漂亮，穿着得体，还有着令人羡慕的工作环境和收入。她先生在政府部门工作，虽收入不算很高但对家庭照顾颇好，为人也正直体贴。女儿聪明伶俐，惹人疼爱，一家人看上去非常美满幸福，但郑女士却常常感到莫名的烦躁，情绪低落。她总是觉得工作做得不够好，先生表现对她不够体贴，对人见人夸的女儿也觉得不听话，近来更发展到对自己的外貌不满意，总觉得自己的外貌有缺陷，想整容怕出事故，因此每天清晨都要花大量的时间来装扮自己：反复地更换服装，一丝不苟地化妆，稍有不如意便全部重新来过，以至于很难按时上班，而勉强来到工作单位，又会为自己没有准时上班感到心烦意乱。

什么是完美主义心理

完美主义是一种追求尽善尽美的极端性格，追求完美虽然能使人奋发向上，努力达成目标，但树立标准过高，行事缺乏原则，加上求好求美心切，要求完美无缺，结果往往会一事无成，反而还白白浪费时间精力。过于苛刻的要求尽善尽美，还会导致朋友的疏离，亲人的隔膜，从而使自己更容易陷入自怨自艾的恶性循环。

"哪怕遇到火灾或地震，我也绝不会不化妆就跑出去"。说这样的话似乎有些严重，"若不化妆，搭配好衣服，我绝不出门"那你应该听过这种"视妆如命"的女性朋友吗？人们一定会觉得奇怪，她们原本就是才貌双全没有什么可挑剔的啊！其实这些女性朋友是对自己要求过高，她们在潜意识里一直坚持不懈地追求完美，过分注重外表只是她们的表现之一。这些人就是人们所说的完美主义者。

哥伦比亚大学的心理学家休伊特曾经把完美主义分为三种类型：

要求自我型：给自己设下高标准，而且追求完美的动力完全是出于自己。

要求他人型：为别人设下高标准，不允许别人犯错误。

被人要求型：追求完美的动力是为了满足其他人的期望，总是感觉自己被期待着，时刻都要保持完美。完美主义者的潜意识里会有许多非理性的想法，如"我一定要完美，否则就会让……很失望"，"这次的问题都是我的错我应该提前预料到……"。

完美主义是一种人格特质，心理学家巴斯科认为具有完美主义性格的人通常有下列几种特性：

注意细节；要求规矩、缺乏弹性；标准很高；注重外表的呈现；不允许犯错；自信心低落；追求秩序与整洁；自我怀疑，无法信任他人。

完美主义的危害：易患强迫症

强迫症是以反复出现强迫观念和强迫动作为基本特征。患者总是不自觉地去强迫自己完成某一特殊的仪式动作，否则就会立刻感到焦虑或非常不适，不断唠叨没有完成这件事的心情，甚至走向极端。

患有强迫症的行为表现

患有强迫症的人通常为人谨慎、墨守成规、缺乏通融和幽默感、太过理性；内心常常有明显的冲突，徘徊于服从与反抗、控制或爆发两种极端。他们常常对自己、对别人要求很高，结果总是批评别人不好，怀疑和否定自我，缺乏自信心，经常因无法接受自己产生强烈矛盾、内心冲动欲望而崩溃。

有的患者总是不停的洗手；有的会情不自禁地数大楼的窗户，数错一个又从头数，反复进行；有的做事怕出错，反复检查，总是不放心；还有的走路的时候要盯着马路上的格子，一步要刚好跨一个格子才行，否则就无法走路。

以上这些强迫症的症状往往都是完美主义心理所致。

该不该让孩子"完美"

导致孩子完美主义心理的形成，一般与家长不恰当的教育有着直接的关系。有的父母对自己的孩子期望很高，家教很严，不容许孩子出丝毫的差错。殊不知，太过严格会对孩子的性格产生不良的影响，使孩子的身体普遍处在"亚健康"状态，适应社会的能力较差，使孩子逐渐失去自我，做事机械、死板、追求完美。

孩子如果已经形成了完美主义的心理障碍，父母应该对孩子及时进行纠正。首先是改变家庭教育方式，不要追求尽善尽美，在某些事情上应当给小孩一些自由的空间，让他们明白做自己喜欢的事情是件很幸福快乐的事。其次是家长树立一个好榜样，并确立评价自己的标准，改掉原来那种完美的、苛刻的、倾向于十全十美的标准。制定合理的、宽容的、注重自我肯定和鼓励的标准，学习多赞美自己，把过去成功的事例列在纸上，能够欣然接受别人的赞扬并表示感谢。

完美主义心理的自我矫正

曾有人问一位走红的国际女影星是否觉得自己长得完美，她说："不，我长得并不完美。我觉得正因为长相上的某些缺陷才让观众更能接受我。"能认识到自己有种种不足并能宽容待之的人，可以说是自信的，心态也是健康的。

如果人们对周围的一切事物都追求尽善尽美的话，就脱离了现实，容易引起极端行为。完美主义性格的形成虽然和早期教育有很大关系，但成年后还是要有意识地调整的。

首先要学会接受平庸、平凡的生活。苛求完美从某种程度上来讲就是追求痛苦，世上没有十全十美的人，没有十全十美的事物，平庸是人类的主体，平凡的人类是世界的主体。

其次应适当松解自己系上的绳索。对于一些新的，富于挑战意义的工作，先为自己确定一个短期的合理的目标。若把绳子系的太紧，不但不会取得好的成绩，还不利于身体健康。

还要重新认识失败。失败并不可怕，可怕的是对失败的消极态度。"不经历风雨，怎么见彩虹。"应把失败看作是自己前进道路上最值得珍惜的财富，吸取经验，集思广益，终究会成功的。

更要宽容待人。对别人的优点要加以表扬，不能每次都挑毛病；对别人的缺点更要以宽容的态度，加以体谅，给以原谅。

总之，不能总要求要做就到最好，一定就会达到完美。我们应认真思考，自己到底需要什么？不要压抑自己，也不要太在乎别人的言论，要为活出自己的特色，活出自己的风格而努力。其实"最完美的商品只存在于广告中，最完美的人只存在于悼词中。"完美永远是可望而不可即的。

第十三节　自负心理

[心理医生手册]

有一则笑话讲的是：一只兔子在路上散步，突然看到一只蚂蚁正趴在路中央，身子向前俯，两只后腿高高的伸向天空。兔子好奇地问："蚂蚁先生，你在做什么呀？"蚂蚁赶忙做出一个让兔子不要声张的姿势，小声地说："一会儿大象要从这里经过，我要狠狠地绊它一跤！"

自负心理的一般表现

1. 自视过高，自命不凡的人。不关心别人，与他人关系疏远。这种人事事都从自己的利益出发，从不顾及他人，对别人没有丝毫的热情，似乎别人都应为他服务，结果落得个门庭冷落。

2. 看不起别人。这种人固执己见，唯我独尊，总是将自己的观点强加于人。即使明知自己错了，也不会改变自己的态度或接受别人的观点。总爱抬高自己贬低别人，把别人看得一无是处。

3. 过度防卫，有明显的嫉妒心。这种人有很强的自尊心，当别人取得一些成绩时，嫉妒之心便油然而生，会极力打击别人，排斥别人。当别人失败时，就幸灾乐祸，不向别人提供任何有益的信息。

自负心理的成因

1. 父母过分娇宠的。家庭教育是一个人产生自负心理的第一源泉。父母宠爱、夸赞、表扬，会使他们觉得自己"相当了不起"。

2. 生活中的一帆风顺。生活中遭受过许多挫折和打击的人，很少有自负的心理，而生活中的一帆风顺，则很容易养成自负的性格。现在的中学生大多是独生子女，是父母的掌上明珠，如果他们在学校又出类拔萃，老师又宠爱他们，就会养成自信、自傲和自负的个性。

3. 片面的自我认识。自负者常常缩小自己的短处，夸大自己的长处。没有自知之明，对自己的能力评价过高，通常贬低别人，抬高自己。

4.情感上的原因。一些人的自尊心特别强烈，为了保护自尊心，在交往挫折面前，常常会产生两种既相反又相通的自我保护心理。一种是自卑心理，通过自我隔绝，避免自尊心的进一步受损；另一种就是自负心理，通过自我放大，获得自卑不足的补偿。例如，一些家庭经济条件不很好的学生，生怕被经济条件优越的同学看不起，装清高，在表面上摆出看不起这些同学的样子。这种自负心理是自尊心过分敏感的表现。

用尺子量"自负"

对待自负心理应该辩证地来分析。人们应该有一定的自负心理，为什么这么讲？对青少年来说，在适当的范围内，自负可以激发他们的斗志，树立必胜的信心，坚定战胜困难的信念，使他们能够勇往直前。但是，自负必须建立在客观现实的基础上，脱离实际的自负不但不能帮助事业成功，反而影响自己的生活、学习、工作和人际交往，严重的还会影响心理健康。

没有衡量好自负的尺度，过多自负的人难免心高气傲，自视过高，抬高自己贬低别人，不能够客观真实的看待自己或是事实的真相。适当的把握好自负，不但会给我们树立更多的信心，还有助于我们正确分析问题，对工作、学习、人际都有非常大的帮助；反之，不但影响自身性格的缺陷，还会影响到没有朋友、事业失败等。为了防止这类事情的发生，我们应该正确看待"自负"，合理的调适，为美好的生活营造一个好的环境。

矫正自负心理

首先，接受批评。自负者的致命弱点是不愿意改变自己的态度或接受别人的观点，接受批评即是针对这一特点提出的方法。

它并不是让自负者完全服从于他人，只是要求他们能够接受别人的正确观点，通过接受别人的批评，改变过去固执己见、唯我独尊的形象。

其次，与人平等相处。自负者视自己为上帝，无论在观念上还是行动上都无理地要求别人服从自己。平等相处就是要求自负者以一个普通社会成员的身份与别人平等交往。

再次，提高自我认识。要全面的认识自我，既要看到自己的优点和长处，又要看到自己的缺点和不足，不可一叶障目，不见泰山，抓住一点不放，未免失之偏颇。认识自我不能孤立地去评价，应该放在社会中去考察，每个人生活在世上都有自己的独到之处，都有他人所不及的地方，同时又有不如人的地方，与人比较不能总拿自己的长处去比别人的不足，把别人看得一无是处。

最后，要以发展的眼光看待自负。既要看到自己的过去，又要看到自己的现在和将来，辉煌的过去可能标志着你过去是个英雄，但它并不代表着现在，更不预示着将来。

第十四节　浮躁心理

[心理医生手册]

老吴是某事业单位的普通干部，近一年他来一直心神不定，老想出去闯荡一番。看着别人房子、车子、票子都有了，他心里慌；炒股赔多赚少就去摸彩票，一心想摸个500万，可结果花几千元连个响都没听着，心里就更慌！后来老吴跳了几家单位，不是嫌这个单位离家太远，就是嫌那个单位专业不对口，再就是待遇不好，反正找个合适的工作对老吴来说真是难啊！后来听说某人很有钱，老吴于是写了信去，说自己很困难，可他们连信也没回，气得老吴又去信大骂了一顿。为此老吴心里也确实感到失衡，但这种恶作剧让老吴解恨呀！老吴对医生说："反正，我心里就是不踏实，闷得慌啊！"

什么是浮躁心理

浮躁，《辞海》中解释为轻率、急躁。在心理学上，浮躁主要指那种由内在冲突所引起的焦躁不安的情绪状态或人格特质，心理学甚至把其纳入"亚健康"之列。浮躁还指轻浮，做事无恒心，见异思迁，不安分，总想投机取巧，成天无所事事，脾气大。

有的人稍有浮躁就终日会心神不宁，脸色会暗淡，皱眉头，脑子呆滞，看谁都不顺眼、逮谁跟谁急。长期如此的话，就会被生活的急流所挟裹，丧失收放自如的弹性。

浮躁是当前社会上普遍的一种病态心理表现，其特点有：

1. 心神不宁。面对急剧变化的社会，不知所为，心头无底，慌得很，对前途无信心。

2. 焦躁不安。在情绪上表现出一种急躁心态，急功近利。在与他人的攀比之中，更显出一种焦虑的心情。

3. 盲动、冒险。由于焦躁不安，情绪取代理智，使得行动具有盲目性，行动之前缺乏思考，只要能赚到钱，违法乱纪的事情都会去做。这种病态心理也是当前犯罪违纪事件增多的一个主观原因。

如今造成人们浮躁心理的原因有以下三点：

从社会方面上讲，主要是社会变革对原有结构、制度的冲击太大。我国目前正处在社会转型期，个人就很难把握自己的未来。那些处于社会中游的人患得患失，焦躁不安，迫不及待，就不可避免地成为一种社会心态。

从个体方面看，个人之间的攀比是产生浮躁的直接原因。社会的发展变化，使人们的工作、生活都随之发生变化，有的人较早获得成功，这对一些滞后者有着心理刺激，心理适应力差的人便常常与之攀比，后果往往便是造成浮躁心理。

另外，当今的网络虚拟生活及流行音乐等等，都在无形之中助长了人们的浮躁情绪。由于网上聊天的放纵性致使很多人都有过不正当的言论，甚至是犯罪行为。而网络游戏则充满了暴力、血腥甚至一些变态的行为，还有当今流行乐坛的种种不良现象，都是有目共睹的浮躁之风。

大学生浮躁的问题

浮躁作为当今社会的一种病态情绪，在大学生的身上表现得尤为突出。主要有以下几点：

1. 大学生学习不努力，总想投机取巧。具体表现为考试中的弄虚作假和论文写作中的东抄西凑。这种风气，已经严重影响大学校园的学习氛围，使教育教学质量大打折扣。

2. "恋爱"的旋风席卷大学校园。很多学生把恋爱视为游戏，并不断变换着游戏对象，以寻找异样的刺激，打发自己的空虚和无聊。

3. 大学生严重急功近利。他们总是渴望和力求通过捷径得到某方面的结果。表现为结识比自己优越的人，另外，浮躁者多想获得眼前利益，往往把兼职赚钱看得过重，往往为了金钱，耽误过多的学习时间。

4. 高不成低不就。很大一部分人在毕业求职中总想往大城市、大企业、大单位钻，都去收入高、地位高的地方挤。但自己又才疏学浅，不能正确估价自己的分量，结果自然是折腾了好几个月，却连连碰壁、无功而返。而后还难以反省原因，不清楚是自己志大才疏、眼高手低的必然结果，总以为是怀才不遇、社会不公，因而怨天尤人、愤世嫉俗。

【心理医生提示】

归结起来看，大学生浮躁心理的主要特点有如下几点：

冲动性。比如男女大学生之间发生性行为，往往不考虑后果、不考虑责任，往往是一方或双方一时的本能冲动，是突发性的行为。

情绪性。比如有的大学生对老师的评价，有时是充分肯定，认真听其讲课，有时又显出非常厌恶的样子，表现了情绪性特点。

盲目性。有的人生活中的情趣爱好也带有盲目性，时而爱唱歌跳舞，时而爱琴棋书画，爱来爱去，就是爱之不深、知之甚少。浮躁者的求职，也常有盲目性的特点。

浮躁是一种冲动性、情绪性、盲动性相交织的病态社会心理，它与艰苦创业、脚踏实地、励精图治、公平竞争是相对立的。浮躁使人失去对自我的准确定位，使人随波逐流、盲目行动，对组织、国家及整个社会的正常运作极为有害，必须予以纠正。

浮躁心理的调适

作为一种心理现象来说，浮躁的内核是人的朴素的、本能的生命冲动和物质欲望，浮躁的深层特点，是重外延轻内涵，重数量轻质量，重表面轻实际，重短期轻长远。它与艰苦创业、脚踏实地、公平竞争是相对立的。浮躁使人失去对自我的准确定位，使人随波逐流、盲目行动，对个人和集体都极为有害，必须想方设法减少和消除这一不健康的心理：

1.在攀比时要知己知彼。"有比较才有鉴别。"比较是人获得自我认识的主要方式。比较要得法，要"知己知彼"，否则就无法去比，得出的结论也会是虚假的。知己知彼才能知道是否具有可比性，就不会出现人的心理失衡现象，产生心神不定，无所适从的感觉。

2. 自我暗示。你可这样暗示自己：无论面对怎样的处境，总会有一种最好的选择，我要用理智来控制自己，决不让情绪来主导我的行动。只要我善于控制自己的情绪，我就是一个战无不胜、快乐的人。

3. 开拓当中要有务实精神，要实事求是，不自以为是，踏踏实实，做好每一件事情。人生非一朝一夕，应当循序渐进，一步一个脚印，稳步沉着地向前推进。花拳绣腿只能虚张声势，形式主义更于事无补。

4. 遇事要善于思考。考虑问题应从现实出发，不能跟着感觉走，命运应掌握在自己手里。道路就在脚下，切实做一个实在的人。

5. 要树立正确的人生观念。不能崇尚个人主义、拜金主义和享乐主义，要树立正确的人生观、价值观和世界观。遇事善于思考，从现实出发，以平常冷静的心态思考喧闹一时之事。不为时尚所迷惑，不为潮流所左右。"淡泊以明志，宁静以致远"，命运掌握在自己手里，道路就在自己脚下，既要站得高、看得远，又要稳得住、做得细。

第十五节　自私心理

[心理医生手册]

一个美国士兵在越南战争中受伤，成了残疾人，他不知道父母还肯不肯接受自己，就先给家里打一个电话："爸爸，妈妈，我要回家了。但是我有一个战友在那可恶的战争中踩响了一个地雷，少了一条腿和一只手。他已无处可去，我希望他能和我们一起生活。"

"我们为他感到遗憾，孩子。不过他恐怕不能和我们住在一起，他会给我们造成很大的拖累，我们有我们的生活。"父亲的话没说完，儿子的电话就断了。几天后，父母接到警察局打来的电话，被告知他们的儿子坠楼自杀了。悲痛欲绝的父母在停尸房内认出了他们的儿子。他们惊愕地发现：他们的儿子少了一条腿和一只手。

什么是自私心理

作为人类的一种较为普遍的病态心理现象，自私心理也是比较正常的。自私是一种极端利己的心理，指的是只顾自己的利益，不顾他人、集体、国家和社会的利益。自私有程度上的不同，轻微一点是计较个人得失、有私心杂念、不讲公德；严重的则表现出为达到个人目的，侵吞公款、诬陷他人、铤而走险。贪婪、嫉妒、报复、吝啬、虚荣等病态社会心理从根本上讲都是自私的表现。

自私心理的特点：

1. 深层次性。自私是一种近似本能的欲望，处于一个人的心灵深处。不顾社会历史条件的要求，一味想满足自己的各种私欲的人就是具有自私心理的人。

2. 下意识性。正因为自私心理潜藏较深，它的存在与表现便常常不为个人所意识到，有自私行为的人并非已经意识到他在干一种自私的事，相反他在侵占别人利益时往往心安理得，也因为如此，我们才将自私称为病态社会心理。

3. 隐蔽性。自私是一种羞于见人的病态行为，自私之人常常会以各种手段掩饰自己，因而自私具有隐秘性。

自私心理的根源

自私心理形成的原因是多方面的，在这里仅从主客观两方面来分析。

从客观方面看，地球上各种资源的数量、种类、方式在占有和配置方面都存在许多不平衡、不合理之处。于是，缺乏资源的一方不得不用非正当的方式去交换。由此，一方面以权谋私，另一方面以钱谋私，搞权钱交易、权色交易。另外，病态文化的沉积和社会控制不严，也为自私心理的滋长创造了条件。

从主观方面看，个人的需求若是脱离社会规范的不合理的需求，人就可能会倾向于自私。人的私欲是无限的，正因如此，人的不合理的私欲必须要受到社会公理、道义、法律的制约。

让自私远离孩子

有位忧心忡忡的母亲讲了这么一件事：孩子闹着要吃西瓜。她在炎热的街上转了很长时间，终于买回一个大西瓜。切开西瓜后，她不禁先尝了一口，立即听到一声严厉刺耳的责怪："谁让你吃的，给我吐出来。"她立刻怔住了，两行热泪止不住地流了下来。随即又听到孩子说："算了，算了，下次不许了。"可能天良未泯，孩子总算"原谅"了妈妈的"过失"。

有的家长一见家中的"小皇帝"发脾气了，不管要求合理不合理，不管条件是否允许，一概听从孩子。孩子要吃什么，父母就做什么；孩子要穿什么，父母就买什么；孩子想要什么高档的玩具，父母一概满足其要求。在父母的百般呵护下，他们的自我意识观念增强，家中一切必须以他的情绪变化和要求为中心，如果达不到要求，动辄耍脾气，这些就是滋长孩子自私观念的温床。

对于成长中的孩子，家长千万不能把他们置于只满足欲望而不履行义务的特殊地位，要让他们懂得欲望的满足和履行义务是同等重要。这样，孩子才会养成尊重长者，关心别人的习惯，而不会事事只想到自己。

同时还要纠正孩子的自私观念，家长就不能对不合理要求给予满足，甚至是合理的要求也不可百分之百给予满足。家长也可以用一些优秀的寓言故事来教育孩子，比如，可以给孩子讲讲"孔融让梨"的故事，让孩子懂得以谦让为美德。

此外，父母自身必须以身作则，给孩子树立榜样。还有这样一则故事：

一对夫妇对儿子千般呵护，而对父母万般挑剔。某一天，这对夫妇对父母的恶劣态度被儿子看到了，其子大声叫喊："我记住了。"其父母问他记住了什么，其子说："我记住了你们怎样对待爷爷奶奶，看我长大后怎样对待你们。"父母哑然。

由此可见，身教是何等的重要！

自私心理的矫正

自私作为一种病态的社会心理，是可以克服的。只要意识到自己有自私行为就应该及时调适。

1. 内省法。内省法是构造心理学派主张的方法，是指通过内省，即用自我观察的陈述方法来研究自身的心理现象。自私常常是一种下意识的心理倾向，要克服自私心理，就要经常对自己的心态与行为进行自我观察。观察时要有一定的客观标准，这些标准有社会公德与社会规范和榜样等。加强学习，更新观念，强化社会价值取向，对照榜样与规范找差距，并从自己自私行为的不良后果中看危害找问题，总结改正错误的方式方法。

2. 回避法。回避训练是心理学上以操作性反射原理为基础，以负强化为手段而进行的一种训练方法。通俗地说，那些下决心改正自私心态的人，只要意识到自私的念头或行为，就可用缚在手腕上的一根橡皮筋不停弹击自己，从痛觉中意识到自私是不好的，促使自己纠正。

避免自私，要给自己订立规矩。苏东坡就曾给自己立下一条规矩："苟非吾之所有，虽一毫而莫取"。要有这种明确的法律观念，君子爱财，取之有道。不义之财，分文不取。有了这一条，就能遏止私欲发展、防止其泛滥。

3. 多做利他行为。一个想要改正自私心态的人，不妨多做些利他行为。例如关心和帮助他人，给希望工程捐款，为他人排忧解难等。私心很重的人，可以从让座、借东西给他人这些小事情做起，多做好事，可在行为中纠正过去那些不正常的心态，从他人的赞许中得到利他的乐趣，使自己的灵魂得到净化。

第十六节　逆反心理

[心理医生手册]

有则报道这样说道：有名高二男生，性格倔强，调皮贪玩，学习成绩一直不理想。男生的母亲长期以来试图对孩子严加管教，但孩子却处处跟母亲顶着干。一次模拟考试，该男生又考了班里倒数第二，他就把成绩单偷偷藏了起来。不料，第二天成绩单被母亲发现。母亲开口大骂儿子没有出息。该男生听后，突然怒火中烧，顺手拿起门后的铁榔头将母亲打死了。

什么是逆反心理

《心理学大词典》里的解释是："逆反心理是客观环境与主

体需要不相符合时产生的一种心理活动，具有强烈的抵触情绪。"换句话说，逆反心理是指客体与主体需要不相符合时产生的具有强烈抵触情绪的社会态度。进一步分析，逆反心理具有以下特点：

第一，从结构来看，逆反心理是认知、情绪和行为倾向三者的有机统一。三者中，逆反心理的认知成分是基础，抵触情绪是主要成分往往起支配作用。

第二，从特性来看，逆反心理是社会依存性与相对独立性的有机统一。逆反心理与其他社会心理一样，具有两个基本特征：一方面依赖于它所反映的对象，即社会存在；另一方面对所反映的对象又具有相对独立性。

第三，从存在来看逆反心理是相对稳定性与可变性的统一。某种逆反心理一经形成，将持续较长时间不易改变。每当对象一出现，就以相同态度待之，从而表现出一定的稳定性。但是，逆反心理又是一种可变的社会态度，在导致逆反的对象的条件根本变化后，原有的逆反心理也会逐渐淡化，直至消失。

[心理医生提示]

有些人认为逆反心理是坏的，甚至认为它是一种变态心理。把逆反心理说成是一种变态心理显然是错误的，因为逆反心理是人脑对一部分客观事物的正常反映，任何一个正常的社会成员都可能产生这种心理。一般抽象地认为它的积极与消极与否是不正确的，也是没有多大意义的。其判断标准是看某一逆反心理能否对客观事物进行正确反映。

关注夫妻间的逆反心理

逆反心理在夫妻关系中普遍存在着，而且表现的形式也多种多样。从逆反心理的原因来看，有主动逆反心理和被动逆反心理两种。别人态度没有变，表达的方式也比较恰当，但由于当事者的心境不佳而产生的逆反心理，就是主动逆反。反过来，当事者情绪正常，但由于对方的态度、方法不当而引起的逆反心理，便是被动逆反。为了预防逆反心理的产生，夫妻要知己知彼，相互了解对方的心理特征和情绪特征。夫妻间的相互提醒和批评既是需要也是有益的。不过，要注意方式方法，没完没了的唠叨会使对方产生厌烦心理；在公开场合或有外人在场的情况下，指责和批评会伤害对方的自尊心；在对方情绪烦恼不安、心情焦虑、忧愁的情况下，您的批评再善意，指责再"和风细雨"，也会引起对方的反感和心理上的抵触，从而产生逆反心理。

要预防逆反心理在家庭中的产生是能够做到的，但要因人、因事、因时制宜。根据不同的情况，采用不同方式来适应对方当时的心理状态。比如，夫妻双方主动分担些家务，经常买一些对方喜欢的小东西，彼此信任，满足对方的独立性等等。

只要夫妻双方能够不断更新两性间的爱情，使夫妻感情不断和谐，就能避免逆反心理的产生。

逆反心理的矫正

首先应提高文化素质、增长见识。一个对生活有着广博知识的人，凭直觉就能认识到逆反心理的荒谬之处，从而采用一种更科学、更宽容的思维方式。广闻博见能使人避免固执和偏激，而逆反心理则使人在最终认识真理之前走了许多弯路，当他们醒悟过来时往往太迟了。

其次丰富想象力，多渠道解决问题。解决一个实际问题用一个办法就已足够，但在问题未解决之前却存在着几乎是无限的可能性。如果一个人的思想一旦被逆反心理控制住，那么他的视野就会变得狭隘、短视和显得愚蠢。对怀有逆反心理的人来说，努力培养起自己的想象力是十分必要的，它有助于一个人开阔思路，从偏执的习惯中超脱出来。宽容的思想方式和想象力是可以通过自我不断的思维训练来获得，它能激发出人们的创造力。

最后还可以恰当利用逆反心理。对于孩子的逆反心理，家长和老师可以适当的加以利用。这样可以激发孩子的好奇心、好胜心，引发孩子的求知欲望。比如，父母想让孩子做数学题，可以故意说孩子不会做，孩子往往为了证明自己会做，会争着把数学题做完。

第十七节　报复心理

[心理医生手册]

战国时的楚王非常宠爱一位叫郑袖的美女。郑袖不但漂亮，也非常工于心计。不久，楚王又新得到一位美女，就把郑袖冷落到了一旁。郑袖妒火中烧，于是暗暗筹定计策。她故意与新美人套近乎，告诉她楚王的一些习惯。新美人对郑袖心怀感激，便对新美人说："昨天楚王到我这里来，对你赞美有佳，只是稍嫌你的鼻子长的不好，你以后见了楚王可以把鼻子遮起来。"美女信以为真。不料郑袖回头却告诉楚王说："新来的美人说王有狐臭气，见面时都得掩着鼻子才行。"楚王一看果然如此，于是怒不可遏，令人砍掉美女的鼻子，赶出宫去。郑袖重新夺回了楚王的宠爱。

小心女人的报复

听到这样一个故事：有个姑娘与男友相恋了四年，可以说将自己的一切都献给了男友。

有一天，她发现男友原来另有所爱，而且还爱的很认真，于是大为恼怒。在悲愤和绝望之下，她决定报复自己的男友。她忍气吞声，假装对男友好，并做了很多令他家人很感动的事。当这个男人大张旗鼓请好客，并到酒店交了婚宴款，准备与她结婚时，她却突然宣布要与另外一个男人结婚，让所有的人不知所措。

当一个人的灵魂真的已被报复心控制，他（她）失去最多的是人性中最宝贵的东西：宽容和慈善。失去宽容和慈善的人面部有一层潜藏的杀机，这层杀机严重消减这个人的魅力。人有时说不出什么高深的道理，但却能感觉出事物的本质。一个人接受另一个人，不是接受样子，而是接受感觉。许多报复心重的人也懂这个道理，不然他们就不会费力不尽地伪装自己。伪装很累，因此怀揣报复的人整天都会觉得自己很有压力。

如果站在历史的角度去审视报复的价值，人们会惊叹：报复的人生成本实在是太昂贵了！

莫让孩子迷失在报复中

现在的孩子都是独生子女，如果自己的孩子生性老实，总在外面受人欺负，三天两头"挂彩"回来，怎么办？

有的家长一看自己的孩子挨打了，生怕孩子在外面还会吃亏，就不让孩子出去玩，更不让别人来家里玩。还有的家长知道孩子挨打后，不管三七二十一，就找他们家长去了，或者就干脆告诉孩子："他打你，你也打他！"有的甚至全家一齐出动，给孩子壮胆。

前一类家长由于过分限制了孩子的行动，将会使孩子变得不合群，对外人充满敌意，也会变得胆小怕事，缺乏交际能力。而后一类家长则会使孩子养成"报复"心理：不管是谁，只要"触犯"了我，都要给予回击，"以牙还牙"，决不手软。这两种家长的做法都不可取，只能使孩子走上两个极端，要么很怕事，要么很霸道。

孩子总是要长大的，要独立面对来自生活各个方面的冲击。理智的家长在碰到孩子打架时，应先问清事情的来龙去脉，公正客观地帮助孩子进行分析，谁做得好，谁做得不好，告诉孩子以后再碰到类似事件应该如何解决。在批评别的孩子的缺点同时，也要给自己孩子指出在这一事件中的责任，不要把埋怨都倾泻在别的孩子身上。即使发生矛盾的主要责任在对方，也要让孩子学会宽容，大度，不耿耿于怀。要让孩子知道，有时为了显示自己的力量，为了保护自己不受伤害，对来自外界的欺辱侵犯予以回击是必要的。有时为了保持人与人之间的纯真友情，相互理解，相互原谅更是应该的。

有的孩子害怕与陌生人打交道，在集体生活中也表现得内向、畏缩，家长和老师要注意纠正孩子的这些不足，创造条件，使他们多接触人，接触新鲜事物。培养孩子活泼开朗的性格和勇于表达、敢于据理力争的勇气。

报复心理的矫正

报复是人性中一处扭曲的心理死结。它很像潜藏的癌细胞，当人能控制它时，也许并没有什么危害。可一旦它超过了正常的心理比例，就会给人造成伤害。

报复别人就是报复自己。人们总认为报复的受害者是被报复者，其实不然，最倒霉的受害者往往会是报复者本人。在报复者实施报复之前，报复者就会跌进扭曲、变态的心理深渊。报复者会花很多时间去构思、幻想和实验报复的内容。他们会经常陶醉在演习的过程中，而且还会一个人冷冷地傻笑。很多时候报复者完全处于阴暗的心理状态之中，他们会有自觉犯罪心理。因此心存报复的人内心难得明朗，发霉的心久而久之便会形成一种畸形的态势。要命的是这种状态会在日常生活中显现出来。当报复心驾驭了人的灵魂时，人就无法自己。从这一刻起，报复者就自己为自己判了无期徒刑。

敞开心扉，缓解情绪。情绪是一种本能的能量，情绪作为一种能量是有积蓄效应的，积蓄到一定程度就需要发泄，但可以通过改道来宣泄。报复的心理，同样可以且必须通过改变发泄方法，转换发泄渠道来宣泄。切勿在一念之间，让邪恶占了上风，到头来后悔莫及。

宽容待人。人随着在生活中的磨砺，会逐渐认识到宽容对于这个世界的宝贵。就像基督教教义的变迁：开始的时候，耶稣告诉人们要"以眼还眼，以牙还牙"，但是后来，他告诉人们"如果一个人要打你的左脸，你把右脸也伸出去让他打；如果一个人要你的外衣，你把内衣也给他"。虽然不能够提倡无原则的宽容，但是这至少说明即使是圣贤也有被报复心理困扰的时候，但他们之所以成为圣贤，是因为他们最后选择了宽容。要时刻记着这句话："伤人即是伤己。"

第二章　不良嗜好的解读

第一节　烟瘾

[心理医生手册]

某高二学生，男，18岁。平时学习优秀，同宿舍有几个差学生，受其影响，经常陪同出去抽烟喝酒。刚开始时出于好奇和盛情难却，久而久之，便觉得如果不吸根烟，上课时就不能集中注意力，不能认真思考问题,还老是犯困。只有课间吸根烟,才能思路大开。

后老师发现,提出警告,但是这位学生已经离不开烟了,由开始的一天两三根,到一天十几根。不但影响了学习,还影响了身体健康。

烟瘾形成的成因

烟草并不是生活中的必需品,所以吸烟习惯的形成主要是外界环境的影响。

1. 好奇心。常听人说:"饭后一支烟,快乐像神仙",很多人就好奇会怎么"似神仙",也就想亲自体验其中的滋味了。很多青少年认为,吸烟是一种男子汉的标志,是成熟的象征。他们为了证明自己是"大人",而选择了接受吸烟这种行为。此外,还受成年人或同伴的影响,吸烟时的潇洒自如、悠然自得的神态一直诱惑着青少年,吸引着年轻人去效仿。

2. 吸烟使人兴奋。许多烟瘾者一不吸烟就无精打采,只要有烟抽就能让人精神焕发,思路大开。还有一部分人借抽烟来缓解自己在工作、学习、生活中的紧张焦虑情绪,消除烦恼。

3. 交际手段。敬烟往往是社交的序曲,能缩短人与人之间的心理距离。互相敬烟能沟通感情,产生心理上的接近,有利于问题的解决。

嗜烟者有下列表现特点

1. 数量递增。由一天几支到一包、两包、两包以上有甚者坐在那里抽烟,可以不熄火,一支接一支不间断地抽。

2. 产生消极反应。如打瞌睡、打呵欠、流眼泪、心情郁闷、坐立不安等。

3. 外向而冲动。具有好交往、合群、喜冒险、行事轻率、冲动、易发脾气、情绪控制力差等个性特征。

4. 嗜好多。调查显示，有71%的人同时还伴有其他嗜好，如饮浓茶、喝酒、喝咖啡等。

烟瘾的危害

1. 会产生消极反应。如打瞌睡、打呵欠、流眼泪、心情郁闷、坐立不安等。嗜烟者一般具有好交往、合群、喜冒险、行事轻率、冲动、易发脾气、情绪控制力差等个性特征。

2. 烟草的烟雾中至少含有三种有毒的化学物质：焦油、尼古丁和一氧化碳。有人做过统计，在65岁以下的死亡者中，死于癌症者，吸烟的占90%；死于支气管炎的，吸烟的占75%；死于心肌梗塞者，吸烟占25%。

3. 吸烟不但给本人带来危害，而且还殃及子女。有学者对5200名孕妇进行调查分析，结果发现其丈夫每天吸烟的数量与胎儿产前的死亡率和先天畸形儿的出生率成正比。父亲不吸烟的，子女先天畸形的比率为0.8%；父亲每天吸烟1~10支的其比率为1.4%；每天吸烟10支以上的比率为2.1%。

调查研究发现，世界上84%的嗜烟者吸烟是因为心理问题。作为后天形成的一种不良嗜好，吸烟对自己、他人和环境都有较大危害。全世界每年因吸烟导致死亡的人数达250万之多，可以说烟草是人类的杀手之一。

戒烟与烟瘾的心理调适

下面介绍几种主要的戒烟方法：

1. 正确认识烟草。帮助患者充分认识吸烟对自己及他人的危害，树立起戒烟的决心和信心，不要认为自己抽烟历史较长而戒不掉，一定要想到：我一定会成功。

2.厌恶疗法。对嗜烟者的抽烟行为可选用一些负性刺激方法使之对其产生一种厌恶感。例如快速抽烟法，先让患者以每秒钟一口的速度将烟吸入肺部，使尼古丁在短时间内被大量的吸入，这时患者会产生强烈的生理反应，如头晕、恶心、心跳过速等。再要求患者好好体验这种不良感觉，最后让他呼吸一会儿新鲜空气，两者形成鲜明的对比。随后又让患者快速抽烟，直到不想再抽、看到香烟就不舒服为止。这种疗法只要连续进行两三次，一般都会把烟戒掉。注意此法不能用于患有心脏病、高血压、糖尿病、支气管炎、肺气肿等疾病的人。

3.系统戒烟法，即采取逐步戒烟的方法。要制定一个戒烟计划，每天吸多少支，每支烟吸多长时间，将下意识抽烟习惯转变为有意识的抽烟。在戒烟过程中，要逐步减少每天吸烟的支数，如两天减少一支烟，半天减少一支烟，不断地递减，最后达到戒烟目的。

4.控制环境。许多人吸烟往往同一定的生活、环境、情绪状态联系在一起，因此应设法避免这些因素的影响。例如，你在写作或思考问题时喜欢一支接一支地抽烟，那么就可放点瓜子糖果之类的点心来替代香烟。

5.家庭治疗。妻子和孩子可做戒烟者的监督人，帮助吸烟者彻底戒掉。如妻子可把丈夫原来每天吸烟的钱积攒下来，买件有意义的物品送给他作为奖励。如违约，则给予一定的惩罚。

第二节　暴饮暴食

[心理医生手册]

患者自幼就爱干净，爱漂亮，上中学后，更是发育良好，成了班里公认的"班花"。可是上个学年，班里转来一个女孩。这个女孩一来就抢走了患者一半的"拥护者"。于是，两个女孩开始明争暗斗，比谁的衣服更好，身材更好。为此，患者拼命节食。终于有一天，患者发现了一个既可以吃到美食又不会发胖的办法：吃完后再用手抠喉咙，刺激咽喉，让吃下去的东西再吐出来。谁知道，时间一长竟成了习惯，现在她每隔一定时间就要来这么一次，而且由于可以不变胖，她吃的东西越来越多，根本就无法停止，直到肚皮都快撑破了，再用手抠喉咙，让吃下去的东西全部吐出来，有时竟能吐出血来。结果把原本漂亮的女孩子折磨的狼狈不堪，患者为此痛苦万分，但又控制不住自己，以致对自己和生活渐渐失去了信心。

暴饮暴食的成因

追求苗条身材，节食行为的普遍化的结果。

心理问题。如嫉妒别人漂亮、幸福等，或是学习压力过大。

自我要求过高。暴饮暴食者往往身材并不肥胖，但他们却十分担心自己的体重上升，而且对于自我的评价相当受其身材所影响，因此往往在大量进食之后，会有羞愧、罪恶的感觉，并且会以催吐、灌肠、使用泻药或绝食等方式来避免体重上升。

暴饮暴食的危害

首先不但不能摆脱心理上的困扰，而且让患者无法走出患得患失的心理循环。伴随着暴饮暴食而来的诸多心理问题，如焦虑、紧张、恐惧等心理更会折磨的患者身心疲惫，影响他们的正常生活。

其次还会影响身体健康，引发相关的一系列躯体症状，如贫血、脱水、月经停止、肠胃功能障碍、心脏血管病变等问题。所以，如果有人患了暴饮暴食症，千万不可忽视，应及时寻求专业心理医生的协助。

还会对人的身体有许多害处：容易造成酸性体质，暴食会吃进过量的高脂肪、高蛋白、高糖分的"三高"食物，这些都是酸性食物，使人的血液和体液偏向于酸性，身体免疫力会下降。长期过量进食动物蛋白也会引起"蛋白过剩综合症"，造成蛋白质中毒，影响食物的吸收消化，形体会消瘦乏力，抗病能力下降，严重时可导致死亡。

最后大脑会加快衰老。过量饮食后，大量血液集中胃肠系统时间过长，使大脑等重要器官缺血而不能正常代谢，患老年痴呆症的时间会提前。

暴饮暴食行为的心理调适

首先要建立以追求健康为美的信念。应充实自己，不要盲目攀比。只要不断的学习，适当的运动，人生就会充实起来。要树立正确的人生观和价值观。一个有远大理想和正确人生观的人是不会陷入这种盲目的竞争中的。

学会选择朋友是非常重要的。如果身边只是那些重视外表的朋友，那这样的友谊是不会长久的。多结交几个有思想的朋友，他们会给人带来意想不到的快乐，并在人们把握不住自己的时候发出忠告。

正确引导健康饮食。每个人都必须每天摄入一定的食物用来维持自己的需要。所以，要把吃饭当成是一种很正常的事情。千万不可以为了身材就不吃东西。不要过高要求自己的身材。

第三节　吸毒

[心理医生手册]

吸毒者自述：我是某外企的小头，收入不错，偶尔会和同事去泡酒吧。一次，在酒吧里玩，一位小伙子走到我们跟前说："嘿，哥们。尝点新鲜的吗？抽一口不要钱，试试……"。在酒精的簇拥下我和同事就吸了一口，都感到非常的兴奋，也有种飘飘欲仙的感觉。之后也去过几次那个酒吧，出于好奇，就找到那个小伙子买点过过瘾。没多久，就发现不抽那个东西就浑身不舒服，大脑反应迟钝了，工作也老是出错，因此也没少挨头儿的批评。慢慢地就开始不间断的买那个东西，工资不够还借了很多钱，生活一片狼藉，工作丢了，人也消瘦了很多。后来妈妈发现，强制带我戒了毒。

毒瘾的成因

染上吸毒嗜好的原因有社会因素和心理因素两大方面。

1.受环境的影响是吸毒的主要原因。有些成瘾者是由于医生经常给使用某种物质而引起依赖。如给癌症患者反复使用吗啡止痛，引起对吗啡类的依赖。少数成瘾者是因各种原因被人引诱、强迫使用后而上瘾的。

2.心理因素。好奇、模仿，许多成瘾者最初都是出于好奇，听别人说吸食后会产生美妙的欣快感，禁不住也去模仿。

3.人格因素。成瘾者特别是年轻的吸毒者成瘾前的经历，大多都有某些品行障碍，如逃学、偷窃、斗殴和少年犯罪等。他们的成绩差，情绪不稳，与社会格格不入，通常无法适应正常的社会生活。

健康心理的学问

吸毒的危害

吸毒这一概念中的"毒"是特指那些对身体有毒害作用的成瘾药物。根据药理特性，可将常见的有害而易于成瘾的药物分为四大类。

①鸦片类。包括鸦片、吗啡、海洛因、美沙酮、杜冷丁等，既有天然产品，也有半合成或全部人工合成的产品。医疗上主要用于镇痛。

②镇静催眠类。如苯巴比妥类药。临床上主要用于镇静催眠和抗焦虑。

③兴奋剂。包括可卡因、咖啡因、苯丙胺及利他林等。临床上主要应用于振奋精神，产生欣快感。

④致幻剂。也称拟精神病药，使用后能产生类似精神病患者的表现，如产生幻觉，片断的妄想及相应情绪、行为的改变。包括大麻、麦角二乙酰胺等。

各种药物成瘾的临床表现不完全一样，但吸毒成瘾的过程大致相同，一般常可划分为以下几个阶段：

早期：主要表现为药物的即时效应，也可因过量作用而导致急性中毒。

中期：产生了依赖性，可能同时产生耐受性。由于随时可能出现戒断症状，成瘾者不得不逐步增加每日用药的次数或剂量，一次超剂量使用可能会致死。依赖意味着慢性中毒，成瘾者可出现神经症综合症、记忆障碍和人格改变。

晚期：长期大剂量使用引起大脑器质性病变，形成脑器质性精神障碍，主要表现包括人格障碍、遗忘综合症和痴呆。此时患者已失去工作能力、生活自理能力，成为家庭和社会的负担。

戒毒的心理调适

提起吸毒，人们都敬而远之。然而对于成瘾者，不仅严重地危害着个体的身心健康，同时带来一系列的社会问题，因此，必须对吸毒者进行戒毒治疗。

1. 减少毒品来源，铲除毒品。首先要通过强制性的法律和行政手段对环境进行综合治理，如对种植、贩运和设馆销售毒品的从严惩处，以断绝毒品来源；加强药品的严格管理，不准随便给予使用；同时将吸毒者隔离吸毒群体或集中进行强制性治疗。

2. 帮助吸毒者戒毒树立戒毒的信心。通过影视、网络、报刊、杂志等多种途径向患者进行宣传教育，使吸毒者树立起戒毒的决心和信心，达到戒毒目的。

3. 戒毒最有效的方法是直接戒断法，又分立即戒断法和逐渐戒断法两种。对于那些早、中期毒瘾患者可采用立即戒断法。对于有严重毒瘾即晚期患者应采用逐渐戒断法，每天减少毒品剂量，逐步达到戒断目的。此外还有一种药物替代法，即用一种与该药物性能相仿，但无依赖性或依赖性很弱的药物来取代已成瘾的药物，然后逐渐减少剂量，直到完全停用为止。目前采用较多的是用美沙酮代替海洛因。美沙酮是一种与海洛因相近的毒品，但价格低，戒断反应较轻，不会带来欣快感。

第四节　异食癖

[心理医生手册]

患者，男，6岁。在4～5岁时，顽皮好动的患儿常与其他小朋友在室外用泥土捏泥人玩。回家时，嘴边常有泥痕，家人开始没有注意。后来其他小伙伴告诉其父母，说他在玩的时候常将小泥人吃掉。后经父母询问，他承认一开始是好奇地尝了尝，后发现泥土像巧克力，但不及巧克力好吃。他吞食泥土已经 1 年时间，平时不喜欢吃蔬菜；零食中特别喜吃巧克力制品。

异食癖的成因

导致儿童异食癖的原因主要是心理因素，是一种心理失常的强迫行为，往往与失去母爱、营养失调等家庭环境的异常状态有关。孩子刚出生时，对客观世界的了解最直接、最主要的途径就是嘴，因此碰到什么东西都会用嘴吮吸、咀嚼，稍大一点后，仍喜欢拿到什么东西就往嘴里塞。此时如果无人制止，任其发展，便养成了异食癖这种不良行为习惯。或者因为孩子在很小的时候缺乏照料，擅自摄取食物，日久成为习惯，变成不易解除的"条件反射"。

另外，有些儿童的异食癖也与其体内缺乏某种微量元素有关，如缺铁、缺锌等。当然，也有少数儿童的异食癖是因为精神发育异常。

异食癖的危害

成人也会出现异食癖，但是对身体的危害较小。而儿童异食癖的危害也并不在于这种行为的本身，而是在于儿童吃下去后对其身体的影响。

由于吞食的异物不同，造成的并发症也不同，如吞服石头、头发、布块等可造成肠梗阻；吞食大量的黏土会导致贫血及缺锌；吞食大量泥灰和金属制品会产生重金属中毒；吞食粪便等污物可造成寄生虫病，等等，严重者甚至会危及生命。因此，有异食癖行为的孩子一般会有食欲减退、疲乏、腹痛、呕吐、面黄肌瘦、大便秘结和营养不良等症状。

异食癖的心理调适

对儿童的异食癖患者，除了补充体内缺少的微量元素及辅助以药物治疗外，还应注意心理治疗。治疗儿童异食癖的常用方法有环境控制法、认知治疗法和正强化疗法。

环境控制法：在婴幼儿活动的场所尽量不要摆放那些外形、颜色吸引儿童且又易中毒或导致机体损伤的物品，如颜料、粉笔等；不要买过小的橡皮擦或塑料制玩具；切忌玩具食品化，食品玩具化。

认知治疗法：首先要考虑的是改变其错误的认知。其次是家长应向儿童进行认知教育，明确地告诉孩子什么东西是不能吃的，并形象地描绘一番吃了以后会有什么样的严重后果。

正强化疗法：是对某种预期行为给予奖赏，以增加该行为发生的可能性。被用来作为奖赏的强化物称为正强化物。一般有：实物奖赏，如食物、玩具等；社会奖赏，如表扬、鼓励等；活动奖赏，如游戏、看电视、去游乐场等。正强化疗法常被应用于治疗儿童异食癖。

对于成人而言，一般的异食癖不会给他人和社会带来危害，对自身的伤害也不大，加之成人对异食可能造成的危害有足够的认识，具有一定的自控能力。所以通常情况下，成人异食癖不需要专门进行心理矫正。如果必须治疗，医生一般采用厌恶疗法等心理治疗方法，逐步减少患者对异食的嗜好。

第五节 嗜酒

[心理医生手册]

49 岁的马先生，机关干部。马先生交友广阔，朋友众多，因工作需要每日奔波于各类酒场。开始妻子也很同情和心疼他，可后来渐渐发现他自己在家也偷偷的喝，甚至在早晨起来也要喝它几杯。从他的单位到家中间有三家小酒馆，每天下班回家，他一经过酒馆门前，就挪不动脚步。为了能够顺利地通过三家酒馆，他给自己规定，每家只喝一两。而且他的性格也变得莫名其妙，自私而又暴躁，对家庭的责任感越来越少，行为标准也下降，如不修边幅、撒谎等，身体健康也每况愈下。近来又出现了更大的问题，就是坚信妻子对自己不贞、有了外遇，并经常跟踪和盘查，闹得一家人不得安宁。家人见他变得不可思议，就将他送来治疗。经诊断，患者是典型的酒依赖和酒精中毒性精神障碍。

嗜酒的成因

《本草备要》载："少饮则和血运气，壮神御寒，遣兴消愁，避邪逐秽，暖五脏，行药势。"酒文化的含义早已超越了它原本的内涵，适当的饮酒能展示高雅和喜庆的风范，并且适当饮酒还能健身。但是一旦陷入嗜酒如命的酗酒成瘾状态则完全变了性质。

受民族传统和风俗习惯的影响。许多国家和民族把饮酒当作社交和礼仪需要。如逢年过节，亲朋好友相聚，以增添喜庆气氛。高寒地区的人，有空腹饮酒的习惯，并以豪饮为荣，不醉不休。

受心理因素的影响。许多人因生活枯燥、精神空虚，或感到前途悲观、渺茫，于是常常"借酒消愁"，以减轻精神上的苦恼，即所谓"一醉解千愁"。

嗜好饮酒者常常具有家族性，家族中曾有酒精中毒者，其他成员也易发生酒精中毒，并且发生得时间早，症状严重。

嗜酒的危害

1.易形成酒精滥用。酒精滥用这种人的饮酒行为与众不同，通常饮酒量大，经常酒后闹事，或者用赊欠、欺骗等手段去获取酒精饮料。当酒类供应匮乏时，会饮用自酿酒或非饮用酒。

2. 酒精依赖就是通常所说的酒瘾或酒癖，指长期饮酒者对酒精产生了一种精神上和躯体上的依赖。只要一日无酒，就会感到若有所失，甚至焦虑不安、精神疲惫，同时躯体方面还会产生许多不适：如头痛、心慌、乏力、浑身酸痛等。

3. 嗜酒最易引起胃炎、胃及十二指肠溃疡、胃出血、酒精中毒性肝炎、脂肪肝和肝硬化等症。嗜酒还会增高咽喉、食道、口腔、肝、胰腺等部位癌症的发病率。容易引起小脑变性，发生共济失调，表现为步态蹒跚，走直线困难；震颤，轻者双手颤抖，重者颜面的表情肌、舌肌也发生震颤；还可出现周缘神经疾病、脑梗塞和癫痫。

4. 别给自己找借口。比如白酒不喝，啤酒、葡萄酒总可以喝吧、别的酒不喝，这瓶老战友送来的茅台总不能浪费了诸如此类想喝酒的借口。有的是，一定要把住"进口"关，说不喝就不喝，只有这样才能立竿见影把酗酒恶习连根铲除。

5. 嗜酒者会产生精神障碍，容易产生焦虑、抑郁情绪，特别是形成酒精依赖后，在身体状况不佳、家庭不和，经济水平下降时尤为突出，严重者还可能产生自杀念头。据报道，住院的酒精依赖患者中，产生自杀观念的占 6% ~ 20%。

6. 会发生幻觉症。在神志清醒的状态下产生言语幻听，内容多是威胁性言语，通常以数人交谈或评论他人的方式出现。也可能出现短时幻视，如看见躲在门窗后的人影或闪烁的亮光、地板的条纹变成怪物等。病情可持续数周、数月，甚至长达数年。

7. 嗜酒者易患遗忘综合症（又称柯萨可夫综合症），表现为识记能力发生障碍，近记忆缺失，对刚发生的事不能回忆，对多年以前的事却能正确回忆。

8. 长期嗜酒的男性，可引起性功能障碍，以性欲低下甚至阳痿较多见。在性功能障碍的基础上，常产生嫉妒妄想，怀疑妻子不忠，而无故谩骂、殴打、侮辱、虐待，威胁要将其置于死地，导致一场野蛮的家庭闹剧。次日清醒后，又会不断地请求妻子宽恕。因此可能会导致家庭破裂者不在少数。

9. 震颤谵妄是在慢性中毒的基础上骤然减少酒量或突然戒酒后忽然出现的精神状态的改变。可出现全身颤抖、大量出汗、不安和易发怒等症状。常见的是混沌和记忆丧失，但最令人恐怖的症状是出现各种逼真的、骇人的幻觉。这是酒精中毒最严重而且最危险的一种症状。

10. 经常酗酒还会损伤生殖功能。医学研究证实：大量的酒精对精子和胎儿都有致命"打击"和损伤，酒鬼的后代出现的弱智子女和畸形悲剧就是明证。

嗜酒的心理调适

由于酗酒对个体和社会的危害极大，因此对酒精滥用者和酒精依赖者必须进行治疗和指导。

首先树立正确的态度。通过影视、电台、图片、实物、讨论等多种传媒方式，让嗜酒者端正对酒的态度，认识到适量饮酒有益，超量饮酒有害，逐步控制饮酒量。

改变酗酒者不良习惯。如有人喜欢空腹饮酒，有人喜欢一饮而尽，有人喜欢敬酒、罚酒、赌酒、灌酒，这些不良习惯都应革除。饮酒前要多吃菜，慢慢饮，为社交喝酒时，要随人意。

主动避开诱因，特别是尽量少和原来的酒友见面，少去原来常喝酒的饭店就餐。

最好有家人和好友的支持。亲朋好友的鼓励和支持戒酒的积极配合至关重要。比如每天晚餐都来点新鲜水果然后和家人一起去室外散散步、弹弹钢琴、看看电视，总之要把与酒有关的心思转移开，并且用另外一些内容取代之。

第六节　疯狂购物

[心理医生手册]

张燕是某公司的普通职员，一个月的薪水还不够买上一件名牌外套，但却是一个典型的购物狂。她每个星期都要有大包小包买上若干件衣服回家，商店里的导购小姐们一直以为张某是位"富婆"。近日，当她在街区购物中心时终于坦承自己的信用卡已严重透支，现在就连一些日常用品她也买不起了。与她交往了九年之久的男友因为不能忍受她的购物欲而主动提出分手。在接受咨询时，张燕伤心地说："这种不健康的毛病几乎毁了我的生活。"

疯狂购物的原因

满足占有欲。当有的人心情不好的时候，喜欢跑进商场疯狂地购物。面对着商店里琳琅满目的商品，他们会有一种病态的占有欲，常会不假思索地掏腰包，购买的同时会有占有的满足与快感。

满足购物的快感。购物这种行为本身可能产生短暂的快感或陶醉，而一旦形成了习惯，也会像吸食可卡因一样的成瘾，导致疯狂购物症。

疯狂购物症又被称为贪购症。贪购症患者每隔一段时间都会疯狂地购物一次，如果硬是控制不买，就会出现焦虑不安、周身不适，勉强控制一次只会使下一次购物更疯狂。他们好像受到了强制一样，去买一些根本用不着的东西，事后又感到非常后悔。如此周而复始，自然影响心情与工作。

强迫性购物。虽然有购物癖的人也知道强迫性购物结局并不美妙，比如，房间里堆满了大量无用的商品，最后负债累累，但是她们也还忍不住要疯狂购物。女性强迫性购物有一个特点，在她们抑郁、焦虑、疲惫和有负罪感之时会疯狂地购物。

过于放纵自己。大多数购物上瘾者，起初都是为了平衡一下情绪，而后逐渐变为了一种习惯性的强迫行为。还有的人认为工作就是为了赚钱，赚钱是为了享受。所以在有了条件后，往往难以控制欲望。放纵欲望，或者因为种种压力而逃避到欲望里，这也是形成贪购症的一个心理原因。

疯狂购物的危害

为情绪买单。"去大肆采购一番，然后想尽办法把钱花光，心情也就好了。"为的是平衡情绪或缓解压力去疯狂购物。

贪购症患者每次买完东西后都会感到非常后悔，物品一旦到手就失去了吸引他们的魅力。长此以往，贪购症患者会掉入自卑的恶性循环中去，他们除了通过购物来发泄某种压抑的情绪之外，无法再用别的外在的物质刺激来填补内心的空虚。

有疯狂购物症的人在生活中往往心理素质比较脆弱，容易紧张和焦虑，每次看到自己买了很多根本用不着的东西后，心情会更加郁闷。

面对压力，易滋生逃避心理。贪购症患者到商场购物时，常常感觉商场给他们提供了展示自我的舞台，他们会受到服务员的重视，服务员都会关注他们，羡慕他们，对他们的能力给予肯定，使他们暂时对生活做出了逃避，但是离开了商场这个特定的环境，一点也不能激发他们的工作热情，反而会平添更多的烦恼。

影响生活。患疯狂购物症的人并不个个都是富婆大款，绝大多数人往往经济条件并不非常好，反而因疯狂购物使他们浪费了大量的金钱，最终导致负债累累，破坏了自己原本幸福美满的生活。

疯狂购物的心理调适

1.列清单，不多带钱，不带卡。出门不要带太多的钱，每次逛商店之前想清楚需要什么、不需要什么，必要时与同伴一块去逛街，并要同伴帮助提醒。

2.不要在情绪不稳定的时候，比如，在生气的时候、悲伤的时候购物。要清楚在这个时候购物只是为了发泄怒气，情绪波动抑制了自己的判断力。不要把购物当成一种消遣，可以试着去公园的街道散步，或者培养一些业余爱好。

3.用"替换政策"控制购物欲望。"替换政策"就是买一样东西就必须丢掉另一样东西。心中空虚、压抑、无聊时，最好的解决方法是去做些较激烈的体育运动，而不去逛街购物。

第七节　洁癖

[心理医生手册]

26岁的小刘，原本是个帅气的小伙子，但他的神情中总是略带忧郁。他总是觉得自己会染上病菌，可能会得癌症之类的不愈之症。因此他不能容忍自己有不干净的地方，每天都会多次长时间洗手。在外面吃饭，又对共用的碗筷很恶心，必须亲自洗三遍以上才能放心使用。最烦的是，晚上睡觉前，他的双脚洗完之后是绝对不可以再落地。如果半夜三更要上厕所，他必须反复再洗几次脚。渐渐的，他不敢出门，但他就是无法控制自己。每次洗完手后，他会感到很焦虑，不洗会更加焦虑。

洁癖的成因

洁癖是一种心理障碍，归根结底是完美主义心理在作怪，同时也是强迫症的一种典型表现。具体来说，产生洁癖的心理动因有如下几点：

自卑感的驱使。他们总是很担心自己因不整洁而被人看不起，比如，怕同学闻到自己身上有异味就反复地洗澡、洗衣服等。

心理代偿行为。代偿行为就是人在某种心理欲望得不到满足时，通过它来获得替代满足的一种方式。比如，有的女性感情得不到满足，就借外在洁净来增强自己的魅力，满足自己被爱的强烈心理需求。

受家庭影响。有些洁癖者的父母特别是母亲，往往就是一个洁癖者，他们对子女的洁净有一种超乎寻常的要求，天长日久，使得孩子不能容忍自己及其周围有那么一点点不干净的地方。

洁癖的危害

有洁癖的人没有时间去享受生活，常常感到紧张和痛苦，觉得活得特别累，感受不到幸福。过分的洁癖还会导致人的免疫功能的减退，影响健康。

细菌是人类生活环境的必要组成部分，日常接触到的众多细菌对生活与健康是有益的。如果不加选择地灭菌，就可能给那些抵抗力、适应性、侵袭力强的有害病菌开绿灯，破坏人体内及自然环境的微生物平衡，以致有害的超级细菌大量生存和繁殖。人适度地接触病菌会产生抵抗力，如果过分讲求干净，反而容易生病。事实证明，许多有洁癖的人还易患口腔溃疡、腹泻、感冒、咽炎等疾病。

洁癖导致的还不只是健康方面的问题。有一对夫妇结婚三年不孕，去医院检查一切正常。不孕的原因竟是因为妻子一直固执地认为性是污秽的，把洁癖带到了性生活中了。

隐性的洁癖，即心理洁癖。如中国男人根深蒂固的"处女情结"，就是一种自私而霸道的贞操洁癖。唯美主义的爱情也是一种洁癖，容不得一丝一毫的杂质。其实，纯而又纯的爱情恰是最没有免疫力、短命的爱情。

社会关系中的洁癖，如城里人看不起乡下人；大城市的人看不起外地人，以为自己很高贵，其实是非常浅薄而可笑的。那些从小到大在父母过分的呵护下长大的孩子，以及那些在人际交往中自命清高的人，对社会的免疫能力是最差的。

洁癖的心理调适

心理治疗洁癖主要使用系统脱敏法和满灌疗法。

应用系统脱敏法的时候，医生会请患者把自己害怕的东西和场景、经常做的事情，从轻度到重度写出来，然后每天从最容易的事情入手控制自己的行为，如逐渐地减少清洁的次数和时间。

满灌疗法一般的操作步骤是：让患者坐于房间内，请其好友或亲属当助手。患者全身放松，轻合双眼，然后让助手在患者手上涂抹各种液体，如清水、墨水、米汤、油、染料等。在涂抹时，患者应尽量放松，而助手则尽力用言语形容手已很脏了。患者要尽量忍耐，直到不能忍耐时睁开眼睛看到底有多脏为止。助手在涂抹液体时应随机使用透明液体和不透明液体，随机使用清水和其他液体。这样，当患者一睁开眼时，会出现手并不脏，起码没有想象的那么脏的情况，这对患者的思想是一个冲击，说明"脏"

往往更多来自于自己的意念，与实际情况并不相符。而当患者发现手确实很脏时，洗手的冲动会大大增强，这时候，治疗助手一定要禁止他洗手，这是治疗的关键。患者会感到很痛苦，但要努力坚持住，助手在一旁应积极给予鼓励。此时，助手的示范作用很大。助手可在自己手上涂上液体，甚至更多更脏，并大声说出内心感受。由于两人有了相同的经历，在情感上就能得到沟通，对脏东西的认识也能逐渐靠拢。这时，患者要仔细体会焦虑的逐步消退感。满灌疗法在刚开始时把人推向焦虑的顶峰，但随着练习次数的增加，焦虑会逐渐下降，洁癖行为也会慢慢消退。

第八节　嗜赌成瘾

[心理医生手册]

嗜赌者，男性，40岁，某公司主任，收入丰厚。有一次，同事在工作之余劝说患者一同去打麻将，从此便热衷于赌博，经常骗妻子的钱后彻夜不归。后来，患者因工作失误被公司辞退，心情烦闷的他更是将所有的希望寄托在赌博上。一天晚上，患者与其余三人兴致颇高，几局过去之后，由于两人输了要急于扳回来，另外两人赢了还想再多赢一些，结果四人又鏖战了两夜三天，其中一人因中风导致半身不遂，患者也因为憋尿而葬送了性命。

赌博上瘾的原因

由消遣到上瘾。很多人可能都会在工作之余喜欢打打牌，搓搓麻将，偶尔赌点小钱消遣消遣，这的确能放松人们的精神，并且对于人生而言也无大碍。然而，生活中却有一部分人醉心于赌博，让这种恶习慢慢侵蚀人的本性，让人妄想不劳而获，侥幸致富，结果输掉了幸福，输掉了人生。

从赌博活动本身来看，它也具有一些诱发人赌博上瘾的因素。首先，赌博可以赢利，迎合了参赌者的投机心理。参赌者获胜的机会越大，参赌的动机越强。赌注得失的差额越大，对赌徒的吸引力也就越大。这对赌徒形成一种间歇性的强化机制，使他们在希望与绝望之间越陷越深不能自拔。

其次，赌博中的激烈竞争能够满足参赌者的好胜心理。参赌者大多好胜心强，希望通过参赌战胜对手，而技术性赌博活动激烈的竞争，正好满足了参赌者的好胜心理。

最后，赌博既可让人寻求到刺激，又能让人逃避现实。参赌项目越富刺激性和冒险性，对以赌博寻求刺激的人吸引力就越大。这些人在强烈的刺激中可以暂时逃避家庭或者社会对自己的压力或责任，达到麻醉自己的作用。

嗜赌的危害

从家庭角度看，赌博要占用大量的时间，没有时间跟家人分享，并会造成一定的经济损失，严重时会耗尽家庭财产，背上满身债务。很多参赌者还常会虐待配偶和孩子，导致家庭不和、对子女教育不良，甚至与配偶分居或离异等家庭悲剧。

从社会角度看，赌博是导致社会不安定的重要因素。很多参赌者因为赌博而背负了巨额的债务，从此走上了犯罪的道路，破坏了社会秩序，影响了社会治安。

从医学角度看，赌博更是健康的大敌，赌博成瘾对个人的身心健康影响极大。经常参赌之人，喜怒哀乐变化无常，总是提心吊胆，心绪不宁。或因债台高筑，导致家庭失和，因而吵闹或打闹不休，故烦恼、愤怒；或因一夜之间突发横财，又兴奋激动、狂喜等，各种情绪变化往往交织在一起。长期处在紧张激动的情绪状态之中，会导致心理、生理上的许多疾病。

赌博成瘾的心理调适

首先要认识到赌博的危害性，认识到"十赌九输"的特点。不要抱有侥幸心理，并避免出现在任何赌博场合，可以培养其他可取代赌博的嗜好。

定时运动（如慢跑）及学习松弛的技巧（如冥想或瑜伽），或进行休闲活动（如听音乐、与朋友逛街），借此驱走闷气，控制精神压力，舒缓紧张的情绪。

嗜赌者可以对自己的赌博行为及时进行记录，这样可帮助自己了解自己的赌博行为，找出赌博的倾向和模式。患者可能会发现，每当自己感到苦闷或失落、手上持有现金，或需要用钱时，便会赌博。这些记录便可助患者找出抑制赌博的有效方法。

患者可以通过各种方法，恰当地满足不同的需要。必要时可以给自己定一个限额，无论正在赢钱或输钱，只要赌款达到所定的限额，便立即停止赌博。

第九节　沉迷网络

[心理医生手册]

患者高二，18岁，学习成绩一般，并经常旷课、逃学。后来学校了解到，患者学习成绩下降、旷课的原因是沉迷于网络游戏。由于学习成绩差，第二年患者不得不留级。但留级后，他依然热衷于上网，并经常旷课逃学。学校为此多次对患者进行教育，并多次通知家长进行配合教育，患者也多次写下保证书，但结果还是一切照旧。有一天，患者的父亲来到学校要退注册费和寄宿费，原来，患者因为迷恋上网，最终患上了精神分裂症，被送进了精神病医院治疗。

上网成瘾的原因

科学家一组最新统计数字为人们敲响了警钟。目前全球2亿多网民中，约有1140万人患有某种形式的网络心理障碍，约占网民人数的6%左右。这部分人在网上其乐无穷的冲浪体验中逐渐形成了一种对网络的心理依赖，随着每次上网时间的不断延长，这种依赖越来越强烈。在中国，上网者一般以青少年居多，关于青少年沉迷于网络的原因，心理学专家分析有如下几点：

首先是成人意识。少年进入青春期之后，成人意识变强，认为什么事都可以自己处理，但实际上在遇到困难时并不能很好地解决，反而是情绪波动比较大。无法解决实际问题、受挫后情绪不稳定，使得这些孩子不自觉地去寻找网络这个可以使他们完全逃避现实，情绪可以得到充分宣泄的世界。

其次，青少年与父母之间无法很好地进行沟通是青少年产生心理问题的重要原因。很多父母更习惯于那种"家长命令式"的教育方法，忽视了青少年的叛逆心理。父母缺少对孩子在确立人生观、世界观的正确指导。造成了青少年偏要和父母对着干的局面：你们不让我打游戏，我偏要这么做。

第三，自控能力差，冲动性强。一旦陷入网络游戏，明知会影响学业，但是却不能自拔。而大多数沉溺于网络世界不能自拔的孩子，学习成绩都比较差，他们在现实生活中体验不到学习所带来的成就感，往往会选择网络来满足自己。

从临床表现来看，网络成瘾症至少包括下列五种类型：

色情网络成瘾。包括网上的色情音乐、图片和影像等；网络交际成瘾。用即时通讯软件、聊天室等在网上进行人际交往；网络强迫行为。强迫性地参加网上赌博、网上拍卖或网上交易；强迫信息收集。强迫性地从网上收集无用的、无关的或者不迫切需要信息；游戏成瘾。不可抑制地长时间玩计算机游戏。

上网成瘾的危害

美国和欧洲的社会学家及心理学家一致认为，上网成瘾是一种危害不亚于酗酒和赌博成性的心理疾病。

目前，"因特网中毒"已成为日益严重的社会问题。上网成瘾者常因"担心电子邮件是否已送达而睡不着觉"，"一上网就废寝忘食"。有人发展到每天起床便莫名其妙地情绪低落、思维迟缓、头昏眼花、双手颤抖和食欲不振。更有甚者，一旦停止上网，就会出现急性戒断综合症，甚至采取自残或自杀手段，危害个人和社会安全。有研究显示，长时间上网会使大脑中的一种叫多巴胺的化学物质水平升高，这种类似于肾上腺素的物质短时间内会令人高度兴奋，但其后则令人更加颓废、消沉。据统计，网络心理障碍者的年龄介于 15 ～ 45 岁，男性患者占总发病人数的 98.5%。20 ～ 30 岁的单身男性为易患人群。有关专家还认为，上网成瘾也是婚姻破裂、对子女疏于管教、人际关系紧张等社会问题的诱因之一。

虽然互联网被广泛认为是一个重要的教育工具，但美国加利福尼亚的一项调查显示，86%的中小学教师认为，使用互联网并不能提高学生的学习成绩。另一项调查发现，宾夕法尼亚州某个大学里 58%的大学生因为花费太多时间上网而影响了学习。得克萨斯州大学奥斯汀分校的心理学家更是发现，至少有 14%的在校学生符合互联网成瘾症的标准。

网络成瘾还会危及公司职员的工作效率。一项对全美前 1000

家大公司的调查显示，超过55%的管理人员认为，很多雇员把上班时间用在与工作无关的网络活动上。纽约州一家公司暗中统计了本公司职员上班时间的网络活动，发现其中仅有23%是真正与工作相关的。

全美心理学协会的专家们在波士顿举行的年会上呼吁，太多的人沉湎于互联网已成为一种不容忽视的社会心理顽症，对社会生活秩序和年轻一代身心健康造成了严重危害。

上网成瘾的心理调适

网络是人类科技进步的产物，也正在促进着人类社会的更大进步。所以我们一方面要防止上网成瘾，另一方面要建立正确的网络观，正确地使用网络。

专家们提示：

①要合理使用网络，多浏览一些有价值的内容。

②要明确任务，要对自己的人生有个规划和设计。

③要培养责任心，承担对自己、朋友、亲人的责任。

④要善于发现生活中的美，享受父母亲的爱，不要总觉得自己父母没有别人的好、自己的生活不如别人，珍惜自己所拥有的一切。

⑤要增强心理防范意识，提高心理免疫力，上网前要先定目标，限定上网时间，做遵纪守法的好网民。

关于家长应该如何对待孩子上网的问题，专家们提出以下建议：

①疏胜于堵。要正确看待青少年成长过程中的心理变化，理解孩子的需求，意识到上网同样也是一个动手探索的学习过程。要讲清利弊，对健康与不健康的内容进行分辨指导，不要空洞地说教，注重亲子间的交流和沟通。

②家长要及时知道孩子上网的情况，并在时间上进行控制。

③家长应该懂一点网络基础知识。在孩子上网的同时，如果家长掌握了一些基本的网络知识，就可以为孩子安全上网发挥一些指导作用或采取一些保护措施，比如安装过滤程序或"防火墙"，可以屏蔽黄色网站；可以搜索查找孩子经常去的网站和聊天室；给孩子提供一些适合他们上的网站和聊天室等。

第十节　性心理变态

性心理变态，是指除自愿的两性间性交行为之外的任何直接引起生殖器兴奋、以满足性欲的习惯性和癖好性性行为。

从心理学的角度来看，性变态患者并非淫乱之徒，他们大多性欲低下，甚至不能完成正常的性生活；他们并非全是道德败坏、流氓成性的人，大多数患者社会适应良好、尽职尽责、个性内向、害羞、文雅，具有正常人的道德伦理观念，对自己性变态行为触犯社会规范大多有愧疚之心；他们没有突出的人格障碍，除单一表现的变态行为之外，一般都没有其他反社会行为；他们对寻求性欲满足的异常行为方式，自己是有充分的辨认能力与控制能力的，因此法律上评定有完全的行为能力与责任能力，他们的异常性行为虽属本身的生理需要，但会损害他人的身心健康，干扰社会秩序。

恋物癖

[心理医生手册]

恋物癖患者，男性，21岁，在校大学生，记录时曾先后偷过一百多条女性的内裤。在恋物癖初期，偶有偷窃现象，每隔一段时间偷一次，趁着天黑，到晾衣绳上取下就走。当恋物癖发展到严重程度时，偷窃行为便成了家常便饭，每隔一两天就要去偷一次，不然就觉得浑身难受。最后竟发展到失去理智，大白天闯入女生宿舍，抓过几条内裤就走，结果被抓住了。他将偷来的女内裤都编上了号码，并在中间剪一个小洞，在旁边写上淫秽的文字。

恋物癖形成原因

恋物癖：通过获取异性的贴身物品以达到强烈的性兴奋和性欲满足的性变态现象。这种现象大多数为男性。他们通常是无法真正与实际存在的异性发生性爱，从而对异性穿着、佩带的物品，甚至一些与性无关的物品有性兴趣，如乳罩、内裤、长裤袜、高跟鞋、月经纸、手绢，甚至已用过的避孕套等。患者往往因这些物品引起自己的性联想、性兴奋，并借助手淫等达到高潮。

具体分析恋物癖形成的原因，大致有以下几个方面：

与青春期的社会文化环境影响和性经历有关。在初、高中阶段，男女接触较少，特别是在初中阶段，男女连话都很少讲，使得一些青少年将自身的性冲动转向一些异性的象征物。几经反复便成为一种习惯。

性心理发育异常。特征是患者性格内向，在两性关系中往往扮演不成功的男性角色，由此产生的内心冲突引起强烈的焦虑，进而通过心理防御机制，从而使性冲动目标转移到女性用品上。

一些患者在潜意识中对自己的生殖器及其功能感到忧虑。这些患者想要寻求较安全、较容易获得的性行为对象，进而把异性的贴身物品、饰物或身体的某一部分当作性器官的替代品，以缓解内心的不安。

大部分患者恋物癖行为的产生，是一种病态的条件反射。如某男青年，一次在地上躺着时，一位风韵十足的女性将一只脚放在他身上，这一偶然的动作竟激发起他的性欲，后来此男子成为一个终身的恋足癖者。

性知识缺乏、好奇和意识方面的某些问题也是形成恋物癖的原因。恋物癖有正反之分，反恋物癖是由于两性关系的原因而对某种物品产生了强烈的憎恨感。比如一对青年男女恋爱了几年，后因女的变心而分手。男的发现，他们分手后，女的很快就交上新男朋友，而且过去不喜欢穿红衣服，现在经常穿红衣服。男的由此对红衣服产生了深深的仇恨，见到红衣服就要想办法弄到手并毁坏，以发泄心中的怨恨。广义的恋物癖还包括某些视觉性和嗅觉性对象异常，如情景恋和臭恋。前者在某一特定场合产生性兴奋，后者则多为体臭产生性兴奋反应。

恋物癖的行为矫正

青少年时期的轻微恋物癖行为一般在恋爱、结婚后会消失或减轻，但恋物癖严重者则需要通过专门的治疗来予以矫正。治疗恋物癖主要用心理治疗的方法，一般来说治疗效果都较好。

首先采用认知领悟疗法。根据患者的病情程度，用准确、生动、亲切的语言分析其恋物癖产生的根源和形成的过程，以及恋物癖的本质和危害，使患者对自己的病症有一个正确的认识，从而提高治疗的决心和信心，达到治疗的目的。

厌恶疗法是医生治疗恋物癖的常用方法。通常先介绍厌恶治疗所要采取的方法，并要求其作好思想准备。然后，在患者手腕套上橡皮圈，当其产生恋物欲念或恋物行为时，猛拉橡皮圈去弹击他的手腕，使之感到剧烈的疼痛，从而打消其恋物欲念并控制其恋物行为。

异装癖

[心理医生手册]

患者，男，35岁。夫妻性生活正常，有一女儿。平时白天总是外穿男装内穿女衣，晚上在家却穿女式紧身衣，戴假乳房、假臀围，甚至还买女袜、女高跟鞋，制作旗袍、连衣裙。有时全身女性装束，还在镜前自我欣赏和想象，并且十分得意和满足。某天晚上，趁妻子和女儿外出看电影之机，竟奇装异服：描眉、涂口红、戴耳环、披肩假发、假乳房、假臀围，身穿花边蓝色旗袍，脚穿红色高跟鞋、长统丝袜，手戴坤表，拎女式提包，走在大街上。结果被熟人认出。

异装癖的形成原因

异装癖又称异性装扮癖，是指通过穿着异性服装而求得性兴奋、性满足的一种性变态现象。异装癖患者一般在自己房间里偶尔穿异装、通过镜子自我欣赏；或穿异装睡觉；先是部分异装且多是异性内衣裤，以后逐渐增加异性衣饰的件数直至全部使用异性装束。

异装癖的产生，涉及多方面的原因。

家庭的性角色限制。有些父母为了填补心理上的缺憾，或是想要女孩（男孩），便把孩子打扮成异性，取异性名字并给予更多更大的关注和爱抚。使孩子在幼年时对自身性角色的意识受到了限制和不良影响。

不当的教育引导。有些父母总认为女孩子温顺听话、讲卫生，因此在日常生活中教育孩子时，总爱把男孩当女孩来对待，还常拿邻居家的女孩作榜样进行教育。或者相反，把女孩当男孩来教育，使孩子在儿童和青少年期缺乏正常的社会交往，养成异性化的气质性格。

有些异装癖患者有明显的性功能障碍，性能力低下、阳痿，需要依靠穿异性服装来达到性兴奋和性高潮。

异装癖的行为矫正

当发现儿童和青少年出现异装癖苗头时，要鼓励他们积极参加集体活动，培养其自信心，减少对自己性别期望的压力。

向患者进行分析解释他们心中的谜团，指出这是一种童年时性别角色受到异常限制和不良影响的结果，使患者对自己的病症及危害有一个正确的认识，然后努力去控制纠正。

当患者在异性装扮时，采用电击等方法，使其感到疼痛，从而对异装行为产生厌恶，进而消除这种性变态行为。经过一段时间的治疗，患者的异常行为可以消失。引发患者对其异装行为及其结果的羞耻感和恐惧感，也是厌恶治疗的一种有效手段。

婚姻疗法是治疗异装癖的有效方法之一。对于那些已婚的异装癖患者，可针对其性心理和性功能障碍，进行治疗。如对那些在性生活时需要穿异性服装来达到性兴奋和性高潮的已婚患者，可以指导其妻子在进行性活动时通过爱抚、接吻、热情鼓励等多种方式帮助丈夫减轻、消除焦虑情绪，减轻性生活的心理压力，逐步克服性功能障碍，使之不着异装也能达到性兴奋和性高潮。

摩擦癖

[**心理医生手册**]

某男性患者，高中毕业后到农村"插队"，曾与一位农村女子相爱，不久因回城工作，与女方分手。之后，朋友相继介绍几个女青年与之相识；但由于种种原因女方都不愿意与他继续相处下去。他为此非常苦闷，以为以后找不到老婆。有一次在商店里，乘人多拥挤时，取出勃起的阴茎接触并摩擦妇女的手臂，顿时感到舒服，又有性满足感。以后，就多次用同样方式接触妇女手臂等处。为此也曾多次被抓获，被公安局拘留并受到单位记大过处分。其实他也曾极力控制自己，甚至不敢一个人到人多的场合去，但是摩擦癖冲动产生时仍很强烈，常常冲动胜过理智，仍不惜冒险从事。

摩擦癖形成原因

摩擦癖，是指嗜好通过摩擦或触摸异性身体，从而获得性快感的一种性变态现象。

摩擦癖患者主要为男性，他们通常选择人多拥挤而且不易被抓获的公共场所如商场、电影院、公共汽车上等，以年轻貌美的陌生异性为对象进行这种性变态活动。大多数情况下患者是隔衣进行接触摩擦，其摩擦的部位多为乳房、臀部、会阴及大腿等异性生殖器区域，也包括手臂或其他部位。当被摩擦的对象有明显的反应时，患者通常会终止行为，并且装出一副若无其事的样子，但是一旦平安无事，又会继续其行为。不少患者在行为中有性高潮出现，其中大部分患者将精液射在自己的裤子内，也有个别人将精液排泄在受害者衣服上。而且，患者大多有反复发作的情况，但难从过失行为中吸取教训，往往是冲动战胜理智，因此有屡教不改的倾向。

摩擦癖患者与一般的流氓的区别：

	摩擦癖患者	一般的流氓
在工作学习及其他行为方面	表现良好	有其他劣迹

地点	拥挤的公共场所	私下或隐蔽的场所
对象	不相识的异性	认识的异性
收获	性满足甚至出现性高潮	不可能出现性高潮，往往有进一步的攻击行为

摩擦癖的行为矫正

　　首先引导患者仔细回忆自己的成长过程，特别是童年时期有关性方面的异常经历。然后找出导致摩擦癖行为的根源，并向患者进行解释分析这种是儿童式的行为，是用儿童期的方式来宣泄成年的性欲。从而使患者对自己的病症有一个正确的认识，然后努力克服。

　　通过支持疗法可使患者树立起治愈摩擦癖的信心，以积极主动的态度面对现实，配合治疗。同时，心理医生还与患者一起讨论摩擦癖行为的本质和特点以及治疗的方法。支持疗法在患者的初治、恢复、巩固阶段都可使用。

窥阴癖

[心理医生手册]

　　窥阴癖患者，男性，32 岁，科研单位职员。患者为人诚恳，性格内向，工作积极，就是经常做这种见不得人的事情。他从 20 多岁开始，就经常默想女人的下身，总想找机会看一看。碰巧一个夏日的晚上，他从女厕所旁边经过时，看见一位年轻美貌女性进了厕所，就突然感到心情紧张，异常激动，便不顾一切地扒上窗子向里偷看。目的达到后，心里非常痛快。之后，便产生了多看几个女人的下部才过瘾的心理，于是，充分利用各种机会进行窥视。

　　有一天晚上，他在澡堂外边透过窗子偷看妇女洗澡，被当场抓住，扭送公安部门拘留 15 天。几年来，因这种行为，他多次被抓、被打，受到严厉批评，并受过多种处分，家人也反复规劝，但他就是难以改正。更为严重的是，近两年来，他窥看女人下部的念头越来越强烈，而且这种念头一出现就难以控制，以致一有机会就出现窥阴行为。对此，他心里感到痛苦、压抑和矛盾。

窥阴癖的产生

窥阴癖又称观淫癖，是指通过窥视异性裸体、阴部或别人的性交过程而获得性快感的一种性变态现象。

一旦形成窥阴癖后，患者便千方百计地寻找各种机会去窥视，甚至冒着被人发现、名誉扫地、前途毁灭的危险。如果克制这种欲望，不去窥视，便会产生强烈的不安，往往处于欲罢不能、屡改屡犯的痛苦境地。

患者往往在窥视时伴随着手淫，以获得性快感；有的则在回忆窥视情景时独自手淫，引起性兴奋、性满足。根据调查，窥阴癖患者的性格大多是内向、腼腆、害羞、极少与社会人交往。他们缺乏与女性交往的能力，常为独身，或是婚姻上的失败者，缺乏正常的性生活。

窥阴癖患者大都是童年时受到不良视觉性诱惑影响或不良的性经历，使得性心理发展受阻的结果。典型的情况是患者在童年时看到母亲的全裸体或窥视过双亲的性交行为，产生了某种身心方面的不良反应。

一些青少年在看过黄色书籍或录像后，由于内在的性萌发和性冲动，会对异性的性器官产生强烈的兴趣，并在看后出现性满足。当性成熟之后，可伴随窥视异性裸体或性行为而体验到性快感。这种联系一旦形成，即成为窥阴癖患者。

智力缺陷或其他原因造成的性压抑也可能导致窥阴癖。如因智力低下无法解决婚姻问题、性知识缺乏、性自信心低下、惧怕性行为、有一定的性功能障碍等原因，都容易促发窥视异性裸体或他人性行为的动机，并在窥视行为中得到程度不同的性满足，而形成窥阴癖。

窥阴癖的行为调适

治疗窥阴癖通常综合采用以心理治疗为主的多种治疗方法。常用的方法有心理支持疗法、自由联想疗法、认知领悟疗法、厌恶疗法等等。

在与患者建立良好的医患关系后，心理医生会从精神上给予患者理解和支持。如告诉患者，窥阴癖是属于心理问题，是可以治愈的，来稳定患者的情绪；进而帮助患者树立起治疗窥阴癖的信心，调动起患者治疗的积极性。

引导患者自由联想与窥阴癖有关的童年情景、过去经历、个人创伤、梦境等等，任凭患者不加选择地把头脑中出现的想法、事件、观念自由地表达出来。自由联想疗法的目的就是寻找窥阴癖病症的根源所在，发掘患者压抑在潜意识内的致病情节或矛盾冲突，在这基础上重新建立现实而健康的性心理。其间，患者不能流畅地叙述或避而不谈的问题，往往是病态行为中比较关键的地方，也是心理医生进行分析治疗的突破口。

医生会引导患者想象当他被当场抓获的情景，使自己对其后果产生极度的恐惧感，进而把变态的性冲动压抑下来；或者当患者想象情景时，给予电击等恶性刺激，使其对窥阴产生厌恶心理。

通过重建患者的性行为模式，改善夫妻关系，可望控制或纠正患者的窥阴癖行为；对于未婚男性患者，通过正常的恋爱结婚、建立和谐的性关系，对其窥阴行为有很好的控制作用。

露阴癖

[心理医生手册]

露阴癖患者，男性，33 岁，大学助教。患者性格一向拘谨、孤僻、怕羞，平常见到女性就会脸红，傍晚常常独自一人在校园附近的小路上散步。在一次散步时，一个女青年迎面走来，他突然产生把阴茎取出来显示一下的奇异冲动，并当即实行，使对方大惊失色，羞辱难当，急忙逃离。他顿时感到心情舒畅，一切烦恼烟消云散，有一种特殊的满足感。从此以后，一发而不可收，多次在公共汽车、商店、路口等地点对陌生的女性显露阴茎，直至被人当场抓获送至公安机关。因此，他先后受到了降职处分、拘留、劳教两年的处罚，但仍恶习不改。

露阴癖的产生原因

从临床心理治疗的情况来看，露阴癖患者大都有体面的职业和社会地位，而且也清楚自己的露阴癖行为是不正当或不道德的，因此他们在事后往往很懊恼、自责，特别是被人当作"流氓"抓起来后更是羞愧难当、后悔不已，并多次向上级和家人保证不再干这种事了。但是，一有机会仍难以控制自己的露阴冲动，常常是冲动战胜理智，反复出现性变态的行为。究其成因，主要有以下两点。

首先，露阴癖这种性心理变态行为，与幼年经历有很大关系。许多露阴癖患者在幼年时都有与异性或同性小伙伴互摸外生殖器、裸体或在成人面前炫耀生殖器、看异性成人裸浴或大小便等经历。许多露阴癖患者的性心理发育远未达到成熟水平，幼年的经历依然影响其成年后的性欲满足方式。

其次，性格缺陷常常与性变态心理和行为有着互为因果的关系。许多露阴癖患者的性格上都存在某种缺陷，特别是性心理发展不健全，表现为拘谨、孤僻、怕羞、少言寡语、见到女性就脸红或从不与女性开玩笑，加之性知识贫乏，常常用儿童式的幼稚性行为来解决成年人的性欲问题。

露阴癖的行为矫正

对露阴癖患者，心理医生通常采用认知领悟疗法和厌恶疗法两种方法进行治疗。

医生会引导患者回忆幼年的有关生活经历，寻找露阴癖产生的根源，使患者认识到此行为是儿童时期性游戏行为的再现，是性心理发展不成熟的表现，也应使其认识其行为的幼稚性和变态性，即其作为成年人，满足性欲的方式还停留在幼年水平，说明性心理的发育未达成熟，其行为的性质就像一个成年人随便在大街上随地大小便一样。在认知领悟的情况下再伴以科学的性教育。大多数患者能逐渐使自己的性心理成熟起来，从而矫正性变态行为。

患者在医生的引导下想象：当他在僻静处见到异性产生露阴行为时，被人当场抓获的情景，特别是让患者仔细想象在那种场合，自己被众人严厉批评指责，以致无地自容、身败名裂的情形，从而对自己露阴行为及其后果产生极度的恐惧感；进而把变态的性冲动压抑下来。从而使其对露阴产生厌恶心理，以强化抑制直至最终消除其露阴的性变态心理和行为。

恋童癖

[心理医生手册]

恋童癖患者，男性，41岁，职业为小学校长。患者平时沉默寡言，工作勤奋，很受下属及学生的爱戴。但患者却是一个严重的恋童癖患者。他经常以关心学生的学习为名，将学生叫到自己的办公室里去，窥视并玩弄学生的生殖器。被侵害儿童因在患者的威吓下，一直心怀恐惧，不敢声张。患者于是越发地无所顾忌。有一次，在侵害学生时将被侵害者打伤，后被该学生家长发现，及时将患者告发。

恋童癖的产生原因

恋童癖又称为嗜童癖，是以儿童为对象获得性满足的一种性变态现象。恋童癖患者多数为男性，女性极为少见。受害者为女孩或男孩，年龄多在 10～17 岁之间，也有 3 岁以下的。

恋童癖患者对成熟异性不感兴趣，猎取的对象一般都是他们所熟悉的儿童，如邻居、朋友乃至亲戚的孩子。患者主要追求心理上的性满足和性快感，因此，他们常常通过玩弄或窥视儿童的性器官来达到性满足，性接触往往未达到性交的地步就终止了。但是随着时间的延长、接触次数的增多，患者的变态心理满足便会演变成生理满足，做出性交、鸡奸（肛门性交）、腿间性交，或让儿童口交甚至强奸等折磨儿童的犯罪行径。

恋童癖主要是由于后天心理发展不正常造成的，有的患者是由于家庭社会因素，比如家庭不和睦，夫妻感情不好，使之对成年人间的性生活失去兴趣，而把对象转向儿童；或者因为在工作、生活中，人际关系不好或受挫折，便觉得人心难测，与成年人打交道要费尽心机，因而感到很疲劳、紧张、可怕，而与儿童交往则无需费多大周折动多大脑筋。时间一长便对成人间的人际关系感到厌倦，而把兴趣转到了儿童身上。

部分恋童癖患者则是因为智能发育迟滞、慢性酒精中毒、残

119

废、年老或其他脑病，接触正常成年女性的机会很少，故将满足性欲的对象转向儿童。也有患者由于性格胆怯、懦弱，缺乏应付危机的能力，当遇到意外的重大精神打击时，如妻子有了外遇而被发现了，不能勇敢地面对现实，希望退回到童年。于是把心思转到小女孩身上，在心目中把小女孩幻化成两种形象：一是恋人，一是母亲。

爱恋儿童，留恋童年时代，对儿童表示关注，本是人的一种普遍行为，其心理也是无可指责的。但这种行为和心理如果超过了一定的限度，作为一种观念在头脑中固定下来并控制人的行为，便成了恋童癖患者。

如何走出"恋童癖"

针对性地进行药物和心理治疗，对恋童癖有一定疗效。

用抗雄性素（激素抑制剂）降低血清睾丸激素，从而限制男子恋童癖患者的性欲。在实践中该疗法已取得一定成效，尤其是与心理疗法结合使用时效果更好。

让恋童癖患者对一个儿童模具重新表演自己的恋童癖行为，将其行为进行录像，然后让患者观看这些录像，使患者认识到自己的行为是令人厌恶的。与此同时结合能造成其身心痛苦的刺激，如电疗刺激、橡皮圈刺激、肌肉注射催吐药使其呕吐等，破坏患者病理条件反射，经过多次反复强化，使其改变恋童癖的行为模式。

第三章 心理异常行为

第一节 自闭症

[心理医生手册]

自闭症患者，男孩，13岁。患者是一个思维敏捷的孩子，他对建筑艺术特别感兴趣，还是电脑游戏高手兼填字高手，也堪称一名"钢琴家"。他记忆数字的能力堪比一部掌上电脑，在拆装机器方面也很有天分，在某些人忙着找开关在哪儿的时候，他就可以拆卸一台收音机或者一个手电筒。但是所有的活动都是独自完成，从不与人交流。在医生试图与他沟通时，他坐在沙发上，翘着两脚，正忙着玩游戏机，头一抬也不抬。过了一会，他又丢下游戏机，开始吹肥皂泡，还跑到屋子外边大力敲窗户，一直当医生是透明的。最后，他终于开口说话了，但是沟通并不顺利。他跟医生说了句："我要把你的衣服扒下来。"其实，他只是想表达希望医生脱下外套，并且他似乎觉得这样用词没什么不妥。

自闭心理的涵义及其特点

自闭心理是指个人将自己与外界隔绝开来，很少或根本没有社交活动，除了必要的工作、学习、购物以外，大部分时间将自己关在家里，不与他人来往。自我封闭者都很孤独，没有朋友，甚至害怕社交活动，因而是一种环境不适的病态心理现象。

自闭心理具有如下特点：

1.普遍性。即各个年龄层次都可能产生。儿童有电视幽闭症，青少年有性羞涩引起的恐人症、社交恐惧心理，中年人有社交厌倦心理，老年人有因"空巢"（指子女成家居外）和配偶去世而引起的自我封闭心态。

2.非沟通性。有封闭心态的人，不愿与人沟通，很少与人讲话，不是无话可说，而是害怕或讨厌与人交谈，他们只愿意与自己交谈，如写日记、撰文咏诗，以表志向。

3.逃避性。自我封闭行为与生活挫折有关，有些人在生活、事业上遭到波折与打击后，精神上受到压抑，对周围环境逐渐变得敏感，变得不可接受，于是出现回避社交的行为。

4.有孤独感。因为自我封闭者把自己与世隔绝，他也就没有什么朋友，时常感到很孤独。

自闭症及其症状表现

自闭症，又称孤独性障碍。它的特征属于普遍性发育障碍，以严重孤独、缺乏情感反应、语言发育障碍、刻板重复动作和对环境奇特的反应。自闭症的表现一般在3岁以后，从婴儿期开始出现，一直延续到终身。由于健康的成人不会产生继发性的自闭症，几乎所有自闭症成人都是幼年发病的，所以自闭症又称为婴儿孤独症，或者通常称为儿童孤独症。

根据儿童自闭症的症状特征，以下列出18种儿童自闭症的早期表现行为，如果发现孩子同时具备其中的7种行为，就应该怀疑他有自闭症倾向了，家长就需要带孩子去看医生了。

对声音的反应不敏感，比同龄人显得弱；不容易与同龄人相处或者是不合群；比较认可已固有的东西，拒绝接受变化；对环境的感觉冷漠，不论是什么情况下很少有什么表示；语言表达简单，只能是鹦鹉学舌式的；喜欢旋转玩具或物品；时常莫名其妙地发笑；抵抗正常的学习方法，喜欢使用自己的一套方法；经常冒出些奇怪的玩耍方式；动作发展不平衡，有些比较灵活，有些则不行；对疼痛的反应不敏感；基本不与他人目光对视，总是下意识的回避；特别依赖已经熟悉的某一种物品；时常不明原因的哭闹，而且是自行停止；特别好动或不动，出现某种极端；拒绝拥抱，特别是生人；对真正的危险不惧怕，如咬人的动物、旋转的机器、滚烫的开水；表达自己的需求时用动作比用语言多。

产生自闭症的原因

与生活挫折有关，有些人在生活、事业上遭到挫折与打击后，精神上受到压抑，对周围环境逐渐变得敏感，变得不可接受。于是出现回避社交的行为。

实质上是一种心理防御机制。由于个人在生活及成长过程中常常可能遇到一些挫折，挫折引起个人的焦虑，有些人抗挫折的能力较差，使得焦虑越积越多，他只能以自我封闭的方式来回避环境，降低挫折感。

与人格发展的某些偏差有因果关系。从儿童来讲，如果父母管教太严，儿童便不能建立自信心，宁愿在家看电视，也不愿外出活动。从青少年来讲，同一性危机是产生自我封闭心理的重要原因。从中年人来讲，如果一个人不能关心和爱护下一代，为下一代提供物质与精神财富（还应包括整个家庭成员），那他就是一个"自我关注"的人。从老年人来讲，丧偶丧子的打击，很易使人心灰意懒，精神恍惚，对生活失去信心，不能容纳自己，常常表现为十分恋家。

与孤独有关。生活中犯过一些"小错误"。由于道德观念太强烈，导致自责自贬，自己做错了事，就看不起自己，贬低自己，甚至辱骂讨厌摒弃自己，总觉得别人在责怪自己，于是深居简出，与世隔绝。他们或者回避现实，或者期望过高，都将自己封闭起来。

123

自闭症的心理治疗方法

乐于接受自己。有时不妨将成功归因于自己，把失败归结于外部因素，不在乎别人说三道四，"走自己的路"，乐于接受自己。

提高对社会交往与开放自我的认识。交往能使人的思维能力和生活机能逐步提高并得到完善；交往能使人的思想观念保持新陈代谢；交往能丰富人的情感，维护人的心理健康。一个人的发展高度，决定于自我开放、自我表现的程度。克服孤独感，就要把自己向交往对象开放。既要了解他人，又要让他人了解自己，在社会交往中确认自己的价值，实现人生的目标，成为生活的强者。

精神转移法。即将过分关注自我的精力转移到其他事物上去，以减轻心理压力，如练字、作画、唱歌、练琴等。

系统脱敏法。自我封闭者要正视现实，要勇敢地介入社会生活，找机会多接触和了解外人。这样不断摸索经验，可扩大与外界的交往。这可以从最易的做起，逐步完成难度动作。

第二节　恐惧症

[心理医生手册]

巧珍，50岁，是某公司的资料保管员。她经常坐在安静的办公室，养成了爱静的性格，再加上她胆小，有一点动静心里就会担心害怕。

几年前，巧珍所住的楼房附近正在改造一栋大楼，昼夜施工。这样一来，她就不得安宁了，每听到"梆梆"的声音，巧珍就心里发毛，顿时觉得非常的恐惧，好像楼房要倒塌一样。还觉得胸口闷，堵得喘不过气来，时而心烦意乱，时而担心害怕，更是恐惧楼房真的倒掉。

没过几日，巧珍便吃不下饭，整天神经惶恐，有时一听到"梆梆"的声音就立刻躲到床下面，一躲就是两三个小时。她的丈夫看到，又是心痛又是好笑，更有点无奈，他对妻子说："有我在，你不用怕，我可以保护你。"妻子依然那样，丈夫担心妻子发生意外，便去求医，经检查巧珍为恐惧症。

恐惧症及其症状表现

恐惧症又称恐惧性神经症，是以恐惧症状为主要临床表现的神经症。恐惧对象有特殊环境、人物或特定事物，每当接触这些恐惧对象的时候患者立即产生强烈紧张的内心体验。这种恐惧的强烈程度与引发恐惧的情境通常都很不相称，令人难以理解。

恐惧症的症状表现一般归纳为社交恐惧症、空间恐惧症和单纯性恐惧症三类。

社交恐惧症是恐惧症中最常见的一种，约占恐惧症患者的一半左右。其症状是害怕在众人面前出现，最敏感的是被人注意。是因为害怕自己的发抖，脸红，出汗，拘束无措和怯懦行为等而引起他人的注意。

社交恐惧症有两种不同的类型：

赤颜恐惧。患者一出现在公共场合就感到害羞怕自己脸红，因而很不自然，内心忐忑不安。患者经常害怕见到陌生人，常独居屋内；见人恐惧。主要表现为患者害怕见到他人。

空间恐惧症是指有在拥挤、封闭、使其感到无法逃脱或回避的空间时，患者感到在这些地方，对自己不安全，有生命危险，有发生晕倒或失去控制而无法逃离的可能。

空间恐惧症一般表现为三种不同的类型。

旷野恐惧。患者在经过空旷的地方时就发生恐惧发作，并伴有强烈的焦虑和不安。

闭塞恐惧。患者表现出恐惧封闭的空间。如害怕独自待在一间房子里，害怕乘坐电梯、地铁，害怕进电影院，害怕乘船乘车等。

高空恐惧。也就是常说的"恐高症"，患者表现出害怕登高，如上楼，过天桥，坐飞机等。

单纯性恐惧症是除了对环境和人物恐惧以外的其他恐惧症。

单纯性恐惧症临床常见形式有：

动物恐惧。害怕狗、猫、老鼠、昆虫等小动物，不敢碰摸，甚至不敢看，有时连对动物的玩具、图片和影视形象也感到紧张恐惧，竭力回避。

疾病恐惧。表现为患者害怕得某种可怕的疾病，如麻风，结核，性病，癌症等，为了防止被"感染"以至于在与他人握手前都要戴上手套，或根本不敢与人接触。

其他恐惧。其他与具体恐惧对象有关的恐惧症都可以归入。例如见到鲜血恐惧，甚至突然晕厥发作，称为"见血恐惧症"，又称为"晕血症"。常见的还有利器恐惧，黑暗恐惧和雷雨恐惧等等。

恐惧症的病因

很多恐惧症的患者是因为潜意识里的自卑、害怕惩罚，尤其是患社交恐惧症的人。

遗传因素。根据国外调查，恐惧症患者的父母或同胞患神经症的较多，所以遗传因素是恐惧症的发病原因之一。

性格特点常偏于高度内向，表现为胆小，怕事，害羞及依赖性强，这些较易引起恐惧症。

强烈的精神刺激会诱发恐惧症，如夫妻分离，亲人死亡，意外事件，恐吓事件等等。

恐惧症的心理治疗方法

心理医生治疗恐惧症有许多种方法，常用的有认知疗法、行为疗法和强迫疗法。认知疗法对患者的刺激强度最弱，强迫疗法最强。

认知疗法。是通过解释、疏导，告诉患者是因为他自己主观意念所致，才对某种物体、情境或人的恐惧。应该勇敢地面对引起恐惧的事物，学会控制、调节自己的害怕情绪，从而消除恐惧情绪。

行为疗法。每次在引发焦虑的刺激物面前，让患者做出抑制焦虑的反应，恐惧感就会削弱，以最终切断刺激物同焦虑反应间的联系，达到消除恐惧的目的。

强迫疗法。让患者站在拥挤的大街上，或者让患者站在自己很惧怕的异性面前，总之是直接面对患者恐惧的对象，利用巨大的心理刺激对患者进行强迫治疗。

催眠疗法和药物疗法也经常用于治疗恐惧症。精神分析师将患者催眠，挖掘患者心灵或记忆深处的东西，试图寻找到患者发病的根源。这种疗法时间长，花费也比较大。

第三节　抑郁症

[心理医生手册]

抑郁症患者，女性，27岁，机关职员。她出身于农民家庭，父母均无文化。她自小勤奋好学，她也想依靠自身的努力使父母生活得更好一些。因此，她自小就埋头苦读，所以她学习成绩一直都很好。但由于一心读书，患者很少交朋友，根本没有什么知心伙伴。因此，患者常感到很孤单，很寂寞，尤其是参加工作后，在机关上班，工资较低，仍旧无法接济父母，心里经常自责。之后与某同事结婚，又常为一些小事吵架。因此，两年来她有一种难以言状的苦闷与忧郁感，但又说不出什么原因，总是感到前途渺茫，对一切都不顺心，老是想哭，但又哭不出来。即使是遇有喜事，患者也毫无喜悦的心情。有时她感到很悲观，甚至想一死了之，但对人生又有留恋，觉得死得不值得，因而下不了决心。

抑郁症及其症状表现

抑郁症也被称之为"心灵感冒"。作为现代社会一种很普遍的情绪，抑郁症并没有引起人们足够的重视，所以，当很多人患上了抑郁症的时候往往还不曾发觉，他们也就长期笼罩在抑郁的阴影中无力自拔，不能积极调整自己的心态，从而给生活带来了严重的影响。

抑郁症的具体症状表现有：

常常不由自主地感到空虚，为一些小事感到苦闷、愁眉不展；觉得生活没有价值和意义，对周围的一切都失去兴趣，整天无精打采；非常懒散，不修边幅，随遇而安，不思进取；长时间的失眠，尤其以早醒为特征，醒后难以再次入睡；经常惴惴不安，莫名其妙地感到心慌；思维反应变得迟钝，遇事难以决断，行动也变得迟缓；敏感而多疑，总是怀疑自己有大病，虽然不断进行各种检查，但仍难排除其疑虑；经常感到头痛，记忆力下降，总是感觉自己什么也记不住；脾气古怪，常常因为他人一句不经意的话而生气，感觉周围的人都在和他作对；总是感到自卑，对自己所作的错事耿耿于怀，经常内疚自责，对未来没有自信；食欲不振，或者暴饮暴食，经常出现恶心、腹胀、腹泻或胃痛等状况，但是检查时又没有明显的症状；经常感到疲劳，精力不足，做事力不从心；

变得冷酷无情，不愿意和他人交往，酷爱一个人的空间，甚至自己的父母都难以与其进行交流，害怕他人会伤害自己；对性生活失去兴趣，甚至会厌恶，觉得很恶心；常常有自杀的念头，认为自杀是一种解脱。

抑郁症的表现是多方面的，但归结起来，主要表现为心境低落、思维迟缓、意志减退的症状。

抑郁症的病因

情绪低落、轻度抑郁或者患上抑郁症，原因是多方面的。一般说来，生活紧张、胃不舒服、头痛以及任何严重的身体伤害等都有可能引起一段特定时间的情绪抑郁。对于那些真正意义上的抑郁症患者来说，患病的原因通常有以下几种情况：

遗传：遗传是忧郁症的一个重要因素。50％经常患忧郁症的人的父母也曾患有此病。

大脑中的神经传导物失去平衡：忧郁症起因于脑部管制情绪的区域受干扰。

性格特质：自卑、悲观、完美主义者及依赖性强者较易得忧郁症。

环境或社会因素：连续不断的挫折、失落、慢性病或生命中不受欢迎的重大决定，也会引发忧郁症。

饮食习惯：研究已发现食物显著地影响脑部的行为。饮食是最常见的忧郁原因，人们所吃的食物会影响脑中负责管理我们行为的神经传导物质。

抑郁症经常是由于社会心理因素诱发的，如夫妻的争吵，离异，亲人的分别，意外的伤残，工作困难，人际关系的紧张等。另外，患严重躯体疾病的患者经常对疾病或是死亡持担心、焦虑的态度，以致心情苦闷、沮丧、抑郁，从而诱发抑郁症。

女性患抑郁症有其特殊的生理、心理原因。美国哈佛大学心理健康研究报告对女性易患抑郁症的原因进行了如下分析：

遗传。科学家们发现和抑郁症有关的只有在女性中才会出现的各种基因突变，还包括一个与女性激素调节密切相关的基因。

月经前期紊乱。大约 2% ~ 10% 的女性患有月经前焦虑精神障碍，这是因为这些人对体内激素水平改变的高度敏感性造成的。

妊娠、产后的特殊生理时期是女性患抑郁症的高风险期。大约 10% ~ 15% 的母亲在生育后最初 6 个月患有抑郁症，在妊娠期间，女性患抑郁症的比率甚至更高。调查资料显示，每 5 名怀孕妇女中，就有 1 人有抑郁症的迹象。产后抑郁症而导致的自杀是造成妇女产后死亡的重要原因之一。

还有一个不可忽视的因素，是女性比男性更容易紧张。根据对 30 个国家超过总数 3 万的人群的调查显示，女性更容易抱怨说她们正处在紧张的情绪之中。和男性相比，女性更容易遭受某些极度紧张的特殊状况，比如性虐待、家庭暴力等等。

抑郁症的心理自我治疗

1. 抑郁者要想消除抑郁情绪，首先应该停止对自身及周围世界的埋怨，明确自己的认知错误来源于以感觉作依据来思考问题。因为感觉不等于事实。每当你焦虑抑郁时，切记以下几个关键步骤：

第一步，记录。瞄准那些自然消极的想法，并把它们记下来，别让它们占据你的大脑。

第二步，反思。准确地找出你是怎样曲解事实的，一定要击中要害。

第三步，改变思维方式，调整心态。

用客观的想法取代扭曲的认知，彻底驳斥那些让你自己瞧不起自己、自寻烦恼的谬论。一旦开始这些步骤，你就会感到精神振奋，自尊心增强，无价值感就会烟消云散。

2. 要客观评价自己和他人。不妄自尊大，更不妄自菲薄，看清自己的长处，建立自尊，增强自信。常以积极健康的心态鼓励自己，从中体验到更多的成功和快乐。

3. 积极乐观为上。不把事物看成是非黑即白，遇到不愉快的事，要从好处和积极方面着想，以微笑面对痛苦，以乐观战胜困难。

4. 转换不愉快的记忆画面。重新定义一些不愉快的画面，发掘里面的主角配角种种可笑虚伪之处，重新的诠释定义，有助于情绪的转换。

5. 扩大人际交往。不拘限于自我这个小空间，应该置身于集体之中，多与人沟通，多交朋友，尤其多和精力充沛、充满活力的人相处。

6. 学会宣泄。要大胆的向知心朋友、家人诉说自己不愉快的事，想哭就哭。或者多参加文体活动、写日记、写不寄出的信等等。

7. 阳光及运动。多活动活动身体，可使心情得到意想不到的放松，阳光中的紫外线可或多或少改善一个人的心情。

8. 合理饮食。尽量让自己的饮食可以综合糖类和蛋白质这两种营养素，让脑部活动达到平衡。比如，选用全麦面包制作火鸡肉三文治就是一种很好的综合食品，也可以多吃蛋白质。有忧郁倾向者，也可尝试摄取富含蛋白质和多糖类的食物，例如火鸡和鲑鱼，对提升精神状态会有所帮助。

第四节　焦虑症

[心理医生手册]

　　某化工厂的一位高级职员，32岁，未婚。他常常不满意他的生活状态。偶尔，眼前发昏，身体虚弱，性格不稳定，已持续五六年之久。没有一次病理检验使他满意。后来，他常常紧张、容易动怒、不能松懈、失眠、做噩梦。他不断地勉强自己，参加各种活动，但是每次他所获得的体验是痛苦和病态的加重。他开始借助饮酒稳定不安的情绪，使可入睡。他到心理治疗的前几天，穿戴整齐，准备出门时，发现身体不太自然，有如昏迷的状态。他躺上床后，心跳、呼吸不自然，觉得格外的虚弱。他喝了几杯酒和吃了几粒安眠药熟睡了。经过心理医生的诊断，他是慢性焦虑的病态，又偶尔产生急性焦虑病症。

　　焦虑症及其症状表现

　　焦虑症又称焦虑性神经症。通常表现为坐立不安，呼吸紧迫、多汗、皮肤潮红或苍白、心悸等。这些症状持续时间较长，常伴有各种植物神经功能紊乱。16 ~ 40岁多发这种病，其中女性较多，在一般人群中的发病率为5%。

　　焦虑症通常情况下有以下几种具体的症状：

　　身体紧张。常表现为面部肌肉紧绷，眉头紧皱，表情紧张，不能放松，整天唉声叹气。

　　自主神经系统反应性过强。患者表现为出汗、晕眩、呼吸急促、心跳过快、身体发冷发热、手脚冰凉或发热、胃部难受、大小便过频、喉头有阻塞感。

　　过分警惕。焦虑症患者时时刻刻都处在警惕的状态，对待周围的人或事物小心翼翼。

对未来的生活丧失信心。焦虑症患者总是担心未来，过分担心自己的健康、亲人或是财产等。

焦虑症又分为急性焦虑和慢性焦虑两大类：

急性焦虑主要表现为急性惊恐发作。患者常突然感到内心焦灼、惊恐或激动，产生幻觉和妄想，有时有轻度意识迷惘。急性焦虑患者大多表现为不易入睡，入睡后易惊醒，常伴有噩梦，醒时不安宁，醒后感到很恐惧。

患者有胃肠症状，如上腹部不适感，腹痛，大小便紧迫感，腹泻或便秘等。还会出现震颤，多汗，阳痿，早泄，月经失调和性欲缺乏等症状。

慢性焦虑症，其焦虑情绪可以持续较长时间，其焦虑程度也时有波动。

老年慢性焦虑症通常表现为平时比较敏感、易激怒，稍有不如意的事就心烦意乱，注意力不集中，有时会生闷气、发脾气等。还常表现为焦虑情绪，对声音过敏，注意力不集中，记忆力不好等症状。

慢性焦虑症患者的躯体症状以植物神经功能亢进为主，如口干、上腹不适、恶心、胀气、腹泻、胸闷、吸气困难、或呼吸迫促、心悸、胸痛、心动过速、尿频尿急、阳痿、性感缺乏、月经时不适或痛经。还有昏晕，出汗，面色潮红等症状出现。

慢性焦虑症患者还会出现运动症状，与肌肉紧张有关。肌肉胀痛并强直，特别在背部和肩部，手有轻微震颤，做精细动作更加明显。

焦虑从何而来

从自然界、社会、人的心理及认识活动以及人格特征来分析，这些因素可以概括为：

焦虑症有可能与遗传因素有关。调查发现，在焦虑症患者的近亲中，焦虑症发病率为一般人的3倍，可高达14%，而一般人群为5%。过于追求完美化。对不顺心的事，就感到遗憾、心烦意乱、长吁短叹，惶惶不可终日。殊不知，世间没有绝对完美。应该"知足常乐""随遇而安"，不要为自己设置太多精神枷锁，以免过得太累，把生命之弦拉得太紧。

逃避困难，总希望一帆风顺平安一世。人一旦降临人间，就会面临生老病死苦的磨难。没有做好迎接苦难思想准备的人，一遇矛盾，就会惊惶失措，怨天尤人。应该"吃得苦中苦"，更要学会解决矛盾并善于适应困境。意外的天灾人祸。焦虑症患者一遇到意外事故就会紧张、焦虑、失落或绝望，甚至认为一切都完了，等待破产、毁灭或死亡。假如碰到意外不幸时，建议你正视现实，不低头，不信邪，昂起头，挣扎着前进。

神经质人格。心理素质不佳者，对任何刺激都敏感，一触即发。承受挫折的能力太低，自我防御本能过强，甚至无病呻吟，杞人忧天。他们整日提心吊胆，脸红筋胀，疑神疑鬼。这种心态，怎么会摆脱得了焦虑呢？

焦虑症的心理治疗方法

放松身体。当焦虑症情绪紧张时，不妨做一下深呼吸。使呼吸速率减缓，缓解焦虑情绪。面对压力时，可以放松下颚，左右摆动一会儿，以松弛肌肉，缓解压力。还可以做扩胸运动或是上下转动一下双肩，以放松紧张的肌肉，这样，人的精神也会随之爽快起来。

保持乐观的心态。对自己充满信心。遇到解决不好的问题，不能就此怀疑自己的能力，也可对自己说"别人未必做得比我好"。信心不足时，不妨想象过去的辉煌成就，或想象即将成功的景象，更可以去对自己的经历进行一些离奇的幻想。

转移注意力。如果目前的工作或是学习压力大，或心烦紧张，把视线转向窗外，使眼睛及身体其他部位适时地获得松弛，或者暂时先放下手头的工作，听愉快的音乐，做自己喜欢做的事情。

睡眠充足。一般患有焦虑症的人睡眠愈少，情绪将越紧张，可能会导致病情更加严重。洗澡的时候宜用热水，可以使身体恢复血液循环，帮助身体放松。

第五节 神经衰弱症

[心理医生手册]

患者来自贫困山区，父亲在患者几岁时就去世了，母亲含辛茹苦将三个孩子养大。为了让患者多读些书，兄姐初中未毕业就辍学了。现在家中只有60多岁多病的老母亲。有好多事她干不了，经济状况更不好了。20岁的他现在是理工科大学一年级学生。自进入大学以来，患者情绪常不稳定。常忧郁、苦闷、孤独。学习注意力很难集中，记忆力下降，成绩不理想。近半年来夜间盗汗，难入睡，易惊醒；白天头昏，四肢无力，常感胸闷、心悸。

为了不辜负父老乡亲的期望，能够顺利地完成学业，他下决心节衣缩食度过经济难关：一周只吃一份菜，进大学后没买过新衣服，人长高了，衣服穿上又小又短；班上开展的要花钱的活动，如郊游，生日宴会等，能不参加就不参加；平时尽量节约几角钱甚至几分钱。可这样一来，有的同学嘲笑他，说他"农村来的就是小家子气""吝啬""没有小伙子的潇洒气度"。每当这时，他就只能用苦笑来回答他们。但患者感到这是对他的自尊的伤害，人格的侮辱。心里很生气，但也只能苦涩地咽下去。由于经济条件差，参加集体活动少，有些同学又指责他不关心集体。患者感到委屈、苦恼、孤独、自卑，常常叹息命运对他不公平。

神经衰弱症及其症状表现

神经衰弱症是精神科的一种常见病、多发病，患者常感脑力和体力不足，容易疲劳，工作效率低下，常有头痛等躯体不适感和睡眠障碍。据统计，神经衰弱症患者占内科门诊人数的10%，占神经精神科发病人数的40%。在神经衰弱症的门诊患者中，女性患者也明显多于男性患者。

神经衰弱症患者多为青壮年，脑力劳动者居多，绝大多数发病于16～40岁之间，一般多在青年时期开始发病，青年人由于欲望强，生活经验少，生理、心理发育旺盛且不稳定，因而对外界环境的适应能力较差，社会交际和处理问题的技巧还不成熟，容易产生心理冲突而难以缓冲和解决。加之青年人正处于由家庭到社会的过渡阶段，要独立适应不稳定的环境，很可能会遇到一些精神上的刺激和社会环境的影响，如果个体意志不够坚强，先天素质又有某些弱点或缺陷，更容易造成心理上的冲突，引起情绪障碍而导致神经衰弱症的发生。

神经衰弱的症状表现

衰弱性症状：精神疲乏，脑力迟钝，注意力不集中，记忆困难，工作或学习不能持久，效率下降。

情绪症状：易激动、烦恼、焦急、苦恼，但没有广泛性焦虑或者原因不明的心情低落。伴有紧张性头痛和肌肉痛。

兴奋症状：阅读书报或收看电视等活动时精神容易兴奋，不由自主的回忆和联想增多；对指向性思维感到吃力，而缺乏指向的思维却很活跃，控制不住；这种现象在入睡前尤其明显，使患者深感苦恼。有的患者还对声光敏感。

紧张性疼痛：常由紧张情绪引起，以紧张性头痛最常见。患者感到头重、头胀、头部紧压感，或颈项僵硬；有的患者则腰酸背痛或四肢肌肉疼痛。

睡眠障碍：入睡困难，易惊醒，多梦，醒后仍不解困乏甚至更难受。

其他心理、生理障碍。较常见的如头昏、眼花、耳鸣、心悸、心慌、气短、胸闷、腹胀、消化不良、尿频、多汗、阳痿、早泄或月经紊乱等。这类症状虽缺乏特异性，也常见于焦虑症、忧郁症或躯体化障碍，但可成为本病患者求治的主诉，克将神经衰弱的基本症状掩盖起来。

上述情况对学习、工作和社会交往造成不良影响，病例在3个月以上，排除了其他神经症和精神病的情况下，就可以确诊为神经衰弱症。

儿童有时也会得神经衰弱症。多发生于年长儿童，常常以精神、躯体疾病或因学习负担过重等为诱发因素。有的以兴奋性增高为主要症状，有的以抑制性增高为主要症状。

以兴奋性增高为主者，患儿表现为好激动，不能忍受声光刺激、急躁、好发脾气、或出现莫名其妙的恐惧与兴奋不安，大多数患儿有躯体症状，如头昏、心慌等，几乎都出现睡眠障碍。以抑制性增高为主，患儿表现为疲乏无力、情绪不稳、反应迟钝、忧郁、注意力不集中、记忆力减退、学习成绩下降、不思饮食和睡眠障碍 等。这两大类症状可以单独出现，也可以混合出现。

神经衰弱症的病因

性格不开朗，心胸狭窄，敏感，多疑，急躁和过分主观的人易患神经衰弱症。长期持续过度紧张的脑力劳动，工作生活环境不良，精神创伤或负性情绪体验，以及躯体性疾病等因素的相互影响和作用，是本病的病因。

情感上受伤。可使"肝失条达、气郁不舒、郁而化火、火性上延、而扰动心神、神不得安则不寐"。

身体虚弱。"肾阴耗伤，不能牵于心，水火不济，心肾不支而使神志不宁，因而不寐"。

过于劳倦思虑。会"伤心脾，伤于心则血暗耗，伤于脾则纳少，二者导致血亏虚，不能营养于心，心所失养，则心神不安、夜不能寐"。

饮食不节，或过食少食。能使肠胃受伤，胃气不和，表现为"卧不得安"，即不能入睡。

神经衰弱症的心理治疗

1. 从解决认识问题入手，在日常行为上进行自我调节，依靠自己的力量恢复健康。

2. 放松心情，从容面对压力，要认识到症状是一种信号，应该先冷静地分析一下，这种情绪紧张和心理压力来自何方。

3. 将目标降低，轻装前进。不要为脑力下降而焦虑，必要时也需要降低自己的奋斗目标，要量力而行，要把目标确定在自己能充分发挥潜能，而又不导致精神崩溃的限度。

4. 相信自己，减少心理障碍。很多患者不相信自己的能力和价值,常常在临阵退却、错失良机后陷入深深的自责、责人的冲突之中。应充分认识到自己内部冲突的来源之后,就可以有针对性地进行自我消解工作。

5. 合理安排生活,改变不良习惯,起居定时,生活有序,劳逸结合,加强体育锻炼和工作学习的计划性,并与医生积极配合,是治疗神经衰弱症的主要环节。患者可以给自己安排适当的时间出去散步或旅行。

6. 养成良好的睡眠习惯,注意生活有规律。晚饭不宜过饱,临睡前不要进食,不饮用具有兴奋作用的饮料,不要进行大运动量的体育锻炼,不听节奏感太强的音乐等,不睡觉时尽量不进入卧室,没有睡意时绝不上床。

第六节 疑病症

[心理医生手册]

患者自述病史如下:25岁结婚,因为不能生育,婚后第四年领养了一个女孩。但10岁时因车祸丧身,患者悲痛不已。丈夫又因肺癌被夺去生命,悲伤孤独加深。患者丈夫死后两年再婚,夫妻尚感温暖,但好景不长,后夫也因肺癌去世。患者伤心至极,乡亲舆论说她是丧门星,克子克夫。患者感到压力很大,终日抑郁,少与外界交往。

患者于前年因发热干咳,头昏头痛,服中药三天无效,咳嗽加重,多痰,胸部隐痛,胸透发现"右心膈角区有小斑片模糊阴影",经青霉素治疗十余天退热,咳嗽好转,但是患者感觉胸痛加重,自认患了肺癌,自称不久于人世,终日哭泣,焦虑紧张,恐惧不安,到处求医。某天遇到江湖游医说她确是肺癌,花费三百元钱买了十剂草药，服后仍无好转。期间曾赴省城、北京、上海等地均未做出肺癌诊断。但患者自觉症状加重，后经介绍来精神病院就诊。

疑病症及其症状表现

通常病不是在身上，而是存在于思想上、精神上。从医学心理学上讲，这种病叫作"疑病性神经官能症"，简称为"疑病症"。患者的症状表现可概括为疑病性烦恼，疑病性不适感和感觉过敏，疑病观念，对自身健康过分关注。

症状表现：

1. 始终相信自己患有严重疾病或不治之症，并坚信不疑，为此到处求治，但检查均无阳性特征，或有小病但与本人感觉不相称。

2. 疼痛是疑病症最常见的症状，约有70%的患者有疼痛症状，常见部位为头部，下腰部或右腋窝。

3. 患者对自己身体的变化特别敏感，身体功能有任何微小变动如心跳、腹胀等都会引起患者的特别注意，还不自觉地加以夸大或曲解，成为患了严重疾病的证据。

4. 患者还会出现紧张、焦虑，甚至惶惶不安，反复要求医生进行检查和治疗，并对检查结果的细微差异十分重视，认为这种差异"证实"了自己疾病的存在。对于别人的劝说和鼓励不是从正面理解，常认为是对自己的安慰，更证明自己疾病的严重性。

5. 患者往往对检查结果的可靠性持怀疑态度，对医生的解释感到失望，仍坚持自己的疑病观念，继续到各医院反复要求检查或治疗。

6. 患者除表现有日趋严重的疑病症状以外，其他认知良好，主动求医，无任何精神衰退，体检或实验室检查均无异常发现，一般诊断较易明确。由于患者的注意力全部或大部分集中于健康问题，以致学习、工作、日常生活和人际交往常受到明显影响。

你是否有疑病症？

如果有以下情况的存在，那么就毫无疑问的有了疑病症的倾向：

1. 坚信自己患有某种疾病。

2. 看过了医生，在医生做了全面的体检并诊断为没有任何问题之后，仍然相信自己有病；常伴有焦虑、忧郁症状。

3. 自己内心非常的苦恼，不能正常地工作、学习和生活，并且这种担心持续不散并延续 3 ～ 6 个月以上。

追溯疑病症的根源

1. 由于亲朋好友患病，或由于曲解了医生的言语和医学知识，或由于误信了不正确的科普宣传，产生了对自身健康状况的过度关注和担心，误以为自己生了重病。如担心自己患癌症、心脏病或艾滋病，以致把轻度的身体不适、正常的血管跳动和骨骼隆起以及含糊的检查资料作为患病证据。

2. 患者个性多敏感、多疑、主观、固执、自我中心、自怜和孤僻，过分关注自身健康，要求十全十美或固执、吝啬、谨慎等性格特征。大多数患者是由于环境的变迁、个体生理、心理条件的改变，如月经初潮、绝经期等的疑虑因素造成的；自我暗示或条件联想，如见友人死于心肌梗塞，使患者对自身轻微胸痛过分关注，或婚外性交后染上性病而产生焦虑与恐惧等也会诱发疑病症。

3. 心理社会因素的强化作用在疑病症的持久方面起一定作用。如婚姻的改变，子女的离别，朋友交往减少，孤独，生活的稳定性受到影响，缺乏安全感，均可成为疑病症的诱因。或是医生不恰当的言语、态度和行为引起患者的多疑，或者医生做出诊断不确切，反复令患者做各种检查。

解救疑病症

1. 从医生的角度来讲以心理治疗为主，药物治疗为辅

一般多采用支持性心理疗法，即给予患者某种程度的精神支持。治疗者提供支持的主要内容包括：向患者提供必要的知识，鼓励和提高患者与疾病斗争的自信心，给患者以指导，提供如何对待疾病、安排休息与生活、处理好各种关系和改善社会生活环境的方法。

运用支持性谈话疗法时，要对患者认为的"病情"进行解释，说明其所讲的相应部位没有器质性病变，鼓励患者与自己的心理疾病作斗争，提高战胜"心病"的信心。

在应用支持性心理疗法时，建立良好的医患关系，取得患者的信任是治疗成功与否的关键。只有获得患者的信任，才会对医生言听计从，配合治疗。

对疑病症的药物治疗主要在于解除患者伴发的焦虑与忧郁情绪。根据部分患者的用药经验，舒必利不但有抗幻觉妄想作用，还有抗抑郁作用，对疑病症有较好的疗效，剂量可从每次 0.1 克，每日两次开始，逐渐增至每日 0.6 ~ 0.8 克，同时服用苯海索每次 2 毫克，每日两次，以免发生不良反应。

2. 从患者的角度来讲认清疾病的来源，转移注意力

首先，要正确认识自己的病情，不是身体上有病，而是自己心理上有病，要放下思想包袱和心理负担，轻装前进。

其次要把注意力放在学习上，培养多方面的兴趣和爱好，积极参加一些有益的文体活动，增强身体素质和心理素质，转移对自己"疾病"的过分关注，无所事事和长期休学是无益的。

最后，要学会对自己"冷漠"，不要整天围着自己转，对疾病要有一种"随它去"的态度，只有这样才能逐步消除"疑病"的心理障碍。

第七节　强迫症

[心理医生手册]

老牛，男性，52岁，小学教师，患强迫症多年。患者事业心强，做事特别认真，对什么事都要求做得尽善尽美。在27年前受过比较强烈的精神刺激，因右肘关节脱臼留下后遗症，做广播操时遭到同学的嘲笑，致使一听到喇叭响起的声音就内心烦躁，非要把它搬走，否则无法待下去。长期下来，看到了邻居的自行车放在过道上，心里就忐忑不安，难过异常，总希望把它搬走。否则脑中始终想着这车的事，情绪烦躁，从头到脚感到不舒服。如果强迫自己继续在这种环境待下去，就会睡不着觉，甚至浑身直冒冷汗，心跳加快，头的左侧疼痛，并伴随腰的左侧隐痛。倘若能立即把自行车搬走，则会感到心情舒畅，浑身轻松，各种不适症状立即自行消失，还能睡一个安稳觉。

强迫症及其症状表现

强迫症是指患者在主观上感到有某种不可抗拒和被迫无奈的观念、情绪、意向或行为上的存在。为了排除这些令人不快的思想，会导致严重的内心斗争并伴随强烈的焦虑和恐惧。

强迫症的临床表现分为强迫观念和强迫意向动作两种。

强迫观念是指患者强迫性的思想、心理活动，具体包括：

强迫回忆。患者对过去的事件、经历，哪怕是无关紧要的事也要进行强迫性的反复回忆。

强迫联想。患者听见或看见某一事物，就会出现与这种事物有关的联想。如见到幼儿园的儿童就立即想起自己夭折的孩子而无法摆脱等痛苦的联想。

强迫怀疑。患者对自己做过的事情经反复的考虑和检查以后仍不能放心。如写好信后总是怀疑自己写错地址或漏掉了字，投信后怀疑自己是否把信投进信箱去了等。

强迫性穷思竭虑。患者对自然现象或日常生活事件发生的原因进行反复无效的思考，患者本人虽感到荒谬，但却难以控制。比如"无穷大有多大？无穷小有多小？永远有多远？"等。

强迫意向动作指患者强迫的行为，常见的强迫意向动作有：

强迫对立思维。患者在做某事时总出现相反的意愿。如一个外科医生，已准备好要上手术台，则出现要解大便的想法，但又不能采取行动，因为有这种想法的外科医生总想回避上台做手术，以免引起恐惧和焦虑不安；强迫性洗涤。怕不清洁而罹患某种传染病，患者接触了某物，则要反复洗手，明知已经清洁，无须再洗，但无法控制。并扩展为洗衣服及洗澡，否则心情不安；强迫性动作。患者总是要做一定动作，以此象征着吉凶祸福。如患者进门时先进两步，再后退一步，表示他父亲的病就能逢凶化吉，如果没有完成这样的动作则必须重复。

强迫计数。患者不可克制的计数，与强迫性联想有关。如见到电杆计数，见到窗子也要计数。不计数则感到烦躁，难以克制。

检测你是否有强迫症？

当下列一条或一条以上的症状持续存在影响正常生活时，就应该考虑找心理医生进行咨询和治疗了：

经常对病菌和各种疾病敏感，并毫无必要地担心；经常反复洗手而且洗手的时间很长，超过正常所必需；有时会毫无原因地重复相同的话语好几次；觉得自己穿衣、清洗、吃饭、走路时要遵循特殊的顺序；经常没有必要地反复做某些事情，例如检查门窗、开关、煤气、钱物、文件、表格、信件等；对自己做的大多数事情都要产生怀疑；经常不自觉地去想一些不愉快的回忆或想法，使人不能摆脱；经常认为自己的细小的差错就会引起灾难性的后果；时常无原因地担心自己患了某种疾病；时常无原因地计数或多次吟唱某一段歌曲；在某些场合，很害怕做出尴尬的事；当看到刀、匕首和其他尖锐物品时会感到心烦意乱；为要完全记住一些不重要的事情而困扰；有时会毫无原因的破坏某些物品，或伤害他人；在某些场合，即使当时生病了，也想暴食一顿；当听到自杀、犯罪或生病这类事情时，会心烦意乱很长时间，很难不去想它。

强迫症的发病病因

遗传因素：作为一种遗传特征的红细胞（ABO）血型，与强迫症关联的研究发现，强迫症有较高的 A 型发生率和较低的 O 型发生率。

性格特征。特征表现为拘谨、犹豫、节俭、谨慎细心、墨守成规、太过理性、好思索、要求十全十美，但又过于刻板和缺乏灵活性等。

精神因素：凡能造成长期思想紧张、焦虑不安的社会心理因素或带来沉重精神打击的意外事故均是强迫症的诱发因素。

社会心理因素：此种社会心理因素常见的有工作和生活环境的变换，加重了责任，要求过分严格；或者处境困难，担心意外；或者由于家庭不和，性生活困难，怀孕，分娩等造成的紧张；或者由于亲人的丧亡，突然惊吓，遭受政治上的冲击，濒临破产等。

强迫症的心理治疗方法

首先要确信世上并没有十全十美的事物，零乱也是一种美。针对患者主要在于减轻和放松精神压力，做任何事情都顺其自然，做完就不再想它，不再评价它了。如担心门没锁好就没锁好了，东西没收拾整齐那就让它乱放着吧。相信经过一段时间的努力会克服焦虑情绪，症状也会慢慢消失的。

对意志力较强的人，进行强迫是治疗强迫症的最好方法。换言之，就是直接接触患者最害怕担心的事物，强迫患者接受、适应。对伴有强迫性思维、焦虑和抑郁症状的，医生也会辅以药物治疗。

换个角度看问题。任何事物都有它的两面性，转换一下思维，可能会有意想不到的收获。如听到喇叭的声音觉得刺耳，难以忍受，这时深呼吸，放松心情，想象成美妙的动听的旋律，是否会好点呢？

第八节　贪婪心理

[心理医生手册]

老张，50 岁，某事业单位办公室主任，收入不低，不愁吃穿，充分享受着国家政策。由于工作的关系会经常接触些有头有脸的人，有时办事还会有些小小的贿赂。有次在办公室聊天，一位同事揭穿了局长的老底，说局长一年的"收入"能买套别墅，说的老张心里痒痒的，别说别墅了，我能买辆桑塔纳开开就不错了。从此老张起了贪婪之心，凭借自己的职位，先后受贿共计 20 万元，挪用公款 30 万元。因为总是有侥幸心理，越来越胆大，为了给一个不合格的建筑队竞标，一次性受贿 50 万元，事发被人揭穿，把他告上法庭。

贪婪心理的特点

贪婪指贪得无厌，即由某一目标与自己的力量不相称的过分的欲求。它是一种病态心理，与正常的欲望相比，贪婪没有满足的时候，反而是一旦满足，胃口则越大。

贪婪心理有以下特点：

1. 永不满足性。贪婪的欲望是无止境的，有贪婪病态心理的人，在对待金钱、权力、美色、财产等方面永远是不满足的。

2. 公开性。凡贪婪之人，都是利欲熏心的。为了满足自己的私欲，他们会丧失理智，不顾社会道德、法规的约束和舆论的谴责，疯狂地贪污，无耻地索要，用种种借口挪用公款大吃大喝，公款私用。

3. 侥幸性。贪婪行为是一种侵犯国家、集体、他人利益的行为，历来为党纪国法所不容。他们常常心存侥幸，认为自己不会被发现，不会被绳之以法。众人的眼睛是雪亮的，他们不会每次都那么侥幸。

4. 意志薄弱性。贪污的人通常都是意志薄弱者，在金钱与物质面前，不能控制自己的私欲。有的在谋得不义之财后，想金盆洗手，就此为止。但是一有诱惑在面前，就犹豫不决，把后悔与迟疑置于脑后，再一次伸出贪婪之手。

分析贪婪心理的成因

贪婪心理的成因可从客观与主观两个方面来分析。

客观原因

1. 社会病态文化的消极影响。社会上诸如"马无夜草不肥，人无横财不富""饿死胆小的，撑死胆大的"的说法，反映了不劳而获的投机心理。受这些观念的影响，社会上确有一些不务正业，靠贪污、行骗过活的不法分子。

2. 社会舆论的误导。改革开放初期，媒介报道"万元户"的收入与成果，激发了社会各阶层人员的致富攀比心理。虽然有不少人通过另谋职业、业务进修、加班加点等方式来增加自己的收入，但利用职务、权力、岗位、行业之便，用非法手段牟取私利的人也不少，极大地刺激了这些人的贪婪心理。

3. 社会控制不严。经济要发展，改革要开"放"，也造成很多弊端。一些地方搞有奖募捐、有奖销售活动，带有赌博性质的游戏机房也迅速登场，赌徒们在赌局中一夜之间输赢达几百万元；边境地区的毒品贸易猖獗，沿海地区的海上走私活动异常频繁；内地一些不法分子哄抢国家矿山资源、铁道运输物资，割断通讯电缆，制造伪劣产品坑害顾客，拐卖妇女儿童等。在社会控制不严的情况下，这些不法分子尝到甜头，并屡屡作祟。目前在一些地区最先致富的人，也有靠不正规手段的，客观地刺激了附近地区人们的贪婪之心。

主观原因

1. 错误的价值观念，以自我为中心。这种人是极端的个人主义者，认为人生就是"捞世界"。"捞世界"的人是永远不会满足的，得陇望蜀，有了票子，想房子；有了房子，想位子；有了位子，想女人；有了女人，想儿子；即便"五子登科"，也不会满足。

2. 行为的强化作用。有贪婪之心的人，初次伸出黑手时，还会有惧怕心理，怕引起公愤，怕被捉。一旦得手，便喜上心头，多次尝到甜头后，胆子就越来越大。一次次的侥幸都不断强化、刺激着贪婪的心。

3. 攀比心理。有些原本清清白白的人，看到原来与自己境况差不多的亲朋好友甚至原比自己差得远的人都发了财，心理就不平衡了，就有了攀比的念头，便伸出了贪婪的双手。

4. 补偿心理。有些人由原来家境贫寒到有钱有势之后，就利用手中的权力向社会索取不义之财，以补偿以往的不足。

贪婪行为的表现

贪婪是一种过分的欲望。贪婪者往往超越社会发展水平，践踏社会规范，疯狂地向社会及他人攫取财物。其表现有以下几种：

1. 财欲。主要表现为：唯利是图，见利忘义，利用一切手段索取钱财。如贪污公款、赌博、偷盗自行车，有人拐卖妇女儿童等。所以恶劣的行径皆是为了一个"钱"字，不惜一切手段却断送自己的前程。

2. 利欲。指的是利用公款或他人的钱去贪吃贪喝。现在用公款白吃白喝似乎已成为一种风气，也是展示"公关"、联系业务的一种超凡手段。

3. 难以填补的权力欲。社会上有些人为了出人头地，拼命地往上爬，或凭借裙带关伸手要官，或诬陷他人以表现自己。有了贪婪心理的推崇，有的人便节节出新招：伪造文凭、篡改档案。他们认为权钱相通，有权就有一切，当了官，就有人来巴结，请客送礼，红包贿赂。

4. 名欲。有些人为了出名，就自封为世界著名的"气功"大师、有独家配方医百病的"老中医"、有著作面世的"教授""赴京献宝"的名人后代等。他们中许多人的骗术并不高明，却是迎合一些人的虚荣心与某种迫切的需求心理。

5. 色欲。一些贪婪之徒有的性骚扰，调戏女性；有的霸占、强奸、逼迫妇女卖淫或插足他人家庭，弄得他人妻离子散。

贪婪心理的合理调适

贪婪是个人在社会环境中受病态文化的影响，形成自私、攫取、不满足的价值观而出现的不正常的行为表现。若欲改正，是可以自我调适的，具体方法如下：

1. 格言自警法。古往今来，仁人贤士对贪婪之人是非常鄙视的。最著名的是陈毅的《感事书怀·七古·手莫伸》，其诗为："手莫伸，伸手必被捉。党和人民在监督，万目睽睽难逃脱。汝言惧捉手不伸，他道不伸能自觉。其实想伸不敢伸，人民咫尺手自缩。岂不爱权位，权位高高耸山岳。岂不爱粉黛，爱河欲尽犹饥渴。岂不爱推戴，颂歌盈耳神仙乐。第一想到不忘本，来自人民莫作恶。第二想到党培养，无党岂能有所作？第三想到衣食住，岂无人民岂能治？第四想到虽有功，岂无过失应惭怍。吁嗟乎，九牛一毫莫自夸，骄傲自满必翻车。历览古今多少事，成由谦逊败由奢。"奉劝想消除贪婪心理的人，将此诗铭记在心以自警吧。

2. 二十问法。即自我反思法，自己在纸上连续 20 次用笔回答"我喜欢……"这个问题。回答时应不假思索，限时 20 秒钟，待全部写下后，再逐一分析哪些是合理的欲望，哪些是超出能力的过分的欲望，这样就可明确贪婪的对象与范围，最后对造成贪婪心理的原因与危害，自己作较深层的分析。好的保留，坏的摒除。

3. 知足常乐法。"知足"便不会有非分之想，"常乐"也就能保持心理平衡。一个人对生活的期望不能过高，虽然谁都会有些需求与欲望，但要与本人的能力及社会条件相符合。

第九节 定势错位

[心理医生手册]

"刻舟求剑"的故事我们都非常熟知：有一个楚国人出门远行。他在乘船过江的时候，一不小心，把随身带着的佩剑掉到江中的急流里去了。船上的人看到这个情形都非常着急，而这个楚国人不慌不忙的拿起一把小刀，按着剑掉下去的地方，在船舷上刻了个记号。然后回头对大家说："不用担心，这就是我的剑掉下去的地方。"众人对他的行为感到疑惑不解，有人催促他赶紧跳下水去打捞剑。楚国人却无动于衷，即使别人怎么说都不急。他始终相信只要按照做记号的地方下水去打捞剑，就一定能找到。等船靠岸后，这个楚国人才不慌不忙地顺着他刻有记号的地方下水去打捞剑。

可是，他能找到吗？他在靠近岸边的水中，白费了好大一阵工夫，结果毫无所获，还惹得众人纷纷的讥笑。

定势错位的特点与成因

有些人在社会生活中表现出的一种心向，即对已经是很熟悉的情况或人反而变得很不熟悉了。这种情况我们称之为"定势错位"。

它是一种病态社会心理现象，有以下特点：

1.以新换旧。即对同一事物以新奇的心向取代了原有的心向。例如：过去以写简化字为荣，现在则以写繁体字为时尚。

2.错误的逻辑推理。遇事从常规去思考，而从反常的方面去推理。例如，在火车站，有两个青年帮一位大爷扛行李，这位大爷却认为他们是歹徒，不愿让他们"做好事"。他认为不会有无缘无故做好事的人，这其中一定有诈。

3. 与社会风气有关。如果社会风气纯正，人们便倾向相信人、帮助人；如果社会丑恶现象太多，人们就可能感叹"人心叵测"，对他人持戒备心向。

4. 定势要受到价值观的控制与调节。价值观是个体关于客观事物的观点与信念。它决定和影响着个体的态度与行为，自然也要制约心理定势。

定势错位产生的原因

定势错位是一种社会病态现象，也是个体的病态心理活动，它产生的原因从社会的角度而言有：

首先，腐败、堕落、犯罪、欺诈、虚假的现象与行为还普遍存在于社会生活中。他们就像社会的毒瘤，散发在各个角落，社会环境被污染了，人们纯洁的心灵被侵蚀了。假货、假药、假人、假话……随处可见，使得人们以倒错的眼光来看世界。

其次，在当前市场经济驱动下，内地向沿海学习、沿海向经济特区看齐。但在这个过程中却产生了一种现象，如不写汉字，却写洋文；不讲普通话，学说粤语，这也可以视为一种定势错位，以为"海外月亮比国内圆"。

从主观上看，个体的推理错误是定势错位的主要原因：

首先，社会发展的主流是好的，国家与人民在改革开放中都是受益者。但就局部而言，还存在一些社会丑恶现象，有些人分不清主次，以偏概全，对客观现实做出错误推断。

其次，个体的社会经历也是定势错位的原因。许多人都历过"非常时期"，人世间的是非标准完全颠倒，人际关系的良好准则受到践踏，这对某些人有很大的影响。

定势错位的种种劣迹

1. 道德定势错位。道德是调节社会成员关系的行为规范。马克思认为：社会的前进总是要以牺牲一部分传统道德为代价的。

先进与落后的错位。很多人认为落后并不可耻，先进并不光荣，先进人物难当，先进事不好做，先进话不好说。

文明与愚昧的错位。某些人认为举止文雅是装腔作势，满口粗话者则是壮士豪杰。

勤俭与奢侈的错位。很多地方勤俭几乎成了"小农经济思想"的代名词，奢侈却被公认为有派头，有气魄。

正义与邪恶的错位。路见不平、拔刀相助成了"傻帽"，歹徒行凶旁观者众多而无人上前制止的现象倒是屡屡发生。

自尊与自贱的错位。有的演员借义演之名，到灾区去搜括灾民钱财，这是见利忘义的自贱，而当事人却视为自尊。

2. 心理定势错位。心理定势错位是指心理活动准备状态的错位。有以下表现：

需求错位。需求把社会价值与社会发展水平分为合理需求与不合理需求。将不合理的需求视为合理，就是需求错位。

动机错位。动机分为内部动机与外部动机。一般认为内部动机的作用大于外部动机，但是有些人对工作本身没有一点热情，对报酬却斤斤计较，驱动他工作的动力就是金钱。

态度错位。态度是定势的一种。态度错位是指情感与认知、意向之间的不协调。

价值观错位。价值观是人生的信念与观点，它是个性的重要成分。价值观意味着个人对某一事物将做出何种选择。

3. 行为错位。道德定势、心理定势的错位是观念上的东西，常常综合地从人的行为中表现出来，从反常的人际关系、社会风气中反映出来。行为错位有以下表现：

虐待与互虐。有些人以捉弄他人为乐。例如，有人要赶公共汽车，司机故意不停车；在邻里关系中，与邻居吵架败阵后悄悄把开水淋在对方养的花上等。这种以折损他人满足自己的倒错行为是较为普遍的。

痞化行为。当前社会上有一定数量的人表现出一种蛮横不讲理、称王称霸的痞化行为。例如，一些地痞、流氓欺行霸市，搞强买强卖；一些村民在国道上任意拦车、扣车、勒索司机钱财等。痞化行为已渗入到社会领域的方方面面。

依赖性求援。这是一种懒惰心理，对部门、单位、个人的困难不是通过自身努力去克服，而是一味依赖国家、集体、他人。对于某些人来说，沿街乞讨成为致富的门路。

定势错位的危害极大，对个人而言，可能会导致信念丧失、心灵空虚、斤斤计较、算计他人、不思上进、甚至走上违法犯罪的道路；就人际关系而言，会导致人际间的不信任、摩擦与冲突，酿成家庭、邻里及同事间的感情悲剧；从社会来看，它与社会风气的败坏、社会公道的衰退紧密相关。

定势错位的自我调理

定势错位讲到底是人生观、价值观出了问题。个人的自我调适，要做到以下几点。

1.确立正确的人生观、价值观。加强学习，可以从圣人先哲的著作中去领悟、从社会楷模的言行中去学习做人的道理。同时要善于思考，能透过现象看本质，合理把握社会发展主旋律。

2.加强个人的品德修养。有修养的人往往能"一日三省吾身"。

有"慎独"的人格，绝不"跟着感觉走"。有社会责任感，努力去履行自己的道德义务，而不去媚俗，迎痞。

3. 系脱敏法纠正错误。由不相信他人的错误定势，可以从最小做起来：相信自己→相信家人→相信朋友→相信同事→相信上级→相信路人。由易到难，循序渐进进行纠正。

第十节　压抑心理

[心理医生手册]

小徐，20岁，某学校大二学生。平日里小徐是个开朗活泼的女孩子，为人随和热情。但是每次的考试成绩都惨不忍睹。自从上学期末，四科都亮了红灯，小徐开始有些变化，时而沉默寡言、时而畅所欲言，经常唉声叹气，对学习更是忍辱负重。现在干脆不上课，整天在宿舍看动画片、玩游戏。同学看他堕落的样子，即同情又无奈，找他谈心还没说两句就转移话题。后被老师发现，送到心理咨询处医治。

压抑的含义及特征

压抑是一种较为普遍的病态社会心理。心理学上专指个人在受挫时，把变化的思想、情感压抑在心里，不表露烦恼的存在。压抑暂时能减轻焦虑，但不能完全消失，而是变成一种潜意识，导致人的心态和行为变得消极和古怪起来。

心理压抑有如下特点：

1. 内向性。当个体与现实生活发生冲突时，个体并不是积极地调整，而是采用了退缩、回避矛盾的方法，自我克制、自我约束、息事宁人，以求得心灵上的安静和解脱。

2. 消沉性。回避不等于解决。只要矛盾存在，就不可避免地使个体体验到不愉快的情感。这种感情与日俱增，逐渐使整个心理消沉下去，心理压抑者自我感觉往往是不好的。

3. 潜意识性。潜意识时常支配人的需求和动机，如一个事业上屡遭失败的人很想干一件一鸣惊人的事情，如制造一出事端等；又如越是禁止的事物，人们越是想去打听其奥秘等。

解析压抑心理的成因

从外部环境来看，主要表现在三个方面：

1. 行为规范的影响。行为规范是调节、约束个体行为的行为准则。如果行为规范太多，过于严厉，或者规范与个体的接受程度差距甚远，个体极易产生压抑感。

2. 工作学习与生活上的压力。作为个体，工作、学习、生活等实践活动都必不可少，倘若人的能力不能承担这些任务，或者长期超负荷地工作、学习、生活，不堪重负，个体就可能感到痛苦与压抑。

3. 紧张的人际关系。良好的人际关系能增强人的自信心，满足人的社交需求；而紧张的人际关系会使人变得颓废，个人的志向处处受挫，自然会产生孤独无援的感觉。

从主观原因来看，有以下情况易产生压抑心理。

1. 个体的某些身心条件较差。如生来长得丑，有生理缺陷，或者不及他人等，都可能引起他人的消极评价，个体就极易产生自卑感、自我否定感。有些人可能会加倍努力，化压力为动力，有些人则可能感到压抑和痛苦，变得自我封闭或自暴自弃。

2. 某些气质与性格。按心理学上的说法，人有四种典型气质：胆汁质、多血质、粘液质和抑郁质。根据气质的特点属抑郁质的人具有敏感、多愁善感的特点。性格是人对客观事物的态度和行为模式，外向性格的人遇事往往用情感将它表现出来；内向性格的人则常常把感情压抑在内心，其中消极的情感会转化为压抑感。

压抑心理的行为表现及其危害

压抑心理存在于社会各年龄阶段的人群中，它与个体的挫折、失意有关，继而产生自卑、沮丧、自我封闭、焦虑、孤僻等病态心理与行为。一般而言，压抑心理的行为表现有以下几个方面：

1. 忧郁。忧心忡忡，失眠、易疲劳，精神不能集中，性格古怪、自我封闭、不合群，对前途失去信心，感到外部压力太大，情绪低落，自惭形秽，手足无措等。

2. 厌倦。对任何事都失去兴趣，懒得和人讲话；工作、学习、生活的效率急剧下降；不愿承担社会工作和义务；没有成就感等。

3. 优柔寡断。意志薄弱，做事无主见、不果断、犹豫不决，没有敢为天下先的魄力与勇气等。

4. 社交障碍。不愿与人打交道，表情呆滞，少有笑言，敏感多疑，时刻提防他人，做事小心翼翼，知心朋友越来越少。

5. 躯体化焦虑。自我感觉不好，焦虑症状：头痛、肠胃不适、疲倦等；有的则以暴饮暴食的方式去摆脱压抑感，结果导致肥胖症。

6. 改向行为。越是被压抑的情绪、思想，越是可能在适当的时候以改头换面的方式表现出来，如一个学生在学习上遭到挫折，他的成功感受到阻挠，则可能在另一种场合去表现自己，或爱好文体活动，也可能以恶作剧来释放能量，表现自己。

如何释放心中的压抑

1. 要正确面对社会现实。看待社会不能过于"理想化"，应正视社会、承认差别，努力缩小与别人的差距才是最重要的。

2. 要正确看待自己。认清自己的优缺点，优点继续发扬，缺点予以改正。主动接受自己的错误，坦然面对挫折，确立一种自强、自信、自立的心态。

3. 多读些圣贤哲理与名人传记。圣贤名人之所以成功，就是他们能从挫折中走出来，让你知道人的一生会遇到许多挫折，如何战胜挫折，如何到达成功的彼岸。

4. 积极做些富有建设性的工作。应与懒惰作斗争，不妨去早练、读书、写作、交友、上街、娱乐等。

5. 主动帮助别人，乐于助人，使人精神、健康。做些志愿性的工作，如社区服务或帮助老人拿东西，心情就会好些，你会发现其中的乐趣。

6. 让快乐进入你的生活。让快乐围绕着你，让微笑常写在你脸上。不妨每天做些激烈的活动，多参加社交活动，如朋友联欢会、聚餐或看电影等。

7. 坚持锻炼身体。通过体育锻炼，出一身汗，精神就轻松多了。例如散步、慢跑、游泳和骑车等，可使人信心倍增，精力充沛。

8. 回归自然，有益于身心健康。漫步在田地间，看春华秋实，听蝉鸣鸟啼，置身于大自然的怀抱。你会有很多美好的遐想，悟出人生的哲理，以调解自己不适的心态。

第十一节　癔症

[心理医生手册]

王雪，21岁，大专学生。自小好胜心强，对生活和自己的未来有着美好的憧憬。但高考接连失败对她得打击很大，最后只考取了一所大专院校。但看到那些昔日不如自己的同学却考上了比自己好的学校，内心更是失衡，不禁愤愤不平、郁郁寡欢。致使行为也变得令人费解，让同学们都无所适从。稍不如意就责怪别人，甚至拿书出气，事后又道歉，搞得同学们很是无奈。近来，每逢她感到压抑，心情不爽时，晚上就发出惊恐的喃喃声，惊醒同寝室的同学，喊她摇她都不起作用，嚷嚷说"胸闷""憋气"。若不拉她，她就四肢打挺，自己无法坐起，继续发出梦呓。后经诊断，患者患有轻度情感爆发型癔症。

癔症及其症状表现

癔症，又称作歇斯底里症。发病者往往是受到了一定的精神刺激，如看见死人，夫妻吵架等，导致身体的部分功能暂时丧失，出现失明、失语、瘫痪等躯体症状。这些症状可由暗示而产生，亦可通过暗示而使之消失。这是神经症中比较特殊的一种类型，民间俗称"气迷心窍"。有调查认为本病占全部神经症病例的16%，居神经症第二位。

癔症的症状表现

人们通常把癔症类型综合为分离性症状和转换性症状两种。

分离性症状又称意识范围狭窄，是指患者因神志不清醒而出现的精神症状。具体表现为：不清楚自己的身份；假性痴呆、选择性遗忘；儿童样痴呆；装神弄鬼。这些症状多在农村患者身上发生。

另外，还有少数人出现癔症性精神病，表现为明显的行为混乱，短暂的幻觉和妄想等，具体的表现有：

1.情感爆发是癔症常见的发作形式。患者在精神因素作用下，突然精神失常、哭笑、狂怒、叫喊、打人、打自己、毁坏物品等。有时委屈，悲伤，痛哭流涕，或又突然兴高采烈，手舞足蹈，并伴有幼稚，做作，撒娇或演戏样的动作。

2.意识障碍表现为昏睡状态，呼之不应，推之不动，四肢发硬，僵卧于床，仅见眼睑颤动。或为癔症性木僵，动其肢体则有抗力。有的患者情感丰富，表情生动，行为夸张，富于表演色彩，谈话常以歌谣式，说出内容多与精神创伤有关。有的患者可出现假性痴呆的表现。

3.遗忘患者常不能回忆某一段期间的生活经历，甚至否认既往的生活和身份，有一种连整个生活经历都被遗忘，称为全部遗忘。持续时间可长可短。

4.神游症患者不仅记忆丧失，而且从原地出走，当发现时，则否认全部经历，甚至否认他的身份。神游现象除癔症外，尚可见于癫痫病患者。

转换性症状主要表现为躯体的功能障碍。这些障碍主要有：

痉挛发作（抽搐），是癔病发作最常见的形式，表现为类似于癫痫样的抽搐。发作前会头痛、胸闷、心烦、委屈等。发作时四肢抽动或挺直，两眼球上翻，常伴有如撕扯衣服、捶胸、抓周围的人或发出怪声等。发作的持续时间也超过癫痫的发作时间。痉挛发作后往往哭泣或不语，患者感到全身酸痛，疲乏无力。

瘫痪（运动麻痹），临床表现类似各种麻痹或不全麻痹，如偏瘫、截瘫或单瘫等各种形式。

感觉缺失，表现为躯体感觉缺乏或视听机能障碍。视觉障碍可表现为失明，弱视，同心性视野缩小，管窥等。癔病性失明常突然出现，但对光反射有反应，步行时可绕过障碍物。听觉障碍主要为耳聋，但前庭器官功能大多正常，有时对声音刺激有瞬间反应，有时在睡眠中被唤醒。对于皮肤感觉缺失的患者，如把他的眼睛蒙上，然后用针刺其麻木部位，虽无感觉，但让患者说出心里想到的数字，则是准确的针刺数目。

感觉过敏，表现为某些皮肤过敏区的存在，即使轻微的触摸也会剧烈疼痛，有的患者在咽部有梗阻感，但检查无阳性，称"歇斯底里球"。有的患者还会诉说头部紧压感，皮肤感觉异常或各种感受性不适。

癔症的病因

癔症发病的主要原因是精神因素和暗示的作用。这与患者一定的遗传因素、性格特征、精神因素或是躯体因素有关。

遗传因素。英国心理学家称，癔症患者的家族中，男性患病率为 2.4%，女性则为 6.4%，可能高于一般居民。但是遗传的假说并不适用于孪生子的研究，因为在单卵双生子中有可能没有相同的发病者。

性格特征是导致癔症发作的重要因素。一般意志极不稳定、幻想多、有强烈的情感，争强好胜、虚荣、冲动、好夸耀自己、显示自己，乐于成为大家注意的中心，喜欢得到他人的赞扬。当情感反应强烈时，想象和现实常易混淆一起。

精神因素。某种神经系统的器质性病变，可能伴有癔症发作，往往是躯体疾病为癔症提供了发病的条件，使脑器质性疾病与癔症同时存在。如癫痫患者多数同时伴有癔症发作。

躯体因素。患者感到委屈、气愤、惊恐、羞惭、窘迫或悲伤等精神刺激，往往是癔症患者的直接致病因素，或为第一次发病的因素。患者对于精神刺激或创伤体验较深而发病，有些患者多次发病后会产生免疫力，通过触景生情、联想，或自我暗示而发病。

健康心理的学问

走出癔症的困扰

心理治疗癔症的方法包括解释性心理治疗、暗示治疗和催眠疗法。

解释性心理治疗。首先消除患者及其家属的疑虑——癔症是可以治愈的，让患者对癔症有正确的认识，并积极配合医生进行治疗。引导患者疏泄内心的障碍，给予适当的安慰或鼓励。患者自身应加强自我锻炼，用理智的态度面对一切，用积极的姿态去克服性格方面的缺陷。

暗示治疗是癔症性躯体障碍的有效方法。要求有安静的环境，医生询问病史以后，并做全面检查，建立良好的医患关系。采取措施：如吸入氧气、针刺，给予注射用水或维生素C针剂肌肉注射，静脉推注钙剂及电兴奋治疗。实践证明，患者对医生信赖的程度是治疗成败的关键。

催眠疗法是利用催眠时大脑生理功能的改变，通过言语施以暗示，从而达到消除癔症症状的目的。催眠疗法操作复杂，有一定的危险性和不确定性。但在治疗时加以言语暗示，治疗效果会更好。

第四章　正视人格障碍

第一节　认识人格障碍

人格障碍是指人格特征明显超出了正常范围，显著性、病理性增强，患者形成了一贯的、反映个人生活风格和人际关系的异

162

常行为模式。主要表现在待人接物方面，明显影响患者的社会和职业功能，造成对社会环境的不良适应。患者会因此感到痛苦，并且具有临床意义。

人格障碍的特征

人格障碍的患病率在西方发达国家为一般为 2%~10%，我国1993 年统计为万分之一，这明显是一个较低的数字。通过问卷对某大学 2200 名学生进行调查，继而筛查后确诊为人格障碍有 55人患病率达到 2.5%，比较接近正常值。

根据《中国精神疾病分类方案与诊断标准（CCMD — 3）：人格障碍（F60 特定的人格障碍）》，人格障碍的症状标准是：个人的内心体验与行为特征（不限于精神障碍发作期）在整体上与其文化所期望和所接受的范围明显偏离，这种偏离是广泛、稳定和长期的，并至少有下列一项：

1. 认知（感知，及解释人和事物，由此形成对自我及他人的态度和形象的方式）的异常偏离。

2. 情感（范围、强度，及适切的情感唤起和反应）的异常偏离。

3. 控制冲动及对满足需要的异常偏离。

4. 人际关系的异常偏离。

若确诊为人格障碍要求：症状开始于童年或青少年期，现年18 岁以上，症状至少已持续 2 年，并且排除人格特征的异常行为并非躯体疾病或精神障碍的表现或后果。严重的人格障碍则是患者特殊的行为模式的异常偏离，使患者本身或其他人感到痛苦或社会适应不良。

人格障碍的成因

从生理—心理—社会医学模式的角度来看，人格障碍往往是由多种因素综合形成的。

遗传因素。意大利犯罪心理学家罗姆勃索曾对众多罪犯的家庭进行大样本的调查，发现许多罪犯的亲族患有反社会人格障碍，犯罪的比率远远高于其他人群。其他学者也发现犯罪亲族中患人格障碍的比率显著高于正常人群。

精神因素。幼儿心理成长中若受到精神创伤，对人格的发育有很大的影响，是未来形成人格障碍的主要因素。例如，婴幼儿的母爱或父爱的被剥夺；被遗弃或受继父、母的歧视等，这都为人格障碍的发展提供了"温床"。

环境因素。孩子受虐待；父母或其他社会关系人教育方法失当或期望过高；父母本人品行或行为不良，对儿童的人格发育影响极大。再者社会上的不良风气、不合理现象、拜金主义等都会影响青少年的道德价值观，产生对抗、愤怒、压抑、自暴自弃等不良心理而发展至人格障碍。

预防人格障碍

在诱发人格障碍的众多因素中，社会心理环境是最重要的，尤其是幼年时期家庭心理因素起到了主要作用。父母的养育方式正确，孩子的人格发育一般是良好的。主要有：

情感温暖型养育方式。即父母经常用语言和姿态表示对子女的关爱。父母对孩子做错的事给予谅解、安慰和鼓励，父母尊重子女的意见，经常表扬子女，并相处平等、温暖和亲切。在调查中发现，这种养育方式，子女的人格发育一般都是健康的。

心理治疗。由于人格障碍主要是自我评价的障碍，选择行为方式的障碍和情绪控制的障碍，集中表现为对社会环境的不适。所以应加强对适应环境能力的训练，选择适当职业的建议与行为方式的指导，人际关系的调整与改善，以及优点与特长的发挥等等。

治疗与预防相结合。为儿童提供良好的家庭、社会环境和教育方式是极为必要的，也是预防和减少人格障碍的有效手段之一。

第二节　回避型人格障碍

[心理医生手册]

张涛，男，思维敏捷，工作积极。高考失利，在一家电脑公司做营销工作，凭借自己的聪明才智工作得很出色，业绩好，多次受到老总的嘉奖。自担任营销主管后，工作更是卖力。但是自从公司招进了三名大学本科生，其中一人做了他的助手后，张涛的情绪一下子发生了很大的变化。

本来多一个助手，可以使事业更上一层楼。但是他却陷入了自卑的泥沼：情绪低落，不爱讲话；工作劲头大打折扣。不久因成绩下降，免除了他的职务，并让其助手来接管。之后他的情况更为严重，当他人主动与其接近时总是有意回避。一次公司举办客户联欢会，原则上所有的人都要参加，但他却没有报名。公司领导动员其参加，而他只和大家一起参加排练，并没有正式演出。

回避型人格障碍的表现

回避型人格又称为焦虑型人格，其最大特点是懦弱胆小，容易受惊发怒；有持续和广泛的紧张、忧虑感觉；敏感羞涩，对任何事情都表现惴惴不安；有自卑感，不断追求受人欢迎和被人接受，对排斥和批评过分敏感；日常生活中惯于夸大潜在的危险，以回避某些活动；个人交往十分有限，缺乏与他人建立关系的勇气。

主要表现为：

容易因他人的批评或不赞同而受到伤害；除非确信受欢迎，一般总是不愿卷入他人事务之中；做那些普通的但不在自己常规之中的事时，总是夸大潜在的困难、危险或可能的冒险；心理自卑，在社交场合总是缄默无语，害怕惹人笑话或者回答不出问题；敏感羞涩，害怕在别人面前露出窘态；行为退缩，对需要人际交往的社会活动或工作总是尽量逃避；很少有或者没有好朋友或知心人。

回避型人格障碍的成因

回避型人格形成的主要原因是自卑心理。有以下几方面原因：

自我认识不足，过低估计自己。若较有权威的人对自己做了较低的评价，就会影响对自己的认识，从而低估自己，易产生自卑感。

消极的自我暗示抑制了自信心。当面临新局面时，会先自我衡量是否有能力应付。有的人会因为自我认识不足，有了这样一种消极的自我暗示，就会抑制自信心，增加紧张，产生心理负担，工作效果不佳。同时又会形成一种消极信息的反馈，这样恶性循环，进一步加强了自卑感。

挫折的影响。挫折会给他们以沉重的打击，使他们变得消极悲观而自卑。

此外，生理缺陷、性别、出身、经济条件、政治地位、工作单位等都有可能是自卑心理产生的原因。这种自卑感得不到妥善处理，久而久之就成了人格的一部分，造成行为的退缩和遇事回避的态度，形成回避型人格障碍。

走出回避型人格障碍的心理阴影

1. 消除自卑感。正确认识和对待自己，要善于发现自己的长处，肯定自己的成绩，不要抬高别人贬低自己。只有提高自我评价，才会提高自信心，克服自卑感；正确认识自卑感的利与弊，提高克服自卑感的自信心。自卑者的这些优点：谦虚，善于体谅人，不与人争名夺利，安分随和，善于思考，做事谨慎，一般人都相信他们，并乐于与他们相处。自卑者应明白自卑感也有其有利的一面，不要因自卑感而绝望，认识这些优点可以增强信心，为消除自卑感奠定心理基础。

要进行积极的自我暗示，自我鼓励，相信事在人为。事先不过多地体验失败后的情绪。

2. 克服人际交往障碍。回避型人格的人都存在着不同程度的人际交往障碍，因此应按梯级任务作业的要求给自己制订一个交往计划。医生一般建议患者采用的交往计划为：

第一周每天与同事（或邻居、亲戚、室友等）聊天 10 分钟；第二周每天与他人聊天 20 分钟，同时与其中某一位多聊 10 分钟；第三周保持上周的时间量，找一位朋友做不计时的随意谈心；第四周保持上周的时间量，找几位朋友在周末小聚一次，随意聊天，或家宴，或郊游；第五周保持上周的时间量，积极参加各种思想交流、学术交流、技术交流等；第六周保持上周的时间量，尝试去与陌生人或不太熟悉的人交往。

在开始进行梯级任务时，可能会觉得很困难，毫无趣味，这些都要尽量克服，以取得良好的治疗效果。

第三节　依赖型人格障碍

[心理医生手册]

患者，女性，25岁，是家中最小的孩子。自幼就备受宠爱，任何小事都由父亲代替她做，很少独立做自己的事。上小学时，因为害怕路上会发生危险，都由父亲陪伴上学。周末想出去玩，也经常由父亲陪同。大约13岁时，因为父亲不能陪她上学，患者情绪上曾发生过障碍，当时经过心理治疗和父亲的细心照顾，短期内有了好转。患者自幼就很敬佩父亲，并且事事都依赖父亲，并以此为乐。大学毕业后经朋友介绍，开始与某男性相识。该男友与患者同岁，有硕士学位，智力较高。按一般情况而言是很好的异性对象。但患者觉得他和自己的父亲相比，显得社会能力差，不够理想。患者认为理想的男人要像父亲一样能干。患者内心很矛盾，一方面觉得男友不够理想，另一方面又觉得自己不小了，不能太挑剔。整天在担心将来失去能干的父亲，需自己独立处理生活问题的困扰中度过。于是患者开始忧虑，怕万一有一天自己又生病了，自己照顾不了自己，而将来的丈夫又不能干，不会细心照顾她，那怎么办等。一连串的心理烦恼，让患者脑子里觉得很混乱、恐慌、紧张、不知所措，唯恐自己会发疯起来。

依赖型人格障碍的表现

依赖型人格障碍是日常生活中较常见的人格障碍。美国《精神障碍的诊断与统计手册》（DSM-VI）中将依赖型人格的特征定义为：

1. 在没有从他人处得到大量的建议和保证之前，对日常事物不能做出决策。

2. 无助感。让别人为自己做大多数的重要决定，如在何处生活，该选择什么职业等。

3. 被遗弃感。明知他人错了，也随声附和，因为害怕被别人遗弃。

4. 无独立性，很难单独展开计划或做事。

5. 过度容忍，为讨好他人甘愿做低下的或自己不愿做的事。

6. 独处时有不适和无助感，或竭尽全力以逃避孤独。

7. 经常被遭人遗弃的念头所折磨。

8. 当亲密的关系中止时感到无助或崩溃。

9. 很容易因未得到赞许或遭到批评而受到伤害。

只要满足上面中的五项，即可诊断为依赖型人格。

心理学家霍妮在分析依赖型人格时，指出这种类型的人有几个特点：

1. 深感自己软弱无助，有一种"我很渺小可怜"的感觉。需要自己拿主意时便一筹莫展。

2. 理所当然地认为别人比自己优秀，比自己有吸引力，比自己更高明。

3. 无意识地倾向于以别人的看法来评价自己。

依赖型人格障碍的成因

过分溺爱。父母过分溺爱，鼓励子女依赖父母，不让他们有长大和自立的机会，以致久而久之，在子女的心目中就会逐渐产生对父母或权威的依赖心理，成年以后依然不能自主。

缺乏自信心。总是依靠他人来做决定，终身不能负担各项工作的责任，形成依赖型人格。

逃避社会。社会适应能力欠佳，不能担当起"社会人"的角色，总是采用回避的态度，养成了依赖、跟随他人的习惯。长此以往，较易形成依赖型人格。

环境因素。周遭有很多是依赖型的人，受其影响，自己渐渐地也产生这种行为。

依赖型人格障碍的心理治疗

1. 纠正日常习惯。认清自己的行为中哪些是习惯性地依赖他人去做，哪些是自己做决定的。可以每天做记录，记满一个星期，然后将这些事件按自主意识强、中等、较差分为三等，每周一小结。

2. 监督人。依赖行为一旦形成习惯，就会很难改变。为防止这种现象的发生，简单的方法是找一个自己最依赖的人作为自己的监督者。

治疗依赖型人格障碍需要两个步骤重建患者的自信心，从根本上对依赖型人格加以矫正。

第一步，铲除童年的坏习惯。回忆童年时父母、长辈、朋友对自己说过的具有不良影响的话，仔细整理出来，然后一条一条加以认知重构，并将这些话语转告给你的朋友、亲人，让他们在你试着干一些事情时，不要用这些话语来指责你，而是鼓励你、帮助你。

第二步，重建勇气。建议患者选择做一些略带冒险性的事，每周做一项。例如：独自一人到附近的风景点做短途旅行，独自一人去参加一项娱乐活动。通过做这些事情，可以增加勇气和独立性，改变事事依赖他人的弱点。

第四节　反社会型人格障碍

[心理医生手册]

患者,男性,19岁,无业游民。从小任性,受家人溺爱;上学后,不断打架闹事,欺负小同学,辱骂老师,在课堂上解剖老鼠和麻雀;后被儿童医院诊断为多动症,药物治疗效果不佳;因和父母吵架,左邻右舍都讨厌;不承认干了坏事,对打人情节避重就轻;否认与父母对打,说一生气就控制不住自己,事情过去就后悔了;辍学后进工厂,常常旷工,招引一些朋友在家中吃喝玩乐,多次聚赌,结交不三不四的女性,经常打骂祖母;骑车撞了人,反诬陷对方,拳打脚踢;因毒打他人致伤被公安机关收容审查。

反社会型人格障碍的表现

反社会型人格障碍也称精神病态或社会病态、悖德性人格等。在人格障碍的各种类型中,反社会型人格障碍是心理学家和精神病学家所最为重视的。1835年,德国心理学家皮沙尔特首先提出了"悖德狂"这一诊断名称。指出患者出现本能欲望、兴趣嗜好、性情脾气、道德修养方面的异常改变,但没有智能、认识或推理能力方面的障碍,也无妄想或幻觉。后来"悖德狂"这个名称逐渐被"反社会型人格"所代替。反社会型人格引起的违法犯罪行为最多,同一性质的屡次犯罪,罪行特别残酷或情节恶劣的犯人,其中30%～60%的人都属于这种类型的人格障碍。其共同心理特征是:情绪的暴发性,行为的冲动性,对社会对他人冷酷、仇视、缺乏好感和同情心,缺乏责任感,缺乏羞愧悔改之心,不顾社会道德法律准则和一般公认的行为规范,经常发生反社会言行,不能从挫折与惩罚中吸取教训,缺乏焦虑感和罪恶感。

反社会人格障碍患者，在童年时期就有所表现，如偷窃、任性、逃学、离家出走、积习不改、流浪和对一切权威的反抗行为；少年时期过早出现性行为或者性犯罪；常有酗酒和破坏公物、不遵守规章制度等不良习惯。

如果 18 岁以下的未成年人日常的行为中有符合以下品行障碍中的三项，那么就很可能患者有反社会型人格障碍：

经常逃学；被学校开除过，或因行为不轨而至少停学一次；被拘留或公安机关管教过；至少有两次未经说明而外出过夜；并非为了躲避惩罚而反复说谎习惯性吸烟、饮酒；反复偷窃；反复参与破坏公共财物活动；反复挑起或参与斗殴；反复违反家规或校规；过早有性活动；虐待动物和弱小同伴。

在做出反社会型人格的诊断时，所要考虑的关键方面是个人对自己的反社会行为的反应。在上述特征中，无责任感和无羞耻心特别重要。反社会型人格障碍患者即便在做了大多数人通常会感到可耻和罪恶的事后，在情感上也无反应。

反社会型人格障碍的成因

根据精神病学家和心理学家研究的成果来看，产生反社会型人格的主要原因有：

早年丧父丧母或者双亲离异，养子，先天体质异常，恶劣的社会环境、家庭环境和不合理的社会制度的影响，以及中枢神经系统发育不成熟等。

家庭破裂、儿童被父母抛弃和受到忽视、从小缺乏父母亲在生活上和情感上的照顾和爱护，是反社会型人格形成和发展的主要社会因素。

父母表现得朝三暮四，赏罚无定规，使得孩子无所适从。由于经常缺乏可效法的榜样，儿童就不可能发展具有明确的自我同一性。

患者对坏人和对同伙的引诱缺乏抵抗力、对过错缺乏内在羞愧心理等现象，都是由于他人赏罚的不一致性，本人善恶价值的判断自相矛盾所造成的；他们的冲动性和无法自制某些意愿及欲望，都是由于家庭成员对于自己的行为无原则、不道德、缺乏控制等恶劣榜样造成的。

可见，反社会型人格的情绪不稳定、不负责任、撒谎欺骗，但又泰然而无动于衷的行为，都与家庭、社会环境有重要的关系。

反社会型人格障碍的心理治疗和预防

反社会性人格障碍者在儿童、少年期一般都有品行障碍，因此，采取有效措施，预防和矫正儿童、少年的品行障碍是非常重要的。

首先，要注意进行道德情感的教育，尤其要进行责任感和义务感的教育，让儿童知道自己作为一个人，不能光享受，还应履行义务和责任。

父母要注重自身的修养，为孩子树立良好的道德榜样，给他们创造一个健康的生活环境和学习环境。对儿童、少年的不良行为倾向，要及时进行教育、批评，将其消灭在萌芽状态，切不可掉以轻心，甚至包庇纵容，以免酿成恶果。

对于患者，应帮助他们提高认识，使其了解自己的行为对社会的危害，培养患者的责任感，使他们担负起对家庭、社会的责任；提高患者的道德意识和法律意识，让他们明白什么事可以做，什么事不能做，努力增强控制自己行为的能力。

当患者出现强烈的反社会行为时，给予强制性的惩罚（如电击、禁闭等），使其产生痛苦的体验。实施多次之后患者一产生反社会行为，就会感到厌恶，全身不舒服，从而减少反社会行为。

第五节　自恋型人格障碍

[心理医生手册]

患者，女性，19岁，父母都是高级知识分子。她的家庭可以说是"奋斗型"的。父亲瞧不起女孩。母亲在顺从中求独立，但对两个女儿读书颇为关心，父亲则只讲究原则。

患者小学时当班长，成绩优秀，初中时根本不与成绩差的同学交往，表现自高自大。进入重点高中时入学考试成绩不理想，开始表现不安和与伙伴疏远的倾向。一方面是强烈的竞争心理，另一方面对是否顺利上大学有负担，时常烦恼，在信心和心境上失去优势。

高中二年级学习压力大，出现闭经，期末考试因紧张而发生剧烈腹痛、头痛，精神上有些恍惚，拒绝服用药物，对任何关心都抱怀疑态度，但是仍不甘落后。从高中二年级下学期开始出现贪食和缺课的现象，有空虚和孤独感。高三寒假中服用大量感冒药片，经急救恢复，以后便间断上学，情绪极不稳定，常冲动地毁坏物品和自伤，咬破皮肤和手指。但仍在同学面前仍吹嘘："考不上大学誓不为人！"贪食和自伤行为随情绪的恶劣而且日趋频繁。后由母亲陪伴就医，经诊断为自恋型人格障碍。

自恋型人格障碍的表现

患者对自己的看法是：我是卓越的，才华出众的，其他人比不上我，所以都嫉妒我。

自恋型人格障碍患者认为他人理所应当对他们关注、赞美、关心、帮助，成功、权力、荣誉也理所应该是属于他们的。

对他人颐指气使，对待批评、挫折的反应是愤怒、敌意，甚至会采取报复行动；缺乏同情心，对人冷漠，因而也会利用或玩弄他人的感情；没有责任感，更没有愧疚感，做错事总会寻找借口和替罪羊，因为一旦被迫承认错误就会威胁到他们的自我评价。

热衷于与他人比较和竞争，因为他们希望能在竞争中打败他人，从而证明自己的优越。然而，当各种条件决定了他们无法胜过他人的时候，就会充满嫉妒与敌意，对竞争对手进行恶意的攻击或陷害。

人们一般用来形容自恋型人格障碍的特征是：自私、傲慢、自命不凡、目中无人、自高自大、唯我独尊、自以为是，以自我为中心。这些特征都来自于他们过高的自我评价和夸大的自尊。

如果患者的日常的行为中有符合下列状态中的五项，那么心理医生就会诊断为自恋型人格障碍：

自高自大，夸大自己的才能，希望特别受到他人的关注；对批评的反应是愤怒、羞愧或感到耻辱，虽然不一定立刻表露出来；坚信自己关注的问题是世上独有的，不能被一般人了解；对成功、权力、荣誉、美丽或者完美的爱情抱有非分的幻想；认为自己应该享有他人没有的特权；渴望持久的关注与赞美；缺乏同情心；喜欢指使他人，要求他人为自己服务；嫉妒心强。

自恋型人格障碍的成因

自恋型人格障碍患者通常在童年时期受到过多的关注和无原则的赞赏，同时又很少承担责任，很少受到批评与挫折。

自恋型人格障碍的最根本的动机是得到他人的赞赏与爱，然而，因为他们对他人的冷漠和藐视，而常常被他人所拒绝。这恰好是他们害怕得到的恐惧的后果。

自恋型人格障碍的心理治疗

对自恋型人格障碍的治疗，心理医生会采用以下方法：

1. 教导患者解除以自我为中心的人生观。

自恋型人格的最主要特征是自我中心，而人生中以自我为中心的心理最为强烈的阶段是婴儿时期。这是你可以把自己认为惹人厌恶的人格特征和他人的批评罗列下来，看看有多少婴儿期的成分。请一位和自己亲近的人作为监督者，一旦出现强烈的自我中心主义的行为，便给予警告和提示，督促自己及时改正。通过这些努力，自我中心观会逐渐消除。

2. 引导患者学会爱他人。

如果你要获得他人的爱，首先必须付出自己的爱。哲学家弗洛姆在《爱的艺术》一书中阐述了这样的观点：幼儿的爱遵循"我爱因为我被爱"的原则，而成人的爱则遵循"我被爱因为我爱"的原则；不成熟的爱会认为"我爱你因为我需要你"，而成熟的爱则认为"我需要你因为我爱你"。自恋型的爱就像是幼儿的爱，不成熟的爱，因此，要努力加以改正。

生活中最简单的爱是关心他人，尤其是当他人需要帮助的时候。他人生病时及时送上一份问候，病人就会真诚地感激你。只要在生活中多一份对他人的爱心，自恋症状便会自然减轻。正如维尔斯特所说的：通过爱，我们可以超越人生。

第六节 循环型人格障碍

[心理医生手册]

貌儿，22岁，大学四年级学生。她曾这样对医生说："我就像著名的海德博士一样，过着双重的生活。"她有时候精神振奋，和人说话嘻嘻哈哈，爱开玩笑，非常活泼，如收拾床铺，打扫寝室，打球锻炼，生活很有节奏。可是，兴奋期一过就是低潮期。这时的她又懒又馋，不停地往嘴里塞东西，而且越是重口味的越好，有时，肚子已撑得不行，舌头也麻木，仍停不下来。此外还特别懒，不洗碗，不叠被，不起床，生活乱成一锅粥。自我感觉相当差，觉得自己像又丑又愚蠢的四十岁的中年妇女。经过这样一段非人的生活之后，她会很平静地醒来收拾残局，让自己重新进入生命的高峰期。

然而，一次又一次地挣扎，结果也只是在原地踏步。

循环型人格障碍的表现

循环型人格障碍又称情感型人格障碍，指生活中听见的情绪高涨与忧郁低下极端波动的人格类型，一般女性多于男性。

患者情绪兴奋时表现兴奋高涨，活跃乐观，有发自内心的欣喜和满足感。此时雄心大志，精神振奋，非常自负，自我评价很高，社会活动能力很强，有夸大的认知倾向。

情绪低落时，则表现忧郁低下，对任何事物都缺乏兴趣，精力和体力不足，悲观沮丧，少言寡语，懒于做事，遇事感到困难重重，一筹莫展。

循环型人格障碍有三种不同的类型。

情绪兴奋型。主要表现情感高涨，内心充满信心和喜悦，雄心勃勃，精神振奋，热情好交往，情绪乐观，较急躁，做事有始有终，经常做出大量的计划和设想，但并非都是经过深思熟虑的。这类人群在青少年中并不少见，又称为情感增盛型。

情绪低落型。主要表现情绪低沉，悲观，愁眉不展，自感精力不足，信心不强，寡言少语，遇事感到困难重重，又称为情感抑郁型。

情绪兴奋与情绪低落交替型。以心境良好和悲伤相交替为特征，这种转换并非外部因素引起。

循环型人格障碍的成因

形成循环型人格障碍的原因在心理学界存在很大的争议。

患者的遗传、精神和躯体因素以及神经系统与代谢功能的平衡失调造成的长期抑郁状态可能是造成循环型人格的主要原因。

由于躁狂抑郁症患者在病症初期多表现为循环型人格，所以心理学家一直在讨论循环型人格与躁狂抑郁症之间的关系。

如何逃离循环型人格障碍的魔掌

循环型人格障碍心理治疗主要是缓解患者的抑郁心理，同时可以通过药物对过于抑郁或兴奋的状态予以压制。

药物治疗副作用比较明显，患者及其家属应该努力调整患者所处的环境，使其摆脱可能造成抑郁心理的因素，逐步缓解症状。更要注意控制病情，以免诱发躁狂抑郁症。

第七节　攻击型人格障碍

[心理医生手册]

张强，18岁。外祖母和母亲曾有精神失常的病史，父母性格暴躁，常打骂孩子，有时又过分袒护和溺爱；其大哥和二哥一贯好斗殴，大哥19岁时精神失常，21岁服毒自杀；母亲在怀孕期间因家务纠纷两次服毒自杀，经抢救脱险。患者出生后发育良好，好动，学习成绩中上，在课堂上不注意听讲，不停地做小动作，或睡觉，初中第二学期7门功课全部不及格。不参加考试，不服教师批评，在课堂上与教师扭打，一个月后不再上学，经校方同意患者辍学。

后被招为工厂工人，工作责任心差，多次因违法行为受到拘留或劳教，后从劳教所逃脱。经常无故殴打他人，同伙持刀械斗，后因流氓罪被捕，又利用种种手段殴打同室罪犯，强占水壶，抢夺他人饭菜，任意侮辱他人人格，用缝衣针扎别人屁股；患者曾三次自杀未遂，说要跟自杀身亡的哥哥一起走；在家常常殴打父母和弟妹。患者躯体检查未见明显异常，神经心理测验有轻度脑损害，智力正常，无典型精神症状。

攻击型人格障碍的表现

攻击型人格障碍是一种以行为和情绪具有明显冲动性为主要特征的人格障碍，又称为暴发型或冲动型人格障碍。

攻击型人格是青少年期和中青年期常见的一种人格障碍。患者情绪高度不稳定，对事物往往做出爆发性反应，极易产生兴奋的冲动，行为爆发时不可遏制。心境反复无常，办事处世鲁莽，缺乏自制自控能力，易与他人冲突和争吵，稍有不合便大打出手，不计后果。

患者心理发育不成熟，判断分析能力差，容易被人挑唆怂恿，对他人和社会表现出敌意、攻击和破坏行为；不能维持任何没有即刻奖励的行为，经常变换职业，多酗酒。

如果日常的行为中有符合下列状态中的三项，那么就很可能患有攻击型人格障碍。

有不可预测和不考虑后果的行为倾向；行为爆发难以自控；

不能控制不适当的发怒，尤其是行为受阻或受指责时容易与他人争吵或冲突；情绪反复无常，不可预测，易爆发愤怒和暴力行为；生活无目的，事先无计划，对很可能出现的事也缺乏预见性，或做事缺乏坚持性，如不给予奖励，便很难完成一件较费时的工作；强烈而不稳定的人际关系，与人关系时而极好，时而极坏，几乎没有持久的友人；有自伤行为。

攻击型人格障碍有一个类型称为被动攻击型人格障碍，具体的外在表现是：

表面对他人表现得被动和服从、百依百顺，内心却充满敌意；顽固执拗，不听调动，拖延时间，暗地破坏或者阻挠他人的工作；满腹牢骚，但心里又很依赖权威。

攻击型人格障碍的成因

攻击型人格障碍产生的原因不是单一的，而是主要有以下几个方面的原因综合作用的结果：

生理原因。一些生理学家提出，小脑成熟延迟，传递快感的神经道路发育受阻，因而难于感受和体验愉快与安全，可能是攻击行为发生的因素。另外，攻击行为还与人体内分泌腺和雄性激素分泌过多有关。

心理原因。进入青春期的男孩，强调男子汉的刚毅、果断、义气、力量、善攻击等特征。因此，他们会在同龄人面前，特别是有异性在场时表现出较强的攻击性。心理原因的第二个方面是由于自卑心理与其后产生的补偿效应。每个人都可因自己身体状况、家庭出身、生活条件、工作性质等产生自卑心理，当以冲动、好斗作为补偿的方式时，其行为就表现出较强的攻击性。另外，青年男子的自尊心特别强。如果经受挫折，往往反应特别敏感、强烈。挫折是导致攻击行为的一个重要原因。

社会原因。带有暴力内容的小说和影视剧使得缺乏分析能力的青年人容易产生认同感和模仿行为。"老实人吃亏"的观念也常使青年人产生攻击性行为。

家庭原因。攻击性与家庭教育有较大关系。被父母溺爱的孩子往往个人意识太强，受到限制就容易采取暴力行为发表不满。在专制型的家庭，或者家长有暴力行为，儿童常遭打骂，心理受到压抑，长期郁结于内心的不满情绪一旦爆发出来，往往会选择较为激烈的行为来发泄积怨。

攻击型人格障碍的心理治疗和预防

对攻击型人格障碍的治疗应该主要由外界对患者的行为加以控制，从而进行其心理的纠正。对患者的矫正和易发病人群的预防可以从以下几个方面着手：

开展青春期有关生理、心理方面的教育，使其能正确认识自己，认识自己外部的变化和心理的变化。要鼓励他们经常反躬自问和独立反省，完善自我，把精力用到学习、成才上去。

开展多种形式的业余文艺、体育活动，让青春期男孩体内的内在能量寻找一个正常的释放渠道。

进行深入细致的心理访谈，使其正确对待挫折。学会尽量用另一种可能成功的目标来补偿代替，以获得集体、他人对自己的承认，充分表现自己的能力，获得心理上的快慰感。

运用行为治疗中的系统脱敏技术结合暗示疗法，可以帮助攻击型人格障碍患者克服行为的冲动性。

第八节　偏执型人格障碍

[心理医生手册]

李某，男，30 岁。11 岁时父亲病逝，全家生活由母亲支撑，家境清贫，懂事较早，任何生活琐事均能自己料理，不愿给母亲添麻烦。

在大学学习期间，有位同学犯了政治错误，组织上曾向李某了解情况，李某对此心情紧张，认为自己会被牵连进去，惶惶不可终日，对同学更加疏远，别人三两交谈或多看他一眼，便起疑心，认为别人在议论自己。毕业后被分配到某国防工厂任技术员，因工厂均有士兵守卫，会客制度严格，他也渐渐显得心情紧张，联系到大学时曾被调查的历史，自认为受牵连，觉得分到此厂工作也是有意将他置于监视之下。工作中总认为别人会搞鬼或故意贬低他的成绩，常加以防范，对别人请教他的问题亦认为是有意考察他而不愿讲。在家中显得很固执，要按自己的意见办。患者虽有上述症状，但工作完成得较好，还被评为先进生产者。

偏执型人格障碍的表现

偏执型人格又称为妄想型人格。常常表现为：

极度的感觉过敏，对侮辱和伤害耿耿于怀；思想行为固执死板，敏感多疑，心胸狭隘；爱嫉妒，对他人获得成就或荣誉感到紧张不安，不是寻衅争吵，就是在背后说风凉话，或公开抱怨指责别人；自以为是，自命不凡，对自己的能力估计过高，惯于把失败和责任归咎于他人，在工作和学习上往往言过其实；自卑，总是过多过高地要求他人，但从来不信任别人的动机和愿望，认为他人存心不良；不能正确、客观地分析形势，有问题容易从个人感情出发，主观片面性强；偏执的人常将他人无意的甚至友好的行为误解为敌意或歧视；喜欢走极端，与其头脑里的非理性观念相关联。看问题带有严重的偏见，且固执己见；喜欢议论他人的短处，吹毛求疵，挑剔他人的毛病，注意事物的消极面，不愿意夸奖他人的长处和肯定他人的成绩，看不到事物的积极方面，总认为他人不如自己。

偏执型人格障碍的成因

1.与幼时所受到的不良教育和生活环境密切相连。孩子从小被娇宠，形成自我为中心的不良性格。然后，不良性格的严重缺陷及后果显著，父母转而对其过分严厉，导致性格扭曲，偏执异常。

有些患者的父母看问题比较偏激，狂妄自大，常常抬高自己贬低别人，在背后议论他人的不是。过于敏感多疑，急躁主观，性格暴烈，争强好斗等。患者长期在这样的生活环境中受到不良影响，不能不说也是导致人格偏执的一个重要原因。

除此以外，儿童期受到家庭或学校过于严厉的惩处，缺少关爱等也是造成人格偏执的一个原因。

从患者本人来说，文化素养不高，思维方式有问题等也有其主观责任。

2.据最新研究称，家族遗传（有家族精神病史）也是造成人格障碍的原因；中年期的重大挫折和意外应激后反应会加重病程；至更年期逐渐形成定势，不易缓解，如病程继续迁延可转为精神分裂症、精神病性偏执狂或是老年性痴呆。

偏执型人格障碍的心理治疗

认知提高法。首先在相互信任的基础上交流情感，向他们全面介绍其自身人格障碍的性质、特点、危害性及纠正方法，使其对自己有正确、客观的认识，并自觉自愿产生要求改变自身人格缺陷的愿望。这是进一步进行心理治疗的先决条件。

交友训练法。交友训练的原则和要领是真诚相见，以诚交心。明确交友的目的在于克服偏执心理，寻求友谊和帮助，交流思想感情，消除心理障碍。交友时要注意"心理相容原则"，并且心理相容的条件是思想意识和人生观价值观的相似和一致，所谓"志同道合"。这是发展合作、巩固友谊的心理基础。

克服敌意对抗心理。患者可以事先自我提醒和警告，处世待人时注意纠正，这样会明显减轻敌意心理和强烈的情绪反应。

自我调控。首先要克服虚荣心，培养高尚的情趣。其次要善于克制自己的抵触情绪，以及不利的言行。

第九节　表演型人格障碍

[心理医生手册]

张敏，24岁，独生女，从小就被父母娇惯无比，非常固执，一不高兴就哭闹无常，非得母亲又哄又劝才肯罢休。

张妈妈说敏敏非常喜欢在各种热闹场合抛头露面，常在客人面前卖弄各种小聪明，以博取他人的夸奖，别人越夸奖她就越来劲。患者有许多朋友，都认为她自私、虚伪、不可靠，因此有时很孤独。她的嫉妒心很重。一次，一个同事穿了一件新衣服，得到大家的称赞，她却推开众人，"哼"了一声，转身就走了出去，弄得大家不知所以然。

妈妈带她看医生时，她打扮得花枝招展，见到医生就急切地谈自己的苦恼。述说她多次恋爱不成，心情不快。而她的叙述似乎是在念剧本里的台词，添枝加叶，不时还要偷看一下医生的反应，其实张敏的叙述只在于引起医生对她的注意和重视，自己却并没有深刻的情感体验。在她的言谈举止中，向男医生挑逗和卖弄风情的成分。后还要邀请医生跟她约会，遭到拒绝便勃然大怒离去。

表演型人格障碍的表现

表演型人格障碍，又称癔症型人格障碍或寻求注意型人格障碍，也称为心理幼稚型人格障碍。这种人以人格的过分感情化，以夸张言行吸引注意力及人格不成熟为主要特征。这类人感情多变、容易受别人的暗示影响，常希望领导和同事表扬和敬佩自己，爱出风头，积极参加各种人多的活动，常以外貌和言行的戏剧化来引人注意。

如果日常的行为中有符合下列状态中的三项，那么医生就会判断患者患有表演型人格障碍：

暗示性高，很容易受他人的影响；需要别人经常注意，为了引起他人的注意，不惜哗众取宠、危言耸听，或者在外貌和行为方面表现得过分吸引他人；表情夸张像演戏一样，装腔作势，情感体验肤浅。说话夸大其词，掺杂幻想情节，缺乏具体的真实细节，难以核对；以自我为中心，强求别人符合他的需求或意志，不如意就给他人难堪或表示强烈不满；情感反应强烈易变，完全按个人的情感判断好坏。经常渴望表扬和同情，感情易波动；寻求刺激，过多地参加各种社交活动。

表演型人格障碍的外在表现一般有以下五个方面：

引人注意。情绪带有戏剧化色彩。表现出过分做作和夸张的行为，甚至装腔作势，以引人注意。

高度的暗示性和幻想性。常沉溺于幻想，把想象当成现实，缺乏足够的现实刺激的时候便利用幻想激发内心的情绪体验。

情感易变化。由于情绪反应过分，给人一种肤浅，没有真情实感和装腔作势甚至无病呻吟的印象。

以戏弄他人为达到自我目的的手段。如任性、强求、说谎欺骗、献殷勤、谄媚，有时甚至使用操纵性的自杀威胁。

高度的自我中心。喜欢别人注意和夸奖，只有投其所好和取悦一切的时候才符合自己的心意，表现出欣喜若狂，否则会不遗余力地攻击他人。

表演型人格障碍的成因

表演型人格障碍产生的原因目前尚缺乏研究。

一般认为与早期家庭教育有关，父母溺爱孩子，使孩子受到过分的保护，造成生理年龄与心理年龄不符，心理发展严重滞后，停留在少儿期的某个水平，因而表现出癔症型人格特征。

另外，患者的心理常有暗示性和依赖性，也可能是本类型人格障碍产生的原因之一。

表演型人格障碍的心理治疗

对此类型人格障碍可从如下几个方面加以治疗：

1. 正确认识人格中的缺陷。只有正视自己，才能扬其长避其短，适应社会环境。如果不能正视自己的缺陷，自我膨胀，放任自流，就会处处碰壁，导致病情发作。

2. 情绪自我调整法。首先要做的便是向自己的亲朋好友作一番调查，听听他们对这种情绪表达的看法。对别人讨厌的要坚决予以改进，而别人喜欢的则在表现强度上力求适中，对无意识的表现，可将其写下来，放在醒目处，不时自我提醒。此外，还可请好友在关键时刻提醒一下，或在事后请好友对自己今天的表现作一些评价，然后从中体会自己情绪表达过火之处，以便在以后的情绪表达上适当控制，达到自然、适度的效果。

3.升华法。患者有一定的艺术表演才能，我们把她们的兴趣转移到表演艺术中去，使患者原有的淤积能量到表演中去。癔症型人格的人投身于表演艺术是一条很有效的自我完善之路。

第十节　分裂样人格障碍

[心理医生手册]

患者晓强，男，23岁，某师范大学哲学系本科三年级学生。大学里，三年来从不和宿舍同学一起聊天谈话，也很少见有同学、老乡来找他。同学们都背后戏称他为"怪人"。

他整日独自一人，偶尔交谈亦不能说上几句就岔开话题，说的竟是些"玄论"，令人莫名其妙。他性格孤僻，对人冷漠，又很怕羞、敏感，从不肯在公众场合出头露面。

在一段时期里，他突然着迷于气功，经常不上课，外出寻找所谓的"气功大师"传授"功法"。每天早晚面壁练功，搅得同学都非常反感，劝也不听，止也不住。他依然我行我素，行为奇怪，脑子里充满着各种体验、感觉和想法，因此往往沉溺于奇异的幻想。外界事物皆被他摒弃于脑外，脾气古怪，总是躲开大家，看到同学也不打招呼，讲起话也不适应气氛和场合。经诊断分析患者属于典型的分裂样人格障碍。

分裂样人格障碍的表现

分裂样人格又称为自卑人格，患者的观念和行为表现奇特，与众不同。

性格内向孤僻、胆小懦弱、自卑害羞、沉默寡言，不关心他

健康心理的学问

人对自己的评价，缺乏知己，行为怪癖但一般能使人理解。

自我中心倾向明显，对人情感淡漠，缺乏亲密、信任的人际关系，怕见陌生人，不主动与人打招呼，也不愿意介入别人的事，尤其回避那些竞争性情境。

没有自信心，害怕在别人面前讲话做事，往往话到嘴边就犹豫起来，吞吞吐吐，浑身紧张，手足无措；做作业、写文章或干别的事都不愿意让别人看见，害怕被人耻笑。由于疏远他人，也使自己在群体中感到日益孤立，越来越难堪。性生活表现冷淡。

缺乏温情，难以与别人建立深切的情感联系，他们似乎超脱凡尘，不能享受人间的种种乐趣，如夫妻间的交融、家人团聚的天伦之乐等，同时也缺乏表达人类细腻情感的能力。

内心世界极其广阔，常常想入非非，但常常缺乏相应的情感内容，缺乏进取心。他们总是以冷漠无情来应付环境，以"眼不见为净"的方式逃避现实，但他们这种与世无争的外表不能压抑内心的焦虑和敌意的痛苦。

如果日常的行为中有符合下列状态中的五项，那么就很可能患有分裂样人格障碍。

毫无道理地将与己无关的事情联系起来而感觉不安；不寻常的知觉体验，一贯产生错觉、幻觉，常看见不存在的人；奇异的信念和想法，或与文化背景不一致的行为，对透视力、心灵感应或"第六感官""别人可以体验我的情感"等奇异功能特别着迷；行为怪癖，几乎总是单独活动。主动与人交往仅限于生活或工作中必需的接触，除至亲外无亲密朋友或知己；缺乏温情，难与他人建立起深切的情感关系，甚至对亲人也缺乏必要的温暖与体贴；过度的社会焦虑，如有陌生人在场时表现出极度不安；奇怪的、反常的、特别的行为或外貌，服饰奇特，不修边幅，行为不合时宜，不符合习俗或目的不明确；言语怪异，谈话经常离题，用词不当，繁简不当，表达意思不清楚。

分裂样人格障碍的成因

分裂样人格障碍的形成一般与人的早期心理发展有很大关系。孩子在成长过程中，尽管都会受到指责，但只要周围依然有人爱他，就不会产生心理上的偏差。如果终日不断被骂、被批评，父母对子女不公正，得不到父母的爱，就会使儿童是非观念不稳定，产生心理上的焦虑和敌对情绪，进而逃避与其他人和事物的接触，这样就极易形成分裂样人格。

导致分裂样人格的主要原因是个体不能适应环境。有分裂样人格的人在青少年时期一般都有较强的自尊心和进取心，但由于各种原因使他们经常遭受挫折、失败、屈辱，尊重长期得不到满足，因而自卑、怯懦、胆小等特点逐渐发展、强化和巩固下来，成为他身上稳定的人格特征。

分裂样人格障碍的心理治疗

抛弃自卑，勇于承认自己的人格缺陷，注意多与他人接触，不要老是担心会被人耻笑或误解；要尽量轻松愉快地与人谈话、交往，在与人交往中跟他人相互了解，争取得到他人的理解和帮助，用友情来取代孤独。

摒弃遗传决定论、女不如男和宿命论的观点，努力实践奋斗，以勤补拙。要相信"世上无难事，只怕有心人"这句至理名言。只要选准适合自己特长和条件的奋斗方向，经过自己努力，一定能够有所成就。

患者本人有意识地分析自己，确定积极人生的理想和追求目标。应使自己懂得这样一个道理：人生是一种情趣无穷的愉快旅程，每一个人都应该像一位情趣盎然的旅行家，像欣赏宇宙万物那样，每时每刻都在奇趣欢乐的道路上旅行，这样才能充满生活乐趣和前进的动力。

创造条件有意识地接触社会实际生活，扩大接受社会信息量，促使兴趣多样化。培养自己的兴趣。兴趣是积极探究某种事物而给予优先注意的认识倾向，并具有向往的良好情感，因此兴趣培养有助于克服兴趣索然、情感淡漠的人格。

第十一节　边缘性人格障碍

[心理医生手册]

患者自述为家中的独子，深得爷爷奶奶的宠爱。上幼儿园时经常是独自一人去幼儿园，上学后，学习成绩不好，经常逃学，老师告状后则被父亲殴打。从15岁就开始与女生恋爱并同居，双方父母都知道这件事，也听之任之。女友曾两次怀孕堕胎，之后女友变得脾气古怪，经常发火。患者对此感到痛苦，想离开女友但又不忍心。

近期表现懒散，对任何事都缺乏兴趣，情绪低落且易激怒，易与父母和他人发生争执，同时感到莫名的紧张、焦虑、恐惧，内心很痛苦，经常饮酒消愁，加之患者与女友的关系紧张，对生活感到绝望而割腕自杀。送医院急救后脱险，转至精神科就诊。后被确诊为边缘型人格障碍。

边缘性人格障碍的表现

精神病学家克恩伯格从精神分析的角度对边缘性行为进行了细致的研究，他在《边缘性情况和生理学上的自恋》一书中指出：

边缘性人格是一种综合症，具有这种综合症的患者"缺乏清晰的辨别力，缺乏理解他人的能力，缺乏调节冲动的控制力，缺乏持之以恒的忍耐力，缺乏升华的判断力"。

按照克恩伯格的观点，边缘性人格障碍主要临床表现有如下几个特征：

慢性、弥散性的波动性焦虑；多项的神经症，诸如严重的影响患者日常生活的恐惧症状、强迫症状、分离走神现象、疑病症等；多项的夸张的性行为倾向；传统的潜在精神病人格结构，分裂样人格、偏执性人格、轻度躁狂或循环型人格；冲动性神经症或成瘾，患者表现的是反复需要满足的驱动力冲动发作的严重人格病理；低层次的人格障碍，临床表现为低层次的防御机制，如分离、投射、诋毁、否认等。

由此可见，形成边缘性人格障碍是一种比较复杂、严重的人格障碍。

如果日常的行为符合下列五种状态，那么就很可能患有边缘性人格障碍。

强烈的内源情绪，无法使情绪与外部事件相符；或抑郁或兴奋或生气，轮番变化，反复无常；在焦虑和愉快的交替过程中会突然插入沮丧和冷漠；无规律的行为，包括无规则的睡眠—清醒周期，杂乱的精力投入—投出行为；行为不能平衡，易走极端；情绪不稳定，容易焦虑和抑郁，也容易愉快和奔放，在体验沮丧和幻灭的自我感觉时，偶尔会有短暂的愉快心情，但更多的是烦躁、恼火、不可控制的盛怒，甚至在激动下有自损行为；自我谴责意识。经常表示出自我侮辱和自杀的想法；习惯于用悔恨和自我贬低来补救喜怒无常的行为；常有冲动性的自暴自弃行为，对自尊、性、

191

职业等问题没有确定的概念，从而放纵自己、肆意挥霍、酗酒赌博、滥交异性；渴望依赖专注于别人的爱，希望情感有所寄托；不甘寂寞，对分离反应强烈，孤身独处便觉得心情抑郁，对孤独和失落总是提心吊胆；孤独感和空虚感引发周期性的情绪对抗；矛盾的观念。竭力想表达与内心情感相反的态度；对自己和他人时有矛盾反应，爱、恨、愤怒、负罪感交织其中，形成复杂冲突的思想观念；在人际关系方面常遭挫折，处理人际关系的态度不稳定，容易走极端，要好时觉得对方完美无缺，热情赞颂，倾心结交；稍有不如意，态度便急剧转变，化友为敌，肆意诋毁攻击。

边缘性人格障碍的成因

按照心理动力学的理解，边缘型人格障碍患者的内心主要冲突起源于之前恋母期（口欲期），患者早年生活经历中有明显的母婴关系紊乱，使患者的内部心理处于一种矛盾状态，使患者难以得到安全感，不知道如何面对外来的爱与恨，从而使患者人格产生偏离。

患者的家庭环境和人际关系如果迟迟得不到改善，在其随后的心理发展中，早期心理发展的紊乱，不但无法解决，反而会得以强化。

如果患者的亲属或者患者幼年时所认同的对象本身就具有边缘型人格的特质，对患者人格偏离的形成也会产生很大影响。

边缘性人格障碍的心理治疗

由于边缘性人格障碍的复杂性和病症的严重性，患者一般需要接受专业心理医生的治疗。心理医生会通过精神分析法确定患者患病的内在根源，继而对患者的人格进行矫治。

第三部　成长中的烦恼与心理保健

第一章　儿童常见心理问题

儿童心理发展

儿童期是人一生中心理发展较迅速关键的一个时期。

在儿童期，各种感觉能力都在不断提高，感受性在不断发展。5 岁以后，儿童就能有目的、有针对性地去观察，可以按成人的要求，按照预定的任务，有意识地进行感知和观察活动。与此同时，儿童注意的各种品质在不断改善，平均能看到的客体和连续集中注意的时间都在不断增加，逐步接近成人的水平。

儿童期儿童的思维发展经历了"直觉行动思维—具体形象思维—抽象逻辑思维"这 3 个从低级到高级的发展阶段。7 ～ 8 岁的儿童能默默思考问题；9 岁以后，开始掌握一些抽象概念及历史时代概念；12 岁时已基本具有命题演绎推理思维的特点。随着儿童思维的发展，想像也在不断发展，幻想也从远离现实的幻想逐步向现实主义的幻想发展。从 7 岁～ 11 岁这一期间记忆能力也开始显著增长。

儿童心理的基本特征

好奇心强，求知欲旺盛，对周围的一切事物特别是新鲜事物感兴趣，什么都要探个究竟。因此也会常出现一些成人不理解的

"破坏"行为。

可塑性强。儿童周围所有成员的言行、性格及教育方式对儿童性格的形成有着重要的影响。加上儿童知识经验贫乏，辨别是非能力差，模仿性又强，对成人的言行、性格常常是良莠并收，易形成一些不良性格和行为。

情绪不稳定，处理事情易情绪化，控制能力差，表现出一定的冲动行为。取得一点成绩就得意忘形，而受一点挫折失败又灰心丧气。在一般情况下，心理健康的儿童情绪基本上是愉快、稳定的，不会经常发怒，没有吮吸手指的习惯；能按时入睡，睡眠安稳；基本上能听从成人的合理嘱咐，不过分地挑食，不经常无理取闹。

求知欲很强。喜欢提问题并积极寻求解答；学习或完成任何力所能及任务的时候，注意力集中，记忆力正常；喜爱说话，语言表达能力与年龄相符，几乎没有口吃的现象；生活中不过分依赖别人的帮助，乐于自己做力所能及的事，能比较认真地完成他人的委托。

儿童应该喜爱与小同伴交往，在集体中能愉快地生活；不随便打骂他人，不过分妒忌同伴；对人有同情心和友好行为，在成人指导下，愿意做好事。

有自尊心和一定的自信心。对称赞感到高兴，对批评、指责感到羞愧，希望做受人欢迎的事，不愿被责骂；不过分地畏难、胆怯；诚实而不说谎，肯承认错误，做错事不隐瞒。

根据研究，在十种情况下儿童的心理健康会被严重影响，以致产生心理疾病或是为心理疾病的发作埋下隐患：

由于父母离婚或亡故，儿童得不到关心与照顾，缺乏抚爱；

父母双方对待儿童的态度不一致，或前后态度不一致，忽冷忽热；强迫儿童站在父亲或母亲一边，或企图控制儿童的情感和爱好；经常对儿童说假话，弄虚作假，不守承诺；对儿童的生理欲求做出抑制性的反应，不满足孩子的合理愿望；过分苛求，对孩子提出不现实的过高要求；要求儿童扮演与其年龄、性别和能力不相称的角色，比如男扮女装，或者将女儿当成儿子养育；父母视孩子为"小皇帝"，有求必应，从不拒绝孩子的不合理要求；有意无意地用不良行为或感情诱惑儿童，造成儿童不良行为习惯或心理；经常为一点儿小事就对孩子施以身体或心理上的惩罚。

儿童在出现心理问题的时候情绪上会表现出恐惧，焦虑，不愿上学，容易生气，充满敌意，兴趣减少或多变，情绪低落等异常变化；喜爱离群独处，不与同年龄小朋友一起玩，沉默寡言，精神不集中，过分活跃或者少动，有暴力倾向，出现逃学、偷窃等行为；生理上会出现头部和腹部疼痛、恶心呕吐、厌食或者贪食、入睡困难或者早醒、耳鸣、尿频甚至全身不适，但是检查不出任何躯体疾病。这些外在表现可以看作心理求助信号，预示着儿童可能患有心理疾病。

第一节　任性

[心理医生手册]

岩岩大声嚷着："我不要，不要，就是不要！"下雨了，无论妈妈怎么苦口婆心地劝说，岩岩就是不肯带雨具出去玩，这是他一贯的性格。

星期天是岩岩的小表哥国国8岁生日，国国又在地区儿童绘画中获了奖。爸爸妈妈就带岩岩一起去为他祝贺，还送给表哥一盒装饰得很精致的画笔。怎料，这使岩岩十分嫉妒，哭着闹着要让妈妈立即为他也买一盒相同的画笔，否则就不吃饭。岩岩的任性使得妈妈十分不高兴。

探讨"任性"的成因

造成孩子任性的具体原因就是对孩子太过宠爱，甚至是娇生惯养、百依百顺。尤其是独生子女，爷爷奶奶辈的家长倍加宠爱，结果使之发展到了成人无法控制的程度。

缺乏应有的教育。幼儿时期，正是孩子自我意识迅速形成的时期。家长不用发展的眼光看问题，总觉得孩子不像小时候那样顺从，任凭父母摆布，"麻烦"多了。对孩子想要得认知教育不合理、不恰当。同时，儿童的生活经验有限，什么是"对与错""可以与不可以""应该与不应该"，他们尚无能力辨别。他们行为的冲动性极大，更不会克制自己去提"不可能办到"的要求，去做"不应该"做的事。

纠正孩子的任性

重视孩子的任性行为。一些家长觉得孩子任性一点也没多大关系，有的甚至认为是一种聪明的表现，在外可以不吃别人的亏。要知道从小任性的孩子，到了青春期后，完全会把家长的教育、劝导当作耳旁风，甚至不懂得尊重长辈。

切忌娇惯。家长的娇养宠惯，是幼儿任性心理、行为发展的"温床"。家长应做到：一要把握原则，严格区分合理要求和不合理要求；二要把握分寸，即使是合理或正当的要求，切忌百依百顺。

对孩子的管教要一致。孩子任性心理的产生和发展，常常是建立在利用家长弱点的基础上的。大多数孩子在 4 岁左右就能感悟到是爸爸说了算，还是妈妈；应向谁提出买玩具的要求，犯了错误应向谁求饶等。

面对孩子的任性要冷静处理。当孩子任性时，不要去注意他，不要做出任何有强化作用的反应，而是转过身去不理他，或走出房间离开孩子，直至他发现自己的任性起不了作用，或是觉得无趣或厌倦了。

启发诱导。用这种方式方式转移孩子的注意力和兴奋中心，进而将他的任性行为引导到有节制、受制约的轨道上来。

增强理智。家长和教师要给予可接受的是非观、行为准则、道德规范的教育，并帮助其增长自尊心、进取心。要培养幼儿团结友爱、先人后己、不占便宜、爱集体、守纪律、接受意见、有错就改等好品德、好行为，把幼儿的思想和行为逐步引向理智制约之途。

第二节　儿童焦虑症

[心理医生手册]

小雨，12岁，小学五年级。根据老师反映，小雨性格内向、胆小孤僻，与同学相处很不融洽，学习成绩属中等偏下，语文成绩较好，数学成绩则很差。

父母文化程度较低，对她的要求很严格，但又没有能力辅导。家长也曾多次要求老师对孩子加强数学方面的辅导，并向老师介绍，孩子在家不爱说话、腼腆、自尊心强、较孤独，有事常闷在心里，不肯轻易向人表露，有时还容易冲动。

针对小雨的情况，进行了详细的心理测验，结果显示表现有儿童过度焦虑反应，情感较脆弱，又好冲动，在测验中还流露出"不想活""独自一人到很远的地方去"等思想。

儿童焦虑症的成因

1. 父母性格。一般而言，儿童在成长的过程中，父母的精神健康状况和性格表现对儿童焦虑症的产生的影响较大，父母的焦虑症可能直接"遗传"给孩子，如父母的敏感、多疑、缺乏自信心等一些焦虑人格的表现常可在孩子身上出现。

2. 家庭环境。家庭成员关系不和睦、家长经常吵架打架、父母离异、亲人生病或死亡等都较易使儿童产生焦虑。

3. 教育不当。对孩子过分娇宠、溺爱，使孩子过分依赖父母，缺乏独立。一旦离开父母，便不知如何面对父母，处理关系，较易产生焦虑反应。

4. 责任心过强，期望过高。有的孩子，特别是小学时期办事特别认真，尤其是老师吩咐的事情，更是牢记在心、反复思考、细心办理。有的孩子特别注重自己在老师、班级中的位置，希望自己各方面都很优秀，都名列前茅。像这种过于紧张的心态，很容易造成极大的压力，发展到影响了办事效率，产生一种负效应，这样也会使儿童产生焦虑反应。

儿童焦虑症的类型

分离性焦虑障碍。与亲人分离时产生明显的焦虑反应，毫无理由地担心亲人发生意外、与亲人失散或被坏人抓走及伤害。

过分焦虑障碍。通常女孩多于男孩。患儿常常对未来的事情表现出毫无根据的担忧和过分的恐惧。过分在意日常生活中一些微不足道的小事。这类患儿大都性格比较温顺、胆怯、多虑和缺乏自信心，对外界事物反应敏感。

回避性焦虑障碍。这类儿童在陌生环境里或生人面前表现得极其紧张，难以适应新环境，难与人交往。影响了儿童与人的社会关系，脱离了集体活动，从而形成适应性障碍。

儿童焦虑症的心理治疗

一般来说，急性焦虑反应发作并较严重时，应当根据患儿的病症、发作等情况，在医生的指导下服用抗焦虑药物。而慢性焦虑反应发作时，以心理治疗最为适宜。

满灌疗法是治疗焦虑症的常用方法。医生在治疗过程中，使用能引起最强烈的焦虑情绪的刺激以"冲击"患儿，使患儿克服对某些情境、事件的焦虑反应。

放松疗法是治疗儿童焦虑障碍常用的一种方法。通过对患儿进行渐进性放松训练，对减轻、消除儿童焦虑障碍有较好的疗效。

矛盾意向疗法。让患儿多次经历让她感到可怕的事情，使之由害怕焦虑到无所谓，直至焦虑消失。

教育疗法。首先，应该用和睦的家庭气氛，轻松愉快的师生关系，给孩子营造一个良好的生活环境。其次，家长和老师应该改善教育态度和教育方法，注意循循善诱。对于孩子的学习要求，应注意到孩子的年龄、智能水平，对孩子既不能期望过高，也不能放纵溺爱。最后，要保证孩子有足够的睡眠时间和充分的娱乐时间，并时常与孩子谈心，帮助孩子树立克服困难、搞好学习的信心，让孩子渐渐培养起坚强的意志和开朗的性格。

第三节　自私

[心理医生手册]

"这些彩球是我的，都是我的，是我先拿来的，谁都不能动！"4岁的晨晨一边喊着，一边拼命地用手和胳膊护着她面前的一大堆色彩鲜艳的球。

"我也想玩，我要拿走几个。"真真站在旁边说。

"不行！你不能玩，我需要所有的彩球，你一个也不能拿走！"晨晨急红了脸。

"发生了什么事？"老师走过来，推开晨晨护着彩球的胳膊，低声说，"好晨晨，这么多的彩球，分给真真一些。"

"不给他！"晨晨喊了起来，"这些全是我的！"老师非常生气，但也毫无办法。

自私的表现

自私的幼儿除了具有"食物不肯给别人吃""玩具或学习用品不愿借给别人用"的最直接特点外，还具有如下主要特征：

自私自利，占有欲强，不仅极力保护自己的物品，还常抢夺、拿走不属于自己的物品；个人主义严重，缺乏同情心和集体意识；心胸狭窄，奉献精神较差，做事斤斤计较，爱讲条件；不善交际，不太合群，孤僻，多疑等。

导致幼儿自私的原因

独生子女的特殊性。只有一个孩子，他们有什么要求家长就尽量满足，加之没有兄弟姐妹，缺乏合作、分享、谦让、奉献等集体生活的经验，自然而然地使他们养成了自私的毛病。

幼儿的年龄特征。儿童心理学研究表明在幼儿自我意识形成和发展的最初阶段，他们心理活动都是单纯围绕自我出发，接触了解与自己紧密相连的人和事，获取自己想要的一切东西。因此，如果缺乏正确的教育和引导，孩子很容易形成自私的问题行为。

周围的不良影响。孩子自私心理的产生，与其周围人们的不良影响也有很大关系。例如，有的父母或家庭成员自私自利，爱贪图小便宜，或与人共事斤斤计较，过于"小气"等。这些都会助长孩子的自私心理。

正确纠正自私行为

不要迁就孩子。关键是消除家长对孩子的过分支持、过分保护和"唯儿是从"的现象。正确的家庭教育是有原则的，绝不能迁就。孩子合理的要求就要满足，不合理的就一定不予满足。

树立良好榜样。父母的榜样行为对孩子有着最直接、最持久的影响作用，所以为孩子树立学习与模仿的榜样，是父母的首要任务。父母应首先做到先人后己，乐于助人，以实际行动教育、影响孩子。

培育通情达理。即在与人交往的过程中不能只考虑自己的需要或愿望，要多顾及别人，善于从别人的角度考虑问题或看待事情。

提供锻炼机会。父母应尽量为孩子提供一些机会，让孩子的分享、谦让行为得到锻炼。如买回好吃的东西后，引导孩子亲自把东西分给家庭成员，与家人共同享用等，与之同时，家长应及时称赞孩子的慷慨、谦让之举，使孩子得到快慰的心理体验，并从中领悟礼尚往来的必要性与相互关心、相互帮助的积极意义。

第四节　选择性缄默症

[心理医生手册]

某女，13岁，小学毕业。据其母亲反映：患儿自幼胆小，言语不多，上一年级时遇到一位男青年班主任，脾气较大，时常体罚学生，她很害怕。一次老师走到她座位前让她读单词，她读不出来，当即被老师重重地拧了耳朵以致耳根处流血，患儿回家后不敢告诉家长，母亲在为其洗脸时发现血迹追问原因后仍不敢直说，再三追问后才点头承认是被老师拧了耳朵。患儿家长找到校方委婉提出意见，但仍被该老师知道并怀恨在心，多次提出要该学生转学等事。自此事件后，患儿在学校一言不发，一直到小学六年级毕业都没有和老师、同学讲过一句话。到公共场所、到商店购物、乘车等活动时讲话很少而且声细音低，在家讲话则十分自如、流畅、活跃，其学习自觉，成绩一直很好。

选择性缄默症的表现

儿童选择性缄默主要是由某些刺激因素如受惊、恐惧、忧郁、压抑、孤独而造成精神紧张所引起的，是儿童期的一种心理障碍。儿童选择性缄默指儿童在一定场合时讲话，离开这一场合则沉默不语，拒绝讲话，用点头、摇头、手势来表示自己的意愿或仅用"是""不是""好""不好"等非常有限的单词或用书面语来表达自己的态度和愿望。

选择性缄默患儿所占比例不大，约0.2%～1%。此行为一般在3～5岁时发生，有时也可能持续多年，在小学儿童中偶尔会发现，且女孩比男孩多。这类患儿主要有以下表现：

在某些场合和人多的地方不爱讲话，特别是在不熟悉的环境中和陌生人面前几乎不开口说话，仅用手势动作来交流。但他们并非生理性损伤或智力低下所致，因为他们在家里和熟悉的人面前仍然言语自如。

患儿在性格方面大多比较孤僻、敏感、害羞、胆怯、感情脆弱、爱哭闹、易动怒；不愿参加集体活动，即使参加也是被动的；由于在家中被溺爱、娇养，故平时依赖性强，独立生活能力差，常用消极的攻击性行为来控制他人。

消除选择性缄默症心理

1. 消除引起精神紧张的因素。根据该患儿的情况，家长首先给孩子创造一个轻松愉快的生活学习环境，帮助患儿建立起平等亲切的师生关系和友爱和谐的同学关系。鼓励其多参加集体活动以消除其心理紧张、恐惧的压力和负担。同时可让患儿服用一段时间的小剂量的抗抑郁药来配合治疗。如安拿芬尼 5 ~ 10 毫克，每日一次；或多虑平 12.5 ~ 25 毫克／日。

2. 心理治疗。在改变生活环境的同时，对患儿进行心理治疗，如采用疏导疗法、正强化技术等，疗效甚佳。

诊治的步骤如下：

第一步：医生取得患儿的信任。医生热情、亲切、态度和蔼地与她讲话，正面引导启发，调动其自尊心、自信心。

第二步，组成由患儿家长、学校和医生参加的治疗小组。同时还给孩子少量的安定片、维生素 B1 或脑复康口服。一个月后病情开始好转，能和老师讲话，和同学玩。两个月后病情明显好转，愿到学校学习，主动和同学玩，上课能回答问题，口吃现象消失，在家能与父母讲学校的事情，心情愉快，恢复正常孩子的天真、活泼、自尊心和自信心，那种孤独、恐惧不安全感消失了。

第五节 儿童多动症

[心理医生手册]

王某，男，小学一年级学生。老师和家长反映，与同龄儿童相比，王某的注意力显得不集中、不稳定，易受外界刺激而分散注意力，做事常常是有头无尾、丢三落四，从不能专注地做某个活动，总是不停地从一个活动转向另一个活动。如玩玩具，拿了这个还没玩上一分钟又拿那个去了；再如做家庭作业，没写上几分钟就摸摸这、弄弄那，非要家长在旁陪伴督促，否则就完成不了。

据家长反映，他在婴儿时期就显得好动、爱哭、常兴奋尖叫、翻动看得见的一切东西；上学后就更加突出，不分场合地过多活动，上课时不是用手敲桌子，就是将脚在地上滑来滑去，甚至离开座位在教室里走动，而且做事缺乏条理性，缺乏自我控制能力，好冲动，爱发脾气，不服约束，常为一些小事而哭喊吵闹，甚至突然做出一些危险举动。后经诊断确认为儿童注意缺陷多动障碍（简称多动症）。

儿童多动症的表现

多动症的主要障碍是精神上或心理和行为方面的，其中注意障碍和活动过度又是本症的主要特征。

多动症患儿的注意力显著涣散，持续时间短暂，易受外界干扰而分散注意，以至经常无法对学习任务保持数分钟以上的充分注意，一般无法完成整件事情。

多动症患儿似乎有用不完的精力，特别好动，且不分场合。在课堂上，经常扭动座位，做小动作；在家里，常常乱跑乱闹，好招惹他人或干扰他人活动。

多动症患儿自制能力很差，情绪不稳定，不愿遵从规则，往往冲动任性。遇事不考虑其后果，经常是先行动后思维；做事缺乏条理性，经常频繁变换活动内容；自控能力差，明知上课要安心听讲，可就是控制不了自己，甚至老师已示意不要搞小动作，也不能完全停止；想要什么就非马上得到不可，稍不合心意就会表现出捣乱的行为。

除此之外，还会发生学习困难、动作协调困难、常有问题行为这些继发性的行为障碍。

儿童多动症的病因

轻微脑功能失调。一般认为，如果脑损伤比较明显，则可能出现精神发育迟滞、脑瘫、发育不良等后遗症；如损伤轻微，则可能出现多动等症状。

遗传因素。许多研究者发现，儿童多动症与遗传有密切关系。多动症儿童的父母童年期有多动症者较多；多动症儿童同胞患病率高于对照组 3 倍；同卵双生子患病率明显高于异卵双生子。这些都说明遗传因素是导致儿童多动症的重要的因素。

不良的环境。儿童成长中若受到过度的刺激（如噪声、频繁的争吵等）或良好的成长环境受到剥夺，都可能产生多动症。许多家长对孩子期望过高，早期智力开发过度及教育方法不当，使外界环境的压力远远超过了孩子所能承受的程度，是当前造成儿童多动症的重要原因之一。

铅中毒与食物添加剂。调查表明，儿童血铅含量增多，会有多动的表现，许多儿童课堂上的不良行为（注意分散、多动等）都与此有关。另外，多种食物添加剂如食用色素，多种饮料、糖果、冰淇淋、香肠等都有可能导致多动症。

儿童多动症的治疗

目前医生一致的看法是：应该及早治疗多动症。要取得良好的疗效，家长、教师必须和医生互相配合。

对多动症症状明显，严重影响到学习的患儿，应进行药物治疗。常用的药物有右旋苯丙胺、利他林、米拉脱林等中枢兴奋剂。患儿在用药 1 ~ 2 周后，一般会表现出安静，不再怎么好动，注意力较集中，能按大人的要求行动，易于管理等。

　　家长要从小培养孩子专心致志的习惯，要求孩子吃饭时不看图书、不看电视，做作业时不玩玩具。

　　学龄期以后能每次集中注意力听故事或阅读45分钟以上者，就达到了正常儿童的标准。

　　对精力过剩的患儿，应该让其多参加球类、跑步等户外活动，没有必要要求所有儿童都养成文静温顺的个性。

　　家长、教师及同学不要歧视打骂多动症患儿，更不能侮辱其人格，损伤其自尊心。发现其品质中的闪光点，应及时给予表扬和鼓励。但对患儿的打架伤人等攻击性行为、破坏公物等破坏性行为以及说谎逃学等不端行为，应像对待正常儿童一样坚决制止，不可袒护。

儿童多动症的预防

　　首先，在母亲怀孕期间开始就要注意母婴健康，不要生病，尤其要防止婴幼儿头部、脑组织受到伤害。

　　其次，对幼儿的饮食要特别注意，应做到"四少、两多、两不要"。

　　少食含有醋氨酸的食物，如挂面、糕点等。少食含有甲基水杨酸的食物，如西红柿、苹果、橘子等。

　　少食含铅食物。铅会使儿童视觉运动、记忆感觉、形象思维、行为等发生改变，出现多动，所以多动症患儿应少食含铅的皮蛋、贝类等食品。

　　少食含铝食物。铝过量会导致智力减退，记忆力下降，食欲不振，消化不良。少吃油条等油炸食品，因为制作油条需要在面粉中加入明矾，而明矾的化学成分为硫酸钾铝。因此，吃油条对儿童的智力发育不利。

多补充锌。锌与生长发育密切相关。缺锌常使儿童食欲不振，发育迟缓，智力减退。研究发现，学习成绩优良的学生，大多数人头发中锌含量较高。所以，常吃含锌丰富的食物，如蛋类、肝脏、豆类、花生等对提高智力有一定作用。

多补充铁。铁是造血的原料，缺铁会使大脑的功能紊乱，影响儿童的情绪，加重多动症状。饮食中不要加入辛辣的调味品，如胡椒之类。不要摄入含酒石黄色素丰富的食物，如贝类、橄榄等。

第六节　偷窃

[心理医生手册]

"老师，雷鸣把我的玩具汽车拿走了！"鲁嘉向老师告状。

"真的是这样吗？"当老师询问雷鸣时，他把双手深深地插在口袋里否认道："没有！"

"那么让我来看看你的口袋里有什么，好不好？"

"不行！"

当老师把他的双手从口袋里拿出来时，雷鸣哭了起来。一辆崭新的蓝色小汽车被掏了出来。

"对，这就是我的那辆小汽车！"鲁嘉肯定地说。

"不！不！是我的！"雷鸣边哭边喊。

当老师把小汽车还给鲁嘉时，雷鸣还在泪水横流地说汽车是他的。

几乎每天都有这种情况发生。雷鸣拿了别人的玩具或其他东西，还要辩解说东西是他的。有时幼儿园里的一些小玩具莫名其妙地失踪了。虽然没有人亲眼看见被雷鸣拿走了，但老师敢肯定是雷鸣所为，因为雷鸣常常否认他干的事情，即使证据在握，他也会抵赖。

造成儿童偷窃行为的矫正

幼儿偷窃行为的产生，主要有这么几方面的心理原因：

强烈的占有欲。有些孩子对某一物品产生了强烈的占有欲望，但是通过正当的手段满足不了这种强烈的心理需要。比如有的孩子看到其他小孩经常拿着好东西在小朋友面前炫耀时，往往觉得自尊心似乎受到伤害，于是他趁父母不注意，偷钱买东西在小朋友面前炫耀，以获得所谓的心理平衡与自尊心。

换取感情或引起注意。有的孩子由于平时缺乏别人的关注和感情，为了吸引别人的注意，便拿了不属于自己的东西，以此向其他人炫耀、吹嘘，或送给别人，以换取感情或引起注意。例如，过于注重事业的父母，对孩子投入较少，这样家庭里的孩子经常会出现偷窃行为。

发泄内心不满。有些幼儿当受到不公平的待遇或遭遇内心挫折时，常常会用偷窃来发泄内心的不满，或用偷窃来表示反抗。例如，有时两个孩子因抢一件玩具而发生了争吵，老师却袒护地把玩具给了他所喜欢的孩子，而批评另一个孩子，这就会使受批评的孩子产生不公平的感觉，为了反抗，把这个玩具拿回家去据为己有。

成人教育不当。主要表现在两个方面：一是放任自流。有些父母把孩子拿别人的东西看作是小孩还不懂事，没有必要大惊小怪，等将来长大了以后自然会好的。二是管教过严。有些家长一旦发现孩子发生了偷拿东西的行为，就大动肝火，责骂、羞辱、体罚。总之，成人不恰当的教育方法都会更加巩固孩子的偷窃行为。

对孩子偷窃行为的调治

幼儿的道德认识和道德判断是随着年龄的增长和心理的发展而逐渐形成的，因此对孩子偷窃行为的教育应着重于让他明白自己的行为为什么是错误的。

家长的正面教育应首先从询问孩子"为什么要偷拿别人的东西"入手，如果是因为"那个东西好玩而自己没有"，家长可以教导孩子应该怎样通过正当的途径获得自己想要的东西。

如果是因为"别人也偷拿过我的东西"，家长可以引导他分析：如果大家都相互报复地偷别人的东西，那么社会生活将会变成什么样子。

如果孩子"并没有觉得不好"，家长可以促使他站在被偷者的位置上去考虑他自己的行为，进而认识自己的行为为什么是不好的和应当受到谴责的。

在这个基础上，家长可以针对孩子的心理特点，给孩子提出一些具体的道德要求，并促使他照着去做。这样的教育，孩子通常都能乐意接受。

再就是诱发孩子的内疚情绪。这种方法就是使孩子了解到自己的偷窃行为对受害者所造成的不良影响，并通过对受害者处境的同情，使孩子产生内疚心理与良心发现，从而主动改正错误。

第七节　吮拇指

[心理医生手册]

有个叫壮壮的男孩，都6岁多了还常常津津有味地吮自己的大拇指，不论是听故事还是做游戏，只要空下手来，他便把大拇指塞进嘴里，像吃棒棒糖似的香香甜甜地吮吸起来，到晚上睡觉时更是如此。

他的大拇指常常被唾液泡得白白的，肉皮皱皱巴巴，指关节都结了厚厚的茧子，吮破处还发炎了。每当他把拇指放进嘴里时，脸上就呈现出一副悠然自得、幸福满足的神情。

吮拇指的不良原因

吮拇指是婴儿吸吮母亲乳头、进食乳汁的本能行为的衍生动作。对此行为家长要注意教育方式，态度要亲切，对孩子可能出现的反复表现，要有耐心，不要大声地呵斥、恐吓、打骂或嘲笑孩子。

吸吮拇指对有些儿童来说，具有一种自我宽慰的心理作用。这些儿童经常通过吸吮拇指来追求一种"婴儿式的快乐"，如为了排遣寂寞、孤独、厌倦或恐惧等情感上的不适或缺憾，用这种婴儿时期的行为方式来宽慰自己。因此，其产生原因常常与下列情形有关。

缺乏爱的满足。幼儿平时得不到父母的充分爱抚和关注，特别是缺乏母爱。例如，由于父母工作太忙，很少与孩子进行情感上的交流，父母对孩子要求过严，经常斥责、惩罚孩子等。

缺少同龄伙伴。现在的幼儿大多是独生子女，常常是一个人在家里玩玩具、看电视，当感到孤独、寂寞、乏味或恐惧、焦虑时，便不自觉地去吮手指，享受"婴儿式的快乐"，久而久之便养成了习惯。

环境适应困难当。幼儿的生活环境发生了较为强烈的变化，使幼儿原有的生活方式和行为习惯受到抑制性影响，心里发怵、紧张焦虑，又不便诉说，只能求助于吸吮拇指来安慰自己。

身体感到不适。幼儿在身体有疼痛、饥饿或其他不舒服的感觉时，也会用吸吮拇指的方式转移或分散对身体疼痛、饥饿或不舒服的注意力。

如何改掉吮拇指的习惯

满足爱的需求。满足孩子被爱、被关注的需求，使孩子有一种安全感、满足感与幸福感。例如，多与孩子交流感情，进行肌肤接触；经常陪孩子游戏，带孩子游玩；睡前给孩子以温情，让他愉快安详地入睡。

注意环境适应带孩子到一个新的、陌生的环境之前，要注意事先给孩子介绍有关情况，交代有关注意事项，使孩子做好一定的心理准备。同时，向有关人士介绍孩子可能出现的适应困难，请他们在开始时适当地予以关照。

不让双手闲着有意识地为孩子多提供合适的玩具和场所，引导他多做一些合适的手工活动，或鼓励他多与小朋友一起玩耍，尽量使他的双手不空闲着。

正确教育强化。家长要注意教育方式，态度要亲切，对孩子可能出现的反复要有耐心，不要大声地呵斥、恐吓、打骂。当孩子在矫治过程中有所进步时，要及时给予表扬和鼓励。

第八节　说谎

[心理医生手册]

利利拿着一张美丽的贴画，上面画的是使孩子们着了迷的"变形金刚"中的"汽车人"与敌首领"威震天"正在激战。

"你喜欢吗？这是朱成送给我的！"利利正在向邻居家的小朋友兵兵炫耀。

"我好喜欢哟！"兵兵很羡慕。

"利利，真的是朱成送给你的吗？"妈妈插嘴问道。利利眼中闪过了一丝不易察觉的惊慌。

"不可以随便要别人的东西，"妈妈有意启发他，"好孩子，告诉妈妈……"

"是我在地上捡的。"利利又改嘴说。

"捡到的东西要交给老师，明天去幼儿园时，要当着妈妈的面交给老师。"妈妈继续试探他。

"不！妈妈……是我先……"利利感到很不安。

儿童说谎的原因

引人关注。有的孩子为了得到朋友和大人的关注而说谎。在他们的谎话中掺杂着一些逗人的话，或创造出一些古怪的词句，以期引人注意,也有的活灵活现地说些自己好像真的亲身体验过的事情。

怕受惩罚。有些家长对孩子的管束十分严格，只要发现做错事就会狠狠打骂他们；即使孩子承认错误，但是错误本身依然不能得到原谅。

出于虚荣。为了维护自己的尊严，编造谎言欺骗他人。例如，有个男孩，一次在幼儿园运动会上参加跑步比赛，回家后妈妈问他结果怎么样，他说"得第一"，实际上他名落孙山。

出于报复。儿童有时说谎并不是存心欺骗，而是出于一种报复心理。我们在生活中常常会遇到这样的情况：两个小孩吵嘴打架，往往是吃了亏的孩子跑到家长或老师那里去告状，本来是他先动手打了人，他却说别的小朋友先打了他。

纠正儿童说谎

鼓励认错。孩子做了错事，害怕挨打而不敢承认，做父母的应该鼓励孩子勇于认错，并使他感到不会因为认错而受到处罚。

如果孩子承认了错误，讲了真话，就应该表扬他的坦白和诚实，并且原谅他的过错。

言传身教。父母的言行直接影响着孩子的成长。在家庭教育中，父母要想把自己的孩子培养成一个诚实、正直的人，自己的言行首先应当诚实和正直，并用诚实和正直的态度对待孩子。

及早矫正。孩子越小越诚实，对孩子的诚实教育应该从小开始，为培养他们的诚实品格打下良好的基础。

和睦关系。家庭关系、师生关系是否和谐、融洽，对于养成儿童的诚实品质，防止儿童说谎，也有很大的影响。有许多研究发现，在幼儿园、学校中，喜欢老师的学生说谎的甚少，而不喜欢老师的学生，则常有说谎的情况，也说明师生之间关系的好坏，对形成儿童的诚实品质，影响也是很大的。

制订规范。对儿童进行诚实教育，不能光讲道理，还要有行为规范的具体要求，也就是把思想教育与行为习惯的训练结合起来，使孩子能从小就按诚实标准来严格要求自己，自觉地养成良好的习惯。

第九节　儿童抑郁症

[心理医生手册]

有个小女孩，是家中的独生女，父母对她的期望很高。因此，孩子从小受到的教育要比别人多些，智力开发要比别人早些，学习成绩一直很好，每次考试都是优秀。

在六年级一次期中考试时，女孩患了重感冒。由于身体不适，精神不振，再加上心情紧张，有一科没考好。受此影响，其他科的考试成绩也不好。小女孩从此变得沉默寡言，悲观失望，精神萎靡，食量减少，逐渐发展为怕见老师和同学，后来干脆不去上学了，整天在家睡觉。家长以为孩子患了大病，问她怎么了。她说不清楚，只是流眼泪。带孩子到医院进行检查，结果未发现任何异常，后经心理医生检查确诊为儿童抑郁症。

儿童抑郁症的症状表现

儿童抑郁症患者大多表现出孤独离群，性格过于内向，适应集体生活困难，交朋友也困难。患者一旦失去了自尊或受到了重大挫折便会表现出攻击性，而这种攻击性又不直接表现出来，而是把攻击冲动转化为抑郁倾向，攻击冲动就越强烈，抑郁也就越深。

其主要表现有：

情绪低落，没有愉快感；哭闹、发脾气、对玩耍不感兴趣，自我评价低，认为自己笨、愚蠢、丑陋，反复自责、自暴自弃；行为孤独、退缩或多动、不听话、冲动、反抗、逃学、打架或同学关系恶化，可能会发生自伤、自残行为；睡眠障碍、食欲下降、体重减轻、头痛、头昏、胃痛、疲乏、胸闷、气促、遗尿等。对学习活动不感兴趣，缺乏热情。

儿童抑郁症的病因

儿童抑郁症主要是心理遭受刺激后而诱发的。比较常见的有感情上受到重大打击，如亲人去世、父母关系紧张或离异、考试失利等，往往会出现情绪上的剧烈反应并导致情感加重。

自尊心、自信心受挫也会诱发儿童抑郁症，如学习成绩不好，长相不出众，总认为自己处处不如人，不受老师重视，不引人注目，从而产生一种失落感。

儿童的父母患有抑郁症也会引起儿童的抑郁症。有抑郁症的父母通常少言寡语，不参加社会活动，不与他人结交来往，或对自己的身体健康状况过分关心，这些都会直接影响到儿童的情绪。

儿童忧郁症的心理治疗

治疗儿童忧郁症，首先要选择支持疗法，增强儿童的自信心。当儿童通过降低标准而达到目的后，要给予鼓励，正面强化，帮助儿童树立自信心。

有的儿童由于自尊心受到损伤而引起抑郁的。老师和家长要善于发现儿童的长处，并让他充分发挥出来，使他获得别人的称赞。

在对患儿进行心理支持之外，主要采取行为疗法进行心理治疗，就是在生活、学习实践中进行锻炼，培养坚强的意志力，提高对挫折的承受能力。行为治疗时，家长一定要按计划行事，严肃对待治疗，不能迁就孩子的好恶，否则会影响治疗的效果。

第十节　口吃

[心理医生手册]

芳芳和表妹园园在客厅里玩耍，两人嬉笑追跑，突然"咔嚓"一声，茶几上放的水果拼盘碰翻在地摔破了，看着渐渐散落在地的水果和打碎的盘子，园园首先尖声喊叫起来：

"不是我，不是我干的！"

"我，我，我……也不是！我……"芳芳涨红了脸，一个劲儿地表白不是她碰翻的。妈妈闻声跑来，园园很快解释不是她碰翻的水果拼盘。

"不要着急，慢慢说，芳芳，我知道不是你打翻的，也许谁不小心……"妈妈耐心的劝慰芳芳，她似乎得到一些解脱，使劲儿地点头。

口吃的特征表现

口吃俗称"结巴"，是儿童常见的一种语言障碍。其症状表现主要是说话时频繁地不自主地言语重复，发音延长或停止。据统计，约有10%的儿童曾发生过口吃，男孩比女孩多2～4倍。但50%～80%的口吃患儿会不治自愈，到9岁以后就很少发生口吃现象，延续到青年期或成年期的只有不到1%。

口吃有三种主要的特征：

1. 难发性。即说话时第一个字的发音特别困难，给人一种非常吃力的感觉。

2. 重复性。说话过程中反复发出的某一个音。

3. 中阻性。在说话过程中拖长某个字的发音或停止某个字的发音，语言极不流畅，使对话不能顺利进行，听者也特别吃力。

4. 在说话时，有的口吃患儿还伴有挤眼、面部歪斜、唇颌颤抖、歪脖子、摇头晃脑、踏脚等症状。

口吃的病因

生理因素。口吃与某种脑功能障碍，特别是语言神经末梢缺陷有关。也可能是与发音、语言理解甚至读写有密切关系的神经系统发生障碍。此外，儿童脑部感染、口部受伤，以及患百日咳、麻疹、流感、猩红热等传染病后，也容易引起口吃。

童年期的坏习惯。口吃是由于受惊吓、被严厉斥责或惩罚、突然变换环境、家庭关系不和睦、心理气氛不融洽等原因而引起恐惧、焦虑、愤怒这些紧张情绪的结果。另外，父母的某种心理特征也会对孩子言语发展产生不良影响，如缺乏安全感、对现实不满、矛盾情绪、过分保护或控制自己，要求尽善尽美等。

儿童的模仿性强。有的孩子出于好奇和顽皮，故意去模仿口吃患者的语言，结果造成自己语言上的口吃习惯。

认识错误。有的家长不了解孩子言语发展的特点，人为地将儿童说话的不流利贴上"口吃"的标签，经常加以纠正，甚至严加指责批评。这些不适当的态度无形中对儿童重复语音或不流利的言语等行为起了强化作用。

口吃的纠正

言语矫正法的简单步骤一般有四个步骤。

1.进行精神支持。让儿童患者体验口吃的感觉，然后告诉儿童患者"口吃没什么关系，不要怕"，鼓励患儿说话。

2.了解与口吃有关的因素。比如在什么环境和情绪下儿童容易产生口吃，口吃通常伴有哪些表现等。然后尽量设法减少或避免这些不利因素。

3.进行系统脱敏疗法。安排口吃患儿在自然环境下和程度不同的恐惧情形下练习讲话。如果他能顺利地说话，就立即表扬，鼓励他主动说话，使他相信自己能说好。

4.通过强化法矫正不良伴随动作。家长可以通过一些简单的方法对孩子进行训练，如教患儿用唱歌的方法说话，训练他发音的节奏感和力度感。对已经识字的患儿，让他阅读文字时，一字一字地大声朗读等。

5.矫正口吃需要有足够的耐心和足够的时间，只要坚持各种训练和重复练习，就能使儿童克服口吃并流利地讲话。

第十一节　儿童强迫症

[心理医生手册]

近期，父母发现10岁的多多每次出门都会不厌其烦地数路边的电线杆，更喜欢一次又一次地数高楼的层数。更奇怪的是，在核算数学题的答案时，竟为了验证是否正确，一道题反复计算了十五遍；在洗手时，每次都要洗上半小时。妈妈特别担心，曾劝说过，但是多多依然如此，后来妈妈很担心，送往医院。经检查，确诊为儿童强迫症。

儿童强迫症的表现

强迫症是一种以强迫观念和强迫动作为特征的神经症，是指患者主观上感到有某种不可抗拒的、不能自行克制的观念、意向和行为的存在。儿童强迫症的发病年龄以 10 岁前较为多见，既有自我强迫，又有自我反强迫，是一种典型的心理冲突疾病。

有些患儿不仅自我强迫，而且还摆布其父母参与，如果不能满足他们的愿望，则暴躁不安，甚至冲动伤人迫使父母就范，以配合其强迫动作。

强迫症还表现为反复回忆，反复考虑某一问题，害怕丧失自控能力等强迫思想。以至于干扰正常学习。有些患儿即使知道这些行为和想法是没有意义的，但仍克制不住自己要去做去想。在受干扰时，会产生焦虑情绪甚至发脾气。这类患儿的智力水平一般都正常或较高，富于幻想。

儿童强迫症主要表现有：

1. 反复计数。如走路时反复数电线杆，过桥时反复数栏杆，上下楼梯时计数阶梯，一遍又一遍地数课本或其他图书上的人或物的数目等。

2. 反复洗手。有的患儿一天可能洗手几十次，一次竟持续十几分钟。

3. 反复玩弄手指，反复摇头。

4.反复进行自我检查。如反复核对作业、检查书包里的东西等。

儿童强迫症的病因

引起儿童强迫症的原因有：

1.精神因素。在生活中碰到重大变故，如父母离异、亲人丧亡等精神刺激，引起恐惧，使儿童忧心忡忡、胆战心惊，这是强迫症的主要诱发因素。

2.性格因素。这类儿童的性格大多内向，胆小拘谨，待人特别有礼貌，优柔寡断，行动较古板。

3.家庭因素。父母性格内向、偏异，有洁癖、强迫行为，也会给儿童带来影响。

儿童强迫症的心理治疗

治疗儿童强迫症应以心理治疗为主、药物治疗为辅。

1.系统脱敏疗法。这是治疗患儿强迫行为较有效的方法。

列出强迫行为的次数与情景，然后对每一种情境下的强迫行为逐步进行脱敏。如反复洗手，首先按难易排一个序列：手上沾一滴墨水，手上沾一大块墨水，手上沾满墨水。然后对洗手时间也作一个限制，洗手时间开始定在以前平均时间的120%，然后每天减5～10分钟，这样经过一段时间的脱敏，每次洗手的时间就会逐渐接近正常人水平。

2.反应阻止疗法。如患儿有反复长时洗手的强迫行为，当患儿手脏，势必要去洗，这时阻止患儿去洗，开始患儿会出现焦虑反应，但慢慢也就习惯了。

3.思维阻断疗法。当患儿出现强迫性思维时，大喝一声"停！"在此基础上患儿可对自己大喝一声"停！"使思维停顿。此外，还可采用满灌疗法、模仿学习等心理治疗技术进行治疗。

4.辅助性药物治疗法。常用的药物有：氯丙咪嗪，既有抗焦虑也有缓解强迫症的效果，其他可配合服用抗焦虑药如舒乐安定、氯硝安定等。

第十二节 儿童恐惧症

[心理医生手册]

有个10岁的女学生，因为在放学的路上看到一辆汽车撞倒一位骑自行车的妇女。当时吓得浑身冒汗，两腿发抖，当时就"哇哇"大哭起来。后来就对汽车产生了恐惧：一看到汽车就浑身颤抖，两腿酸软，更不用说坐汽车了。

儿童恐惧症的表现

儿童恐惧症，是指儿童对日常生活一般客观事物和情境产生过分的恐惧、焦虑，达到异常程度。一般来说，恐惧与儿童的身体形态大小和应付能力有关，也反应了儿童的智力发展水平。恐惧的内容反映了儿童所处的环境特点及年龄发展阶段的特点。许多恐惧不经任何处理，随着年龄增长均会自行消失。

儿童恐惧症的形式是多种多样的，按其内容可分为以下几种：

1.动物恐惧。害怕猫、狗、蛇，有的甚至到精神失常的程度。

2.社交恐惧。害怕与父母分离、怕生人、怕当众讲话、怕拥挤、怕上幼儿园和学校、怕考试。

3.损伤恐惧。怕出血、怕鬼怪、怕流氓、怕传染病、怕生病、怕死。

4.对自然事物和现象的恐惧。怕黑、怕闪电雷击、怕独自关闭室内、怕高。

恐惧症患儿惧怕的内容比较稳定，不会泛化，持续的时间较长，不易随环境年龄的变化而消失。患儿会由于恐惧产生回避或退缩行为，任何劝慰、说服、解释都显得无济于事，严重影响着儿童的正常生活和学习。

儿童恐惧症的病因

儿童恐惧症主要是因环境、教育造成的，而其中又以父母的行为方式、教育方法的不当为主。

父母对孩子溺爱，过于保护、限制儿童的许多行动，或者用吓唬、威胁的方法对待孩子的不听话、不乖顺，当着孩子的面毫无顾忌，绘声绘色地讲述一些可怕的事情。

父母过严过高的要求，家庭成员关系不和睦或对孩子缺乏一致性、一贯性的教育也会诱发儿童恐惧症。

拯救恐惧症儿童

对恐惧症患儿的治疗，首先要了解发病的原因，然后有针对性地进行治疗。

恐惧症是儿童在日常生活中通过条件反射的作用不断习得的，因此可利用对抗性条件反射原理，循序渐进地消除其恐惧心理。一般的做法是：先用轻微的较弱的刺激，然后逐渐增强刺激的强度，让其逐渐适应，最后达到消除恐惧症的目的。

第十三节　儿童孤独症

[心理医生手册]

有个 5 岁的小女孩，很少讲话，据老师反映她 2 个月内共讲了 6 句话。生活中很常见的事她也不会说，而且在幼儿园整天是一个人玩，不与他人交往。父母一直以为是发音器官有缺陷，经专家多次会诊，认为发音器官无异常。

原来小女孩的父母是地质工作人员，长期在野外工作生活。小孩出生后不久便被送到农村的外婆家，直到4岁半才送到基地幼儿园入园。而外婆无文化，寡居，性格孤独。患儿正是在这样的生活环境里度过口语发展的关键期，导致了语言发育迟缓和性格变异、社会适应困难等问题。后经测试诊断，发现小女孩其他能力均属正常，只是语言发育迟缓，并伴有性格上明显的变异，属于孤独症。

儿童孤独症的病因

儿童孤独症是一种比较严重的儿童精神障碍，多发生在婴幼儿期，是感知、语言、情感、智能等多方面的广泛发育障碍。儿童孤独症在3岁以内发病，男孩多于女孩。孤独症的病因至今未明，有可能与家庭环境、遗传、脑部疾病、母亲孕期生病吃药的影响有关。

儿童孤独症与遗传因素、器质性因素以及环境因素有关。

1. 遗传因素：41%的患儿为长Y染色体，他们的父亲和兄弟也发现有长Y染色体，从而提示与遗传因素有关。

2. 器质性因素：如脑损伤、母孕期风疹感染，生下后患过脑膜炎、脑炎等。研究证明，患孤独症的儿童，免疫系统可能将一个基本的脑蛋白误为异体，将其吞噬掉。因此导致脑损伤，可能是造成此病的特征。此病同时出现情绪、智力和交际的缺陷，亦是与脑病变有关。

3. 环境因素：过去有人认为早年生活环境中冷淡的和过分理智化的抚育方法，缺乏丰富和适当的刺激，没有教会社会行为，是发病的重要因素。长期处在单调环境中的儿童，会用重复动作来进行自我刺激，对外界环境就不发生兴趣了。

儿童孤独症的表现

1. 早期表现：极度孤独，不会对亲人微笑。喂奶时，患儿不将身子紧贴大人。伸手抱他时，患儿不以回应，眼睛也不看抱他的人。

2. 社交困难。特别孤独，与人缺乏交往，缺乏感情联系，即使对父母也毫不依恋，如同陌生人。但与陌生人相处，又感到畏缩。不爱玩，不爱做游戏。

3. 语言发育迟缓或障碍。对语言的理解表达能力低下，不会理解和运用面部表情、动作、姿态及音调等与人交往。缺乏想像力和社会性模拟，不能像正常儿童一样去用玩具"做饭""开火车""造房子"。

4. 仪式性和强迫性行为。患儿缺乏变化与想像力，常常重复刻板的游戏模式，重复相同的生活，如反复给玩具排队，穿衣顺序相同，坚持某些物件的摆置形式，不能变动等。

5. 脑部智力大多低于正常人，只有20%的患儿智商高于正常人或与正常人相当。

6. 对某些物件，如一只杯子、一块砖，表示出特殊兴趣，甚至产生依恋，而对亲人却不产生依恋。此外，有的患儿还可能有感知障碍，对视、听、触等感觉迟钝或过敏。

儿童孤独症的治疗

1. 加强亲子间情感交流。

首先希望父母对孩子的治疗要有信心；其次要求为孩子创设一个良好的生活环境，加强亲子关系，不应因此而嫌弃孩子，要多与孩子接触、交流，多带孩子到儿童娱乐场所去玩耍，鼓励孩子和小朋友一起玩，分享儿童世界的欢乐。

2. 加强言语训练。

首先家长说话应尽量使用孩子能够理解的简短语句；其次还要尽可能地运用具体形象的物品、图片、动作、行为，演示并带他们重复以帮助理解记忆；还应创造条件、情景，鼓励患儿用言语来提要求，与人交流；最后父母和老师对患儿出现的用词不当、词语颠倒等现象不能表现出不耐烦、不在意，以免伤害患儿的自尊心，失去说话的兴趣。

3. 行为治疗。

（1）矛盾意向疗法。让患儿故意从事他不喜欢、不愿意做的事情，以致对事情感到无所谓，改变一下也行。应通过各种有弹性、多变化的方式来教育引导孩子，帮助他们改变单调刻板的行为，提高适应环境的能力。

（2）正强化法。对孤独症儿童不愿接近人、不注视人的行为可以采用正强化法。

（3）负性活动练习。对治疗孤独症患儿的兴趣范围狭窄、行动单调刻板有显著的疗效。让患儿过度地进行他喜欢的某种习惯，致使产生一种不愉快的感觉，从而达到消退这一习惯的目的。

（4）放松疗法。对孤独症患儿的紧张性行为进行治疗，疗效较显著。

4. 药物治疗。应在专科医生的指导下进行，常用的药物如下：

（1）抗精神病药。小剂量的氟哌啶药（0.5 ~ 4毫克/日）。有利于改善患儿兴奋、多动、刻板、重复的行为，自语、重复言语和模仿性言语。为避免药物引起的急性肌张力障碍，可同时用小剂量安坦（0.5 ~ 2 毫克／日）、小剂量舒必利（50 ~ 400 毫克／日）。有利于改善患儿与外界的接触和交往，以及烦躁不安、情感冷淡和言语的改善等。

（2）中枢神经兴奋剂：服用利他林、匹莫林对孤独症儿童的多动、冲动和注意力涣散有效。

如何预防儿童孤独症

预防儿童孤独症的发生，不妨从以下几个方面入手：

1. 别把孩子过分封闭于一味学习的小圈内。

2. 注重情商培育。情商即社会适应的综合能力。应懂得接受别人并让人接受自己，还要教导孩子形成好的性情和情感。

3. 尽量让孩子参加集体活动。从集体活动中培育孩子的性格，从集体活动中体验友谊、智慧与温暖。

4. 为孩子的交友创造条件。为孩子提供交朋友的机会，教给它们交朋友的艺术、方法和技巧。

5. 培育孩子的自立能力，切忌父母事事包办。让孩子学会自己的事情自己做，而且有意让孩子碰碰钉子、尝尝苦头，以磨炼孩子的意志力。

第十四节　偏食

[心理医生手册]

有个小女孩，6 岁，父母经商，家庭富裕。但父母整天较忙，因此女孩从小就由奶奶照管。奶奶怕孙女不能吃母乳影响发育，就想方设法给她做好东西吃。听说大虾营养丰富，奶奶就叫儿子每星期买回一包放在冰箱里，使孙女每顿饭里都有大虾吃。有时奶奶一边给孙女喂饭，还一边说"大虾有营养，吃了身体壮"等话语，劝她多吃点。这样，时间一长，就使孙女养成了没有虾就不吃饭的毛病，而且会哭闹不止。家长束手无策，于是带孩子来咨询治疗。

儿童偏食的表现

儿童偏食的表现主要有：

1. 不喜欢吃某种食品。目前许多家长反映，孩子只喜欢吃荤菜，如瘦肉、鸡肉、鸡腿、鸡翅等，而不喜欢吃蔬菜。

2. 由于偏爱某种食品而影响其他食品。如有的孩子特别喜欢吃肉，若一餐没有肉就不吃饭了。

3. 由于特别厌恶某种食品而影响其他食品。

形成偏食的原因

儿童偏食是一种带有普遍性的问题行为。一般说来，3岁以上的孩子容易偏食，由于这个时期人的味觉开始分化，对经常吃的一些食品有特殊偏好，而对较少食用或为了身体发育添加的食品缺少经验，因而产生拒绝接受的心理所致。

儿童偏食是后天养成的，造成儿童偏食的原因有：

1. 父母不良的影响。有的父母常在孩子面前说这不好吃那不好吃；有的父母根据自己的喜好来买食品，对厌恶的食物表现出过分的行为。这一切都可能引起孩子的偏食。

2. 儿童不良的联想。儿童常常会以一种事物或现象联想到某种食物，从而拒绝该食物。

3. 父母不良的强化。有的父母只希望孩子多吃一点，明知这种偏好是不好的，也投其所好去迎合孩子的这种择食倾向，这样就强化了孩子的这种偏食倾向。

儿童偏食的纠正

俗话说"饥不择食"，饥饿能使孩子增强对食物的需要，孩子只要真正饥饿了，平常连看都不看的食品也能吃下去。因此，用饥饿疗法治疗儿童的偏食习惯效果较好。一是当儿童因没有特别喜欢吃的食品而不肯吃饭时，父母就"狠狠心"随他去，直到孩子喊肚子饿了，再将原来的饭菜端出让他吃；二是通过游戏、户外体育活动、旅游等加大孩子的活动量，使其感到饥饿。

让孩子认识到偏食的危害。父母和老师应向孩子讲述偏食对人生长发育的害处，因为人体需要多种营养，倘若偏食，不吃某种食品，便得不到该食品中的营养，并描绘一些因偏食而导致的后果，从而克服和改正偏食的习惯。

用系统脱敏的方法，可以让孩子慢慢地习惯于某种不喜欢吃的食品的味道，然后再逐渐过渡到能吃一点儿，直至能够正常进食。

家长要注意引发和保持孩子进食兴趣和愉快心情，饭菜要色香味俱全，注意变换菜谱，进食时不要讲那些引起孩子厌恶联想的话，更不要批评、训斥孩子；父母也要纠正自己的偏食倾向，更要注意不能流露出自己对食品的偏爱而影响孩子。

改善进食环境。孩子们在一起吃饭很少有偏食现象。

正强化法。如有的孩子不喜欢吃蔬菜，就对其他吃蔬菜的孩子进行表扬。当这个不吃蔬菜的孩子偶尔吃了一点蔬菜后，更应立即进行表扬鼓励。这些奖励可以是实物的或是精神的，根据实际情况灵活选择。

治疗儿童偏食的方法很多，一般来说，根据儿童的具体情况，将几种方法结合起来使用，其效果更好。

第十五节　遗尿症

[心理医生手册]

　　陶力，男，14岁，初中一年级学生。他学习刻苦，成绩较好，处处表现好胜要强，深得老师的喜爱。但是，他在家中却经常受到母亲的呵斥，心情极不痛快。原来，陶力14岁了还有尿床习惯，母亲认定他是懒得上厕所，因此经常打骂他。可是这样做，还是解决不了孩子尿床的问题。使其父母非常发愁，心情也不好，经常对孩子耍态度，使性子，缺乏感情沟通。也使陶力增加了思想负担，一进家门就心情紧张，情绪低落，到了晚上情况就更加严重。

遗尿症的特点

　　遗尿症是指儿童5岁以后仍不能控制排尿的现象。根据国际上统一诊断的标准：5～6岁儿童每月至少尿床两次，再大些的儿童每月至少尿床一次者就可诊断为遗尿症。

　　遗尿症大致可分为夜间遗尿（尿床）、白昼遗尿（尿裤）和昼夜遗尿三种，其中以夜间遗尿常见。根据拉普斯等人对美国和英国儿童的抽样调查，患有遗尿症的儿童占童年期人口的14%～17%。5～10岁的儿童遗尿现象较多，随年龄增长发病率逐渐降低，10岁以上则很少见，到14岁时，发病率降至3%。患遗尿症的男孩比女孩多两倍以上。

　　遗尿症有原发性和继发性两种。

　　原发性遗尿症是指儿童膀胱括约肌的控制能力发育迟缓，或从婴儿期开始就从未建立起排尿控制。几乎10%的这种儿童有躯体疾病和精神障碍，如先天性膀胱括约肌发育不全、尿道炎、糖尿病、身体虚弱、营养不良、智能低下或癫痫发作等；继发性遗尿症是指儿童曾经形成控制排尿的能力，但后来由于种种原因又出现不能控制排尿的情况。患这种遗尿症的儿童大部分都是由于精神紧张而引起的，同时还伴有情绪不稳、夜悸、梦游、言语障碍、多动症及其他行为问题和学习困难等症状。

一般来说，5岁前一年多没有尿床而后来又尿床者，可诊断为继发性遗尿症。有调查表明，原发性遗尿症所占比例较大，约占遗尿症患儿的75%～80%。在性格上，患儿大多比较乖僻、内向，心绪不够安定，做事缺乏信心。

遗尿症的病因

遗尿症的病因较多，归纳起来有几种：

1. 遗传因素。父母都曾遗尿的，孩子有77%的都遗尿；只有父亲或母亲一个遗尿的，孩子只有44%的遗尿；父母都不曾遗尿，孩子只有15%的遗尿。从对双生子的调查也看得出来，同卵双生子的同病率达68%，而异卵双生子的只有36%，前者明显高于后者。

2. 由某种病变引起的。如脊柱变形、脊椎裂、包皮过长、龟头炎、膀胱结石、外阴周围皮肤炎、肠道寄生虫病、尿道感染等。

3. 心理因素。大部分儿童的遗尿症是由于精神紧张（如受惊、环境突然改变、重大创伤）、过度疲劳、睡眠过熟而引起的。

4. 教养方式不当所致。有的父母对孩子过分保护，不进行排尿训练而养成尿床的习惯；有的家长对孩子遗尿特别厌烦，经常给予呵斥，甚至向外宣扬，使儿童形成一种压抑感、敌对感、紧张感。

走出遗尿症的阴影

其治疗方法一般有心理治疗、教育训练和药物治疗。

1. 尿床报警铃。根据条件反射的原理，采用铃声—床垫装置对患儿进行行为治疗。经过多次铃声与膀胱充盈的强化训练，孩子在要解小便时，膀胱内的压力就会作为条件刺激将孩子惊醒。这一方法对治疗儿童遗尿症是十分有效的，国外常采用此法。遗尿儿童经过 3 ~ 4 个月的训练，治疗的成功率高达 75%。

2. 憋尿训练。鼓励患儿大量地喝水或饮料，当孩子想小便时，就让他憋住。在治疗的开始阶段，规定憋尿的时间为 5 分钟，即当孩子说想小便时，让他憋 5 分钟后再去厕所小便。然后逐渐增长憋尿时间，从而克服遗尿问题。

3. 建立合理的生活作息制度。睡前适当控制饮水，晚上不要让孩子看电视过久或过度兴奋，避免过度疲劳。

4. 确对待儿童遗尿的问题。千万不要对患儿讥笑、羞辱、责骂甚至对外宣扬，让其出丑，以免伤害儿童的自尊心，使之产生自卑感和不满的情绪。

5. 强化技术。当患儿在接受训练、治疗时有了进步，达到了近期目标，便要及时给予奖励。根据儿童的年龄特点和需要兴趣来定。

6. 药物治疗。酌情采用丙咪嗪、氯酯醒、麻黄素治疗，或针刺关元、气海、三阴交、阳陵泉等穴，均有良好的疗效。

第十六节　肥胖症

[心理医生手册]

妞妞今年才 10 岁，小学四年级，但是在班里却是最胖最壮的。

同学们一见到她就非常的害怕，不敢与她玩耍。因此，妞妞特别苦恼，她父母更是着急。从小妞妞吃的是别的小孩的两倍，体重也是别的孩子的两倍，为此，她妈妈也试着让妞妞少吃，但是体重还是减不下来。后到医院就诊，经检查被确诊为儿童肥胖症。

儿童肥胖症的病因

儿童肥胖症是指儿童摄入的热能超过消耗的热能，引起体内脂肪积聚过多，体重超过标准体重（按身长计算应有的体重）20%的情况。肥胖症是一种代谢障碍，按其超标情况可分为三种：轻度，体重超过标准体重的20%～30%；中度，体重超过标准体重的30%～50%；重度，体重超过标准体重的50%以上。

造成儿童肥胖症的原因有：

1. 摄入热能过多，使之营养过剩。

2. 平时运动过少。

3. 喂养不当。有些家长对孩子一味迁就，孩子喜欢吃甜食，含高脂肪高热量的食品，就让其毫无节制地吃。

4. 不良的伴食行为。有些儿童喜欢边看书边做作业边吃东西，成天嘴里总喜欢嚼一块糖或其他的甜品。

5. 环境影响。有些额外进食是由环境条件引起的，比如有的家庭，桌上、茶几上总是摆满了糖果、巧克力等食品，由于随手可得，孩子不知不觉便多吃了许多食物；有些家长特别是母亲有喜欢吃甜食、吃零食的习惯，自己吃时孩子也一起吃，慢慢地使孩子也养成了爱吃零食的习惯。

6. 遗传因素。在众多的调查研究中发现，遗传与肥胖有着高度的相关。如果父母中有一人是肥胖者，则孩子得肥胖症的可能是40%～50%；如果父母都是肥胖者，则他们的子女有

70%～80%是肥胖症儿童。

7.内分泌代谢失调或神经中枢调节失调引起的。绝大多数肥胖儿童是属于少动而多食的单纯性肥胖症。

肥胖症的表现

肥胖症多见于儿童和青少年，其主要表现有：

1.食欲特别好，食量大大超过同龄儿童；

2.喜欢吃含淀粉多和油腻的食品；

3.不喜欢吃蔬菜、水果等清爽的食品；

4.体格生长发育较正常儿童迅速，身体脂肪多积聚于腹部、髋部、四肢，尤以上臂和臀部突出。

这种儿童虽然长得高大肥胖，但却浑身无力，整天无精打采，不思运动。

如何从"胖小丫"到"小天鹅"

治疗儿童肥胖症的方法主要有：

1.限制食量。定时定量，少吃零食，多吃含高蛋白的食物如瘦肉、鱼、鸡蛋、豆类等，少吃含脂肪含糖多的食物如动物油、油炸食品、糖果、甜食等。

2.增加运动时间和运动量。对一般儿童来说，每天活动时间不应少于一小时，而对于肥胖症儿童来说则要更长一些时间。

3.改善不正确的喂养方法。家长们对儿童肥胖症的问题应有足够的认识，千万不要以为孩子吃得越多越好，长得越胖越健康，要看到肥胖症给儿童生长发育带来的不利影响。据有关报道，小儿高血压患者中有53%属于肥胖儿童。

4.培养自控能力。许多肥胖儿童都是因为自控能力差，看见自己喜欢吃的东西就大吃特吃或由不良伴食行为引起的，要帮助儿童认识到肥胖症给身体健康带来的不良影响和给活动带来的不便，而主动地控制自己的食量和改掉不良的伴食行为。

5. 正强化法。孩子达到了近期减肥目标，要及时进行鼓励，选择奖励强化方式要根据儿童的年龄特点来定。

6. 制定科学的作息制度。要求严格遵守，使患儿生活有规律，这对减肥也有辅助作用。

7. 小儿减肥操。通过做减肥操，可锻炼肩、胸、腹、背、臀、腰及四肢肌肉，减少低脂肪积聚。

（1）关元穴揉腹。用手指或手掌在关元穴（位于肚脐下正中本人四指宽处）进行有节律的按摩。按摩时用力不宜过重，速度以每分钟 100 次，每次约按摩 10 分钟，每天睡前起床前各按摩一次，严重肥胖者可在睡前多按摩几次。

（2）双手托天运动。站在地上，两脚比肩稍宽，两臂由胸前向上举至头顶，手指交叉，手掌向上翻成托天状，托胸收腹，然后再缓慢放下。

（3）摆臂蹲立运动。仍然站在地上，两手扶膝摆臀 12 次，然后再蹲立 12 次。

（4）展臂摸脚运动。站在地上。两肢比肩稍宽，两臂平伸，先用右手摸左脚尖再用左手摸右脚尖，各摸 10 次。

（5）仰身运动。原地站立，两脚比肩稍宽，两臂侧上举，两手掌伸直，身体尽量向后仰 10 秒后复原。

（6）上下耸肩运动。原地站立，两脚比肩稍宽，两臂自然下垂。两肩用力上下耸动，连做 20 次。

（7）四肢腾空运动。趴在床上，以腹部着床，头向上仰，两臂和两腿尽量向后向上翘持续 5 秒钟落下，连续数次。

（8）胸腹上挺运动。仰卧床上，以头和脚为支撑点，两手托住腰，尽量向上挺，持续5秒钟后落下，反复连续做5次。

（9）整理运动。两手双臂绕过头向侧面画半圆形（运动）再缓慢落下，5次。做完操后，会因用力而出汗，初做时还会有疼痛感，多做几次后疼痛感自然就会消失。

单纯性肥胖儿童主要是采取教育治疗、行为治疗，而药物治疗的作用甚微。

第十七节　学习能力障碍

[心理医生手册]

有一个小孩，从外表上看，与其他的孩子没有任何的不同，在家里或学校里除了学习其他一切都很好，热爱劳动，表现积极，关心集体。可是一谈到学习，他的父母就非常着急、烦恼。这个小孩的记忆力超级差，比如刚刚教他念完的单词，反复十遍下来，小孩自己单独念却怎么也记不住，又是抓耳又是挠腮的，始终不能从口中说出。老师对他很无奈，家长更是苦恼。

儿童学习能力障碍的起因

学习能力障碍又称特殊发育障碍，是指言语、学习技能（包括阅读、拼音、书写、计算等）、运动技能等方面的发育延迟，表现与其实际智力水平有明显差距。然而不是由于严重的智力低下、感觉器官的缺陷、情绪障碍或缺乏学习机会所造成。学习能力障碍在小学生中比较多见，约占学龄儿童的5%～10%，且男孩多于女孩。

引起儿童学习能力障碍的原因较多，归纳起来主要有生理因素和环境因素两方面。

生理因素

1. 器质性因素。儿童在胎儿期、出生时、出生后由于某种病伤而造成轻度脑损伤或轻度脑功能障碍，都可能影响儿童的学习技能的发育。

2. 遗传因素。有些学习技能障碍具有遗传性，例如阅读障碍可以遗传好几代，从患儿的父亲、爷爷或其他亲属处也可见到类似的情况。

3. 营养因素。如人体必需的微量元素锌、铁缺乏等对儿童发育及学习能力有明显影响。

环境因素

1. 不良的家庭环境。由于父母长期在外工作或家庭成员关系紧张等原因，使儿童缺少充分关爱，特别是缺乏母爱。

2. 儿童在幼时未得到良好教养。在儿童早年生长发育的关键期，没有为儿童提供丰富的环境刺激和教育。

3 不适当的学习内容和教育方法使儿童产生一种厌学情绪。父母对子女进行教育时常出现学前儿童小学化、小学儿童成人化的现象，从而影响了儿童的学习兴趣；有些老师对学习成绩差的学生，经常予以批评指责，大大伤害了儿童的自尊心和自信心。

学习能力障碍的表现特征

1. 言语技能发育障碍，是指儿童言语发育延迟或偏离正常，出现发声、言语表达或理解障碍。

2. 学习技能发育障碍，是指由于智能发育障碍，中枢神经系统损害，听觉、视觉障碍或情绪障碍所致的学习技能障碍，包括特殊阅读障碍、拼音障碍、特殊计算能力障碍。

3. 运动技能发育障碍，是指儿童运动技能发育的延迟，但不是由于神经系统疾病或运动器官先天性缺陷、畸形等所引起。

4.混合性技能发育障碍。

如何克服儿童学习能力障碍

对学习能力障碍的治疗主要是教育训练和心理治疗。

1.教育训练。这一工作在国外由专门的诊疗机构——学习中心来承担。首先针对每位患儿的具体技能障碍，制定出专门的训练计划，然后在治疗教师的示范下进行个别矫治。如对有视觉空间障碍的儿童，可以进行系列视觉空间能力的训练；对听觉困难者，可给以系统的音调、节律训练等。

2.心理治疗。主要采取正强化法，在对患儿进行教育训练时，对患儿每一个微小的进步都要及时进行表扬和奖励，以强化儿童新技能的获得，提高儿童的自信心。

3.家庭教育。父母和老师不要歧视这类儿童，要给予更多的关心、同情和帮助，为其创造良好的生活学习环境。

第十八节　睡眠障碍

[心理医生手册]

小琉从小就跟爸妈一起睡，直到6岁。由于只有这么一个孩子，爸妈特别宠爱她，晚上给她讲故事、唱儿歌，陪她做游戏等做各种事来哄小琉入睡。从5岁开始，小琉经常在晚上闹腾，要哄两三个小时才能乖乖入睡。刚开始爸妈只是以为小琉是想听故事，后来持续了3个月，爸妈有点吃不消了，怀疑是不是生病了，可是去医院检查没有什么可疑的。

探究儿童睡眠障碍的原因

不管是什么原因引起的睡眠数量减少、质量下降，或时序的紊乱等问题，都称为睡眠障碍。儿童期可能发生多种形式的睡眠障碍，最常见的有入睡困难和睡眠不安、夜惊、梦魇、梦游等。

引起儿童睡眠障碍的原因有：

1. 生理因素。与儿童大脑中枢神经系统发育不完善及功能的失调、抑制和兴奋的调节不平衡有关。

2. 心理因素。过度惊吓、过度兴奋、受到重大刺激，都可能引起儿童精神高度紧张、焦虑、恐惧而产生睡眠障碍。

3. 躯体因素。身体有病、疼痛或不舒服，如有蛲虫、鼻子不通等都会影响儿童睡眠。

4. 教育方式不当。当孩子做错了事情后，家长或老师采用恐吓、威胁等消极的教育方式责罚儿童，使儿童产生高度的紧张感、恐惧感。

5. 睡眠习惯不定。如睡眠时间无规律，睡眠姿势不正确，俯卧、手臂压于胸口等，睡眠前喜欢进行过度兴奋的活动等。

6. 环境因素。如居住条件不好，住在闹市区、大路边或厂矿中心等地方，人来车往、机器轰鸣，过于吵闹或室内空气污浊、闷热，被褥过厚或过薄等也会影响儿童的睡眠。

儿童期常见的睡眠障碍及表现特征

1. 入睡困难和睡眠不安。

此现象在儿童各年龄阶段都可产生，以婴幼儿期较多见。

入睡困难的儿童表现为临睡时不愿上床，上床后又不能入睡，有的在床上要玩 2～3 小时；有的要缠着大人不停地讲故事，以致大人疲倦睡着了，他还没睡着；有的要父母抱着走动或摇动哄睡，并且浅睡易惊醒。睡眠不安的儿童表现为睡眠时经常翻动，手脚或全身跳动，睡中哭喊，讲梦话，磨牙或摇头等。

由于患儿夜间睡眠不足，因此早上不肯起床，易发脾气，白天无精打采，食欲不振或烦躁不安。

2. 夜惊。

据调查，1～14 岁的儿童中大约有 3% 的儿童发生过夜惊，以 2～5 岁的儿童较多见，男孩多于女孩。儿童夜惊多发生在刚入睡不久，大约是 15～30 分钟内，此时处于非动眼睡眠阶段，即不是做梦阶段。

其表现为睡眠中突然无故惊醒、瞪目坐起、喘气、叫喊、哭闹、惊慌失措。发作时心跳加快，呼吸急促，手足乱动，大汗淋漓；有的患儿眼睛瞳孔放大、直视，有的则紧闭双眼，面部显得焦虑痛苦；有时会起床在室内行走，奔跑，抓住人或物喊叫求助，摆出防御姿态，怎么哄也不能安静下来，偶尔有些重复的动作。

夜惊一般持续 10 分钟左右，发作过后仍能平静入睡，醒后对发作经过基本不能回忆，如有片断记忆也很模糊。发作时不识周围的人、物，误把亲人认为是梦中人物，因此对家人的问话、劝慰没有反应。夜惊可连续几夜发生，但极少在一夜中重复出现。

3. 梦魇。

常见于 8～10 岁的儿童。它发生在快速动眼阶段，即做梦阶段，实际上是由于极度焦虑、恐怖、压得透不过气来或得不到帮助而发生的一种令人惊恐的梦。

通常梦见一些可怕的人、动物或景象。有时感觉似乎有千斤重物压在身上，喊不出，动不了，同时伴有胸部压迫感、窒息感等，十分难受。儿童梦魇时心跳加快，呼吸急促，有防御性的身体运动，大声呼喊、哭泣而醒。梦魇醒后能回忆起一连串可怕的梦境，能表达他的恐惧、焦虑的体验，能认识周围的人和物，无幻觉，也不出汗。但由于过度惊恐，醒后往往难以入睡。

梦魇持续时间不长，一般只有 2 ～ 3 分钟。梦魇儿童不会有行走之类的动作，一般不会带来严重的后果，大多会自行消失，或消除引起它的原因后即消失。

4. 梦游。

儿童期发生率较高。调查统计，5 ～ 12 岁的儿童中 15% 的儿童有过这种现象，其中 1% ～ 6% 的儿童有持久的梦游，一般到青春期就消失了。其发病率男孩多于女孩，与夜惊可能同时发生。因其发生在非动眼睡眠阶段，因此梦游并非做梦。儿童梦游大部分发生在入睡后 1 小时 ～ 3 小时内。

其表现为睡眠中突然眼睛凝视起坐，但"不看东西"，然后下床在意识模糊不清的情况下进行某些活动。如在地上走动时，虽然漆黑一团，但患儿一般不会碰到任何东西，而且还行走自如；有的挪动其他物品，甚至走到室内进行一些较复杂的活动，如将自来水笼头打开，玩游戏等；梦游时不会回答别人的话，但是可能会服从别人的命令回到床上；发作的时候儿童不完全清醒，但动作似乎有目的性，一般不会出现危险情况，但有时也可能做出危害自身或他人的行为。发作时间为几分钟至半小时不等，发作后又自动上床入睡，有时也会被绊倒在物体旁，但又能立即入睡，醒后对发作经过完全遗忘。

儿童睡眠障碍的正确调治

1. 心理治疗。可采用疏导疗法和放松疗法来消除引起儿童精神紧张的因素。首先帮助儿童找出引起焦虑、恐惧的原因，然后进行分析，并给予安慰、鼓励，以达到消除这些不利因素的目的。

2. 合理安排作息时间，培养良好的睡眠习惯。按时睡眠，晚上不要让孩子过于兴奋地玩，不要让孩子看太紧张、惊险、恐怖的影视剧，不要给儿童讲极其恐怖或令人兴奋的故事，不要喝太多的水或吃得太饱；要培养儿童正确的睡眠姿势，向右侧卧或仰卧，不要俯卧或手放在胸口上，不要蒙头睡；不要抱着孩子拍摇哄睡。

3. 改善睡眠条件。尽量改善睡眠环境，避免噪声，保持卧室内空气清新，光线暗淡，温度适宜；经常给儿童洗澡、换衣服和被褥。对梦游患儿要更加注意控制环境。

4. 教育方法。当儿童出现睡眠障碍后，不要给儿童强烈的精神刺激，对梦游儿童不要在其面前谈论其病情的详细经过及严重性，以免增加儿童的紧张感、焦虑感、后怕感。同时要注意培养儿童良好的性格和行为习惯，要采取正确的教育方法加以制止，防止患儿产生焦虑症、恐惧症及吮拇指的不良习惯。

5. 药物治疗。儿童睡眠障碍以心理治疗、教育治疗等方法为主，但儿童的睡眠障碍若是由于身体因素引起的，或儿童反复长久地出现睡眠障碍，则应到医院请医生诊治，在医生的指导下服药治疗。

第十九节　儿童的心理保健

谈到儿童健康，家长们最先想到的是儿童的躯体健康，并且片面地认为只要孩子不生病就是健康的，却忽略了至关重要的一方面——心理健康。儿童期是个体发展过程中一个非常重要的时期，是人生打基础的时期。作为家长，就要培养儿童健全的人格和良好的社会适应能力，以促进儿童身心协调发展，做到生理和心理健康两不误。

下面是根据儿童身心发展特点，提出的心理健康保健措施：

保证孕妇身心健康

从儿童病态心理和行为问题的原因来看，有一部分是由于母亲妊娠期身心健康状况不良引起的。如孕妇在工作中接触污染或有毒物质，感染疾病，采用X射线照射或大量用药，吸烟喝酒，挑食偏食，营养不良，受到强烈刺激，心情抑郁，分娩时难产等因素都可能造成胎儿脑损伤或其他疾病。因此，保证孕妇身心健康是十分重要的。

建立温暖的家庭，保持良好的亲子关系

满足儿童的情感需要，在儿童心理健康过程中起着重要的作用。作为父母应努力克服自己性格上的缺陷，互相谦让，建立起一个温暖和睦的家庭，生活中多给孩子温情和关爱，多与孩子进行肌肤接触和言语交流，让孩子在情感上得到满足，建立并保持良好的亲子关系。

满足儿童独立性的要求

如果大人干涉过多，事事代办，则会使儿童向两极发展：

1.引起儿童的不满和敌对情绪，产生反抗行为，形成任性、执拗等不良性格。

2.儿童的独立性被扼杀，促使儿童形成依赖性强、懒惰、怯懦、自卑等不良性格。

因此，当孩子提出独立性的要求之后，家长要因势利导，帮助他们实现那些合理而又可能达到的愿望。

创建良好的生活环境

社会生活环境是儿童心理发展的决定性条件，儿童的病态心理和不良行为许多都是因为生活环境不良，或太单调贫乏所致。例如，父母经常吵架、彼此感情冷淡、家庭气氛紧张的环境时，

生活在这样的环境里的儿童必然是情感冷淡、精神不振，缺乏安全感，甚至对人有敌对情绪和攻击行为。

尊重儿童的自尊心

自尊心，是指个人要求得到他人或集体尊重的情感，是个人需要保持自己在集体中的声誉和地位的一种内心体验。若在教育儿童时不注意方法，常常批评、指责和打骂，不注意给孩子留"面子"，常在孩子的同伴面前或外人面前数落孩子的不是等。这样不仅达不到教育目的，反而大大刺伤了孩子的自尊心，激起孩子的憎恨、敌对和紧张情绪，促使儿童养成报复、自卑等不健康的心理。

因此，家长和老师不应把儿童单纯地看成是一个不懂事的小孩而任意地去批评、指责，要尊重他们，多用表扬、肯定、鼓励的正面教育，使其自尊心得到健康的发展。

坚持正确的教育方法

首先，教育宠爱孩子要适度。若没有把握好教育孩子的尺度，过分宠爱，或严厉责骂等，就会使儿童形成骄横跋扈、自私任性，或过分依赖、胸无大志，见困难就退缩，遇挫折就气馁，限制了儿童独立性和创造性的发展。

其次，教育要统一，步调要一致。在教育儿童时一定要做到家中成员之间统一思想和要求，即使有分歧，也不要在孩子面前表现出来。一个严厉教育，一个在旁护短，是最不足取的；家庭一定要和学校紧密配合，互通情况，相互支持，才能收到良好的教育效果。

为儿童树立良好榜样

儿童期是个性形成发展的时期，模仿能力强，辨别是非的能力差，具有很大的可塑性。所以榜样的作用在儿童期是很大的，家长、老师、同伴的言行对儿童人格的形成都起着潜移默化的影响。要培养儿童健全的人格，父母和教师一定要以身作则，言行一致，表里如一，处处严格要求自己，一举一动都要为儿童树立良好的榜样。同时，成人应引导孩子正确看待电视电影打杀、恐怖、血腥等情节，不断提高他们的辨别是非的能力。

帮助儿童学习人际交往技能

及时教给儿童一些人际交往的技能，以帮助儿童适应新环境。

首先，要培养儿童的同情心，教儿童学习了解、关心、体谅他人，多与同伴进行感情交流，在交往过程中要以诚待人。

其次，要教育儿童在学习游戏中，互相谦让、互相帮助、互相支持。否则孩子离群索居，交不到一个知心朋友，形成人际交往障碍，进而造成适应困难，会引起学习困难、性格缺陷、不良行为等多种问题。

隔代抚养易导致儿童心理疾病

现代心理学研究表明，孩子对父母的情感需求，是其他任何感情所不能取代的。即使孩子的爷爷奶奶、外婆外公将自己全部感情投到孩子身上，也是无法取代父母之爱的。孩子缺少血肉相连的父母之爱，极可能使孩子因情感缺乏而产生情感和人格上的偏差，导致产生诸如心理和行为障碍、对人对物缺乏爱心、易产生暴力倾向和行为等问题。

隔代抚养最严重的危害在于这种抚养方式极可能导致儿童心理变异，产生诸多心理问题和疾病。从心理学角度来看，隔代抚养一般会导致以下几种心理问题：

首先，孩子长期处于老年人的生活空间和氛围中，耳濡目染老年人的语言和行为，这对于模仿力极强的孩子来说，极有可能加速孩子的成人化，或更严重地造成孩子心理老年化。

第二，老年人思想很容易固定化，行为模式化，往往表现出固执、偏激、怪异的想法与言行。这极不利于孩子的性格培养，可能导致孩子产生怪异的心理和行为、人格的偏离、暴力倾向加剧等等。

第三，老年人抚养孩子，常常是过分的关心和溺爱，包办孩子的一切事情，使孩子没有机会做自己的事情。长期下去，会使孩子缺乏独立性、自信心和果断力，产生依赖心理和受挫力差的毛病。这使孩子在成长中，稍微受挫，就一蹶不振，产生心理与行为的障碍。

第四，老年人大都喜欢安静而不喜欢运动与外出，极有可能使孩子的视野狭小，使孩子缺乏应有的活力和活泼，不利于养成孩子开阔的胸怀，活泼、宽容的性格。这样使孩子长大后，为人心胸狭小，不善与人交际，容易产生社交恐惧症。

所以家长们不管有多重要的事、多么忙，都应尽量自己亲自抚养孩子，将孩子放在自己家里养育。

第二章　青少年常见的心理问题

青少年的心理发展

青少年期是人生的黄金阶段，是个体从儿童过渡到成年，逐步走向成熟的中间阶段。青少年期是个体发育、发展的最宝贵、最富特色的时期，然而这个时期却同时又是人生的"暴风雨时期""危险期"。

据中国心理学会对全国 22 个省市的调查结果显示，约 13%
的青少年存在明显的心理和行为问题，其中部分人的情绪问题、
人际关系紧张现象十分突出；与此同时，16% 的青少年不同程度
地表现出焦虑、强迫、抑郁等症状。据有关部门统计，目前全
国有 3000 万青少年处于心理亚健康状态，其中中小学生心理和
行为障碍患病率为 21.6%～32%；大学生心理和行为障碍率占
16%～21.4%，并且近年来有上升趋势。

青少年的基本心理特征

智力发展显著。他们的感觉、知觉灵敏，记忆力、思维能力
不断增强，逻辑抽象思维能力逐步占据主导地位，通过分析、综合、
抽象、概括、推理、判断来反映事物的关系和内在联系，并从一
般的逻辑思维向辩证思维过渡，更多地利用理论思维，而且思维
的独立性、批判性、创造性都有显著的提高。

自我意识增强。个体进入青少年时期，随着对外界认识的不
断提高，生活经验的不断积累，开始对自己的内心世界和个性品
质方面进行关注和评价，并且凭借这些来支配和调节自己的言行。
但在相当长的一段时间内，他们并没有形成关于自己的稳固形象，
也即是说，他们的自我意识还不够稳定。在对自己做出评价时，
有时会过分夸大自己的能力，突出优点，对自我评价过高，导致
沾沾自喜，甚至居高自傲、盛气凌人的心理。评价别人时也常带
片面性、情绪性和波动性。

性意识的觉醒和发展性意识的觉醒。指青少年开始意识到两
性的差别和两性的关系，同时也带来一些特殊的心理体验，如有
的青少年对自己的性特征变化感到害羞和不安，对异性的变化表

示好奇和关注等。

情感的发展与现实的矛盾。青少年在情感发展过程中表现出来的丰富的心理特点，并非孤立存在，它们错综复杂交织在一起，构成了影响青少年心理发展的各种矛盾。这些矛盾集中反映了青少年发育过程中的心理特点，研究这些矛盾可以更好地认识青少年心理发展的规律。

青少年心理问题的本质

1. 身心发展不平衡问题。身心发展不协调：进入青春期前后的青少年，心理发展开始放弃小孩的依赖心理，力求自立；开始崇尚理论，喜欢判断批评；对异性的兴趣也大大增加，准备进入成人阶段。人格发展的紊乱无结构倾向：在人格发展过程中，青少年期有一个特点，即其人格要从已建有初步秩序和结构的孩童期，变为组织紊乱无结构的过渡期，以便于重新组合，建立起更高一级秩序与结构的成人人格。

2. 社会适应不良。青少年的心理特征多会敏感而脆弱。对生活环境的变化或挫折，很容易引起情绪反应而出现心理问题，这种挫折反应常常是暂时的，减少或消除后，其心理问题多会随之消失或改善。青少年的心理问题，往往是对生活环境的一种反应，也是一种适应问题。

3. 精神疾患的早期症状。有些成人所患的精神疾患，在青春期就开始呈现。如过分的孤独畏缩、思考奇异、感觉古怪等，有时是"精神分裂症"的初期病症。假如情绪过分兴奋或低沉，且周期性变化，就要考虑是否是"情感性精神障碍"的早期现象。有许多神经症，如焦虑症、强迫症、癔症等都可能在青少年期发生，特别是神经衰弱发病率最高。

第三部　成长中的烦恼与心理保健

青少年心理问题的归因

1. 自我心理。青少年最关心的是对"自我的认识"，即怎样认清自己的行为、性格及心理上的表现；去发觉自己的性格如何，自己在别人眼里的印象，自己的兴趣及志向在何处，将来会成为一个什么样的人等。如何正确认识自己，并增强自己的信心，是青少年常遇到的内心顾虑。

2. 性心理。如何建立起自己的"心理性别"，每个青少年要学习如何按"生理性别"角色去讲话、动作；怎样才能引起异性的好感与喜欢；如何与异性朋友结交相处等等，这些心理上的问题，也常是烦恼、压力的来源。

3. 家庭关系。如何与父母亲相处是青少年的心理负担之一。年轻人追求独立自主，力求减少依赖父母，而有些父母却不关心孩子的自主精神，造成家庭不睦。

4. 朋友关系。青少年对于朋友的言语接纳很敏感，也容易产生嫉妒或争夺别人关心的现象。有时，受到群体的压力，唯恐被人排除，也是心理问题根源之一。

5. 社会适应。青少年对自己的社会环境常常很敏感，崇尚时髦，追随社会上流行的风气，最易被感染或鼓动，也容易批评传统的社会观念。

第一节　恋爱心理

[心理医生手册]

某大学中文系三年级的小王，对班上的一位女生素有好感。有天晚上，下了晚自习从教室出来，小王看到那位女生对他笑了一笑。就认为对方对自己有情意，是一种约会的暗示，于是就跟着女生来到宿舍楼前。女生也没有注意后面还有人，自顾自地进了房间。小王就在外面傻等，最后被宿舍管理员发现，将事情反映到系里去了。

辅导员批评了小王，劝他要集中精力读书，不要想入非非。可是小王还不服气，说："她明明对我有意思嘛！"

恋爱心理的表现及应对措施

青少年身体各器官组织的发育趋近成熟，由性生理成熟引发的性意识觉醒，必然会产生恋爱行为，这是任何人也无法阻止的。而当恋爱行为受到家庭、社会、道德以及个体自身因素的制约而适应不良时，就会产生恋爱心理问题。恋爱心理主要分以下方面：

单恋

单恋是指一方对另一方的以一厢情愿的倾慕与热爱为特点的畸形爱情。单恋多是一场情感误会，是青少年"爱情错觉"的产物。

由于青少年心理尚未完全成熟，单恋现象比较普遍，常出现在性格内向、敏感、富于幻想、自卑感强者身上。首先是自己爱上了对方，希望得到对方的爱，从而会把对方的亲切和蔼、热情大方当作是爱的表示，并坚信不已，从而陷入单恋的深渊，不能自拔。

让单恋的痛苦随风飘去

克服单恋的痛苦重在防患于未然。

首先要能避免"恋爱错觉"，学会准确地观察和分析对方表情，用心明辨；要学会用联系的观点去分析问题，把某种信息和其他因素结合起来考虑。如一女生对你笑了一下，你不要盲目的下结论，应看看她对别人是怎样的"笑"。

另一发面，一旦单恋发生在你身上，就需要拿出十足的勇气，克服羞怯心理和自我安慰心理的折磨，勇敢地用心灵去撞击。如果对方有意，心灵闪现出共同撞击的火花，单恋则转化为"双恋"，爱的快乐就取代了爱的痛苦。如果是无意，则应该面对现实，勇敢地抛弃幻想。

失恋

所谓失恋是指一个痴情人被其恋爱对象抛弃。失恋引起的主要情绪反应是痛苦和烦恼。大多数失恋者能正确对待和处理好这种恋爱受挫现象，愉快地走向新的生活。然而，也有一些失恋者不能及时排解这种强烈的情绪，导致心理失衡，性格反常。

具体到不同的个体，常常出现以下几种消极心态：

首先是陷入自卑和迷惘，心灰意冷，走向怯懦封闭，甚至绝望、轻生，成为爱情的殉葬品。其次是自欺欺人，否认失恋的存在，从而陷入单相思的泥潭。也有人会出现一个特殊的感情矛盾——既爱又恨，不能自拔。还会造成失恋者或因失恋而绝望暴怒，失去理智，产生报复心理，造成毁坏性的结局；或嫉俗厌世，怀疑一切，看着什么都不顺眼，爱发牢骚；或玩世不恭，得过且过，寻求刺激，发泄心中不满。

莫让失恋的阴影缠身

要摆脱失恋的阴影，就要做到以下几点：

对付失恋的不良情绪，莫过于"倾吐"二字。把自己的烦恼和苦闷向知心朋友毫无保留地倾诉出来或写出来，并听听他们的劝慰和评说；移情，及时适当地把情感转移到失恋对象以外的他人、事或物上；疏通，借助理智来获得解脱，用理智的"我"来提醒、暗示和战胜失恋的"我"；立志，用积极的态度使自我得到更新和升华，全身心地投入到工作中去。

早恋

早恋：指青春期或青春期以前的少年出现过早恋情的现象。早恋现象的产生与环境因素引起早熟性兴奋和性萌发有关；也与孤独、空虚、心理上缺乏支持有关。

在青春期阶段，"早恋"是最令家长和老师感到困扰和担忧的问题。而且，更令家庭和老师感到困扰和担忧的是，近年来学生"早恋"现象开始出现低龄化的趋势：高中生"早恋"的比率居高不下，初中生"早恋"的比率也大幅度增加，甚至有些小学生也开始谈"恋爱"了。

悄悄蒙上青少年的心

老师、父母应认识到少年性心理成熟提前的趋势，帮助孩子们认识到早恋的危害，组织丰富多彩的文娱、体育活动、社会活动和保护、热爱大自然的活动。

完善青春期的少年道德观念完善，使他们懂得在异性交往中如何自制及尊重对方，清楚自己的异性交往活动会导致什么严重后果。

对于被爱情冲昏头脑的少男少女来说，要"懂得没有看到问题，并不等于问题不存在"。对待与异性伙伴之间的情感一定要理智、冷静。有了苦恼和困惑，不要拒绝向家长、老师请教。更重要的是，不要让冲动的感情支配冲动的行为，要明白对任何人而言，只有真正的尊重、爱护对方，才能收获美好的"爱情"。

第二节　自杀心理

[心理医生手册]

2000 年，某大学一大四女生凌晨跳楼自杀，让老师和同学们既惊愕又惋惜。从她的日记中可以了解到她自杀的原因来自于对生活的厌倦："生活毫无乐趣可言，就是学习、考研。考上研究生能怎样呢？不过还是学习，没有娱乐，没有轻松，这样的生活我实在厌倦了。生活的意义难道就是学习吗？"自杀者的成长道路原本是很令同龄人羡慕的。她的父亲是某大学副教授，母亲是某高校校长助理，在父母的严格要求下，自小成绩就十分突出，高中毕业被保送进大学。在大学里，她不仅担任学生干部，成绩突出，而且连续两年获奖学金，两次被评为校级优秀学生，并参加了党校学习，成为一名入党积极分子。但就这样一个优秀的学生，竟然放弃了生命。

对自杀行为的理解

自杀，已经成为了青少年，特别是 18 ～ 30 岁年轻人的主要死因之一。自杀是当一个人的烦恼和苦闷发展到极端，对失败产生恐惧，对生活失去信心，对现实感到绝望而采取的唯一的、最后的自我保护的手段。

按其心理类型，可分为心理满足型和心理解脱型两大类。前者如宗教中的绝食坐化，为坚持某一信念的示威性、赌气性自杀；后者如由于挫折、自卑、厌世、绝望等，为排解心理抑郁而自杀。自杀者的内心感到为解决问题已经竭尽全力了，深信只有走向死亡，才能摆脱痛苦，他们确信自己选择自杀是合理的。

青少年自杀行为具有感染性、从众性。集体性自杀是青少年自杀行为的一个显著特点。集体性自杀，也叫扩大性自杀。如某地有四个学生相约一起去自杀，这就是典型的集体性自杀。在这一事件中有的学生本来就存有自杀的意图，而有的学生本来并无自杀念头，而是在别人的自杀意图的感染、影响下，才产生了自杀行为。

青少年自杀的心理特征

有自杀意愿的青少年常有以下的心理和行为状态：

感到强烈的无望、绝望；感觉自尊受到损害；感到哀愁与忧郁，并且对喜爱的活动失去兴趣对精神集中感到困难；出现身体症状，如头痛或倦怠感；近期有经历失落事件或是与重要的人分离；变得非常喜怒无常；突然变得沉静；饮食、饮酒与睡眠形态，出现戏剧化的转变；酒类或药物的使用量较以往多；在课业或工作上的表现不如以往；从朋友群体中退缩下来；从过去的经常性活动中退缩下来；不重视自身外表；强烈地出现罪恶感或羞耻感；出现暴力、敌对或反叛的行为；言谈过程中，透露出自杀的想法；对于死亡有预期性的想法。

青少年自杀行为与性格类型又有一定的关联。我们常把性格分成两种类型：

性格倾向于内部即内向型的人。一般表现为沉静、谨慎、多思、孤僻、反应缓慢、适应环境困难。

性格倾向于外部即外向型的人，一般表现为开朗、活泼、善于交际、情绪外露、不拘小节、易于适应环境。从上述两种性格类型的具体表现来看，虽然性格类型并不决定青少年自杀行为，但是应该说内向型人格影响自杀的因素较为明显一些。

青少年自杀心理预防与危机干预

对有自杀倾向的青少年，要请精神科医生、临床心理学家或心理咨询专家进行心理咨询和治疗，努力消除或减轻危险因子。在家庭、学校和亲友的配合下，帮助他们消除自杀心理，增强其能力感，恢复自信心和生存价值感，使其自杀倾向消除在萌芽状态中。

提高对自我评价、人际关系、智能及躯体状况的认知。使个人能力感受到威胁的因素有：疾病、身心健康问题、学习成绩不良、考试失败、焦虑不安、亲友亡故、矛盾冲突、受批评或惩罚、双亲不和或离婚等。凡个人能力出现问题的青少年，自杀的危险性就会增加，对他们要密切观察。

当某个人的自杀意念发展到自杀预演，甚至产生自杀行为时，社会或他人要伸出援助之手，从社会、心理和医学上进行危机干预（也称为危机介入），以便帮助当事者从困境和苦恼中解脱出来，重新建立新的适应机制，维持健康的精神状态，或从绝望中醒悟过来，树立起强烈求生的愿望。可采用电话、信件、家访等进行咨询和服务。

对于自杀未遂者，家庭、学校及亲友要给予精神上的安慰和物质上的支持。要引导他（她）们定期接受精神科医生或临床心理学专家的咨询与指导，及时处理新发现的心理社会问题，并密切进行追踪观察，以防止再度发生自杀。

心理医生指出：要从根本上减少青少年自杀的发生，开展人生意义与价值观的教育实属必要。对于人生观的教育，应从医学、心理学、人类学、社会学、哲学、宗教学及法学等诸方面来进行，使青少年树立正确的人生观，正确地对待人生与社会。

第三节　逆反心理

[心理医生手册]

19岁的小孟，高中三年级。学习优秀，家长和老师对他都给予了很大的期望，以为他能考上名牌大学。在家里，小孟的爸爸经常在朋友跟前炫耀自己的儿子在不久的将来就是名牌大学生了。而在学校，每次摸底考试成绩一出来，小孟都能稳拿第一，老师们也经常在班级里说："你们要像小孟一样好好学习，考上好的学校。"小孟对此非常反感，再三强调，没有接到通知书不要妄下定论。

后来小孟一听到类似的话都非常生气，后来干脆不参加考试了，甚至高考填志愿时他能上个好学校的成绩，却只填了一个普通的省内二本高校。令家人和老师非常失望，而对于小孟，他却非常地高兴。

青少年的逆反心理的成因

根据心理学的解释：逆反心理是客观环境与主体需要不相符合时产生的一种心理活动，具有强烈的抵触情绪。青少年中常会发现个别人就是"不受教""不听话"。这种与常理背道而驰，以反常的心理状态来显示自己的"高明""非凡"的行为，往往来自于逆反心理。产生这种逆反心理的原因表现在两个方面。

主观上，青少年学生的大脑发育成熟并趋于健全，脑机能越来越发达，思维的判断、分析作用越来越明显。这些为逆反心理的产生提供了心理基础和可能。

同时，青少年又处于社会角色的过渡期，其独立意识和自我意识日益增强，他们感到或担心外界无视自己的独立存在，才产生了用各种手段来确立"自我"与外界对立的情感。

客观方面，周围人群的可信任度，教育手段、方法、地点不适当，往往也会导致逆反心理。

青少年的逆反心理的表现

青少年学生正处在接受家庭、学校教育阶段，在认知事物和看问题时常出现认识上的片面和较大偏差，因而易与家长、教师、教育者的意向不同。当人们的意向不一致时，彼此之间为了维护自尊，就会对对方的要求采取相反的态度和言行。

具体表现：

不喜欢按照别人说的去做；认为绝大多数规章制度都是不合理的，应该废除；如果父母再三叮嘱同一件事就会感到厌倦；佩服与老师对着干的同学；认为父母、老师的话很多都有漏洞；喜欢与众不同，爱做令人大吃一惊的事情，喜欢引起其他同学的注意；违反某些规定的时候会感到一种快乐；别人的批评常常引起反感和愤怒；认为父母和老师不应该为一些事小题大做，大惊小怪；认为冒险是一种极大的快乐；一旦决定做某件事，不管别人怎样阻止也不会改变主意；会对课堂上出现一些老师没有意料到的情况而感到开心；对伤害自己自尊心的人，想要给他添些麻烦，让他感到自己是不好惹的；越是禁止的东西，越要想方设法得到。

现在青少年的成长压力很大，成长历程被严重挤压，失去了自由、失去了欢乐、失去了童趣。当压力超过青少年的承受能力的时候，就会产生逆反行为，甚至敌视成人。同时，青少年的自尊心受到伤害时，为了维护自己的尊严，会产生逆反的行为。

青少年的逆反心理的合理应对

1. 提高社会适应能力。青少年的心理活动，会受到社会经济制度变革、文化、道德、法律等意识形态发展等方面的影响。应把对他们的思想情操等各方面的培养同社会政治生活、经济文化活动以及社会道德风尚联系起来，以提高他们心理上的适应能力，使他们更好地适应社会，不致迷失方向。

2. 加强亲子交流。父母应善于引导，不仅关心他们的衣食住行，更要深入细致地观察他们的内心世界，经常与他们交流，同时也要尊重青少年独立自主的权利，允许他们有自己的一方天地，这样，才会使青少年顺利度过这段情感不稳定的时期。

3.青少年要学会正确认识自己，努力升华自我。这里须提倡自我教育，就是要求青少年要学会把自己作为教育对象，经常思考自己，主动设计自己，并自觉能动地以实际行为努力完善或造就自己。

4.要改善教育机制。开设心理学和教育学等心理方面课程，以便掌握好青少年心理发展不平衡性这个规律；不失时机地帮助青少年克服消极心理，使其心理健康发展。

5.要实现社会风气的根本好转。青少年中逆反心理的产生，社会大环境的影响往往起着重要的作用。

第四节　孤独心理

[心理医生手册]

某女，18岁，南方某大学一年级学生。原籍是北方某种小城市，家中生活水平一般但很温馨，尤其是她是最小，全家人都很疼她，衣食无忧。自从来到北方上学，在适应大学生活的过程成，倍感孤独，想家，竟然想转学到离家最近的大学。

每天，这位女生都沉浸在想家的回忆中，跳脱不了内心的煎熬：理智的时候还能去上自习，做些运动，和朋友聊天；感到孤独的时候就写信，想想在家时的感觉，走在校园里的任何感触都能与家里扯上关系。孤独感从头到脚都穿在这个女生身上，严重影响了学习，同时又觉得有很强的挫败感。

青少年产生孤独感的原因

独立意识的增长。他们力图摆脱对成人的依赖和追随，但现实又让他们有不安全感。有一部分人或站在人群外，或不屑于与同龄人交往；或害怕增加不安全感而紧张不适，从而转向自我内心的交流。

自尊心的推崇。青少年自尊心的很强，个人隐私的范围的扩大，就容易担心自己的某些方面会被人耻笑，不自觉的便在心中构筑了一道围墙。

独立意识和自我意识的发展。独立意识是一种向外的力量，自我意识是一种向内的力量，它们与青少年生理、社会性发展的不平衡相互作用，导致青少年期特有的闭锁心理，并因此而产生出孤独感。

如何敞开那颗孤独的心

要主动亲近别人，关心别人，因为交往是一个互动互酬的过程，所以别人也会对你以诚相待。这样你就能扩大社交面，融洽人际关系，孤独感自然就会消退了。

不自傲清高，脱离集体；也不自卑多虑，脱离同伴。从文化教养到兴趣爱好的各个方面，都应与同代人相互沟通、相互学习。

常与家长沟通、交流。成年人要对青少年一代多一些理解、体贴和帮助；青少年也应多了解、多学习成年人的优点和长处，并相互尊重和体谅。

培养广泛的兴趣、爱好。把思想感情从孤独的小圈子中脱离出来，投入到广泛的高尚的活动中去。

建立正确的友谊观、恋爱观、婚姻观。这是抗孤独、抗寂寞的重要法宝。辩证地看待孤独，应力求避免陷入孤独，但却无必要害怕孤独。对孤独要有辩证的看法，孤独并非孤立，也不一定是坏事。要学会享受孤独。

第五节　嫉妒心理

[心理医生手册]

某大学曾经发生过一起谋杀案件，凶手是大学生。他自小成绩优异，直至大学快毕业仍是班里的第一名。马上就要读研究生了，一名知名教授认为他很有才，直接点名要他，他知道后非常高兴，不久又听说，这位教授又收了外校的一个"第一名"。每次与导师见面聊天，教授都似乎更偏向那个男生，他心里又是愤恨又是嫉妒。后乘机把那个学生杀害。老师们知道后很震惊，更多的是遗憾。

青少年嫉妒心理的表现

嫉妒是对他人的优越地位而心中产生的不愉快的情感。它俗称"红眼病"，是对别人的优势以心怀不满为特征的一种不悦、自惭、怨恨、恼怒甚至带有破坏性的负感情。

青少年一方面由于心理发展不完全成熟，另一方面由于社会交往范围日益扩大，置身一种充满竞争的学校或社会环境。羡慕他人的优势，激发起一个人的奋发图强的精神，这是积极方面，但也可能使人因此而产生嫉妒心理。

青少年嫉妒心理的内容通常表现在学习工作、情感和才貌三个方面。

学业优秀、人际交往能力强、工作出色的人往往成为嫉妒的对象。而这些方面处于弱势的人自然会有失落之感。虽然其中一部分人能正确对待，但也有部分人心生不满、怨恨、充满敌意，甚至图谋拆台和报复。

爱情原本是一种美好的情愫，却容易把双方烧得头脑发昏，走向嫉妒的极端。轻微的嫉妒可以促进爱情，一旦妒火过盛，则容易把爱情之花烧灼枯萎，甚至导致杀人或自杀的严重后果。

才貌是指天生的智慧及外貌。优秀的才智和俊美的容貌容易使人得到幸福和成功，而才貌较差者则要为此付出巨大的努力。嫉妒心理便容易滋生。

嫉妒心理的发展有三个阶段

（1）较浅的嫉妒，往往深藏于人的不易觉察的潜意识中。如自己与某同学相处很好，对于他的优势名誉、地位等并不想施以攻击，不过每念及此，心中总会感到有一种淡淡的酸涩味。

（2）较深的嫉妒，是由强度较浅的嫉妒发展而来的。其标志是当事人的嫉妒心理不再完全潜抑，而是自觉或不自觉地显露出来。如对被嫉妒者作间接或直接的挑剔、造谣、诬陷等。

（3）强烈的嫉妒，嫉妒者此时已丧失理智。向对方作正面的直接的攻击，希望置别人于死地而后快。这往往会导致毁容、伤人、杀人等极端行为。

如何摆正青少年嫉妒心理

学会发挥自我优势。要学会全面地认识自己，既看到自己的长处，又正视自己的差距，扬长避短，发现并开拓自身的潜能，不断提高自己，力求改善现状，开创新局面。

正确看待人生价值。这样就能摆脱一切私心杂念，心胸开阔，不计较眼前得失，更不会花时间和精力去嫉妒他人的成功了。

消除误解产生。有误解时应打开心扉，主动接近，密切交往，加深理解，加强心理沟通和融洽，避免发生误会，即使发生了误会也要及时妥善地消除。

第六节　自卑心理

[心理医生手册]

张某进入大学，发现并非完全像他想象的那样。同学们不仅个个聪明，而且都有各自的特长，如唱歌、跳舞、弹琴、书画。而他除了死读书外，样样比别人差。

最令他苦恼的事是学习上的相互竞争，尽管花了比别人更多的时间，但成绩总是上不去，在班上最多算是个中等生。老师从没表扬过他，同学们也没人注意他，他在班上变成了一个不受重视、可有可无的学生。他是自尊心很强的人，无形中，压力压得他抬不起头来，觉得处处低人一等，感觉到无限的忧伤、压抑、烦恼和痛苦。半年后感到压力越来越大，以致整天心神不宁，注意力不集中，晚上失眠，已无法正常学习。

青少年自卑心理的表现

自卑是一种因过多地自我否定而产生的自惭形秽的情绪体验。自卑感在人群中相当普遍，只有当自卑达到一定程度，影响到学习和工作的正常进行时，才归之为心理疾病。

在人际交往中，主要表现为：

对自己的能力、品质等自身因素评价过低；心理承受能力脆弱；经不起较强的刺激；谨小慎微、多愁善感，常产生猜疑心理；行为畏缩、瞻前顾后等。

青少年自卑心理的产生

交往中受挫。如失恋，常常就会引起失恋者较长时间的不良情绪反应。对待这种爱情挫折，有自卑倾向的人会难以忍受，把失败归因于自己的无能或倒霉的命运，因而灰心丧气、意志消沉。

生理上的不足。由于先天或后天的原因，有些青少年会因为个子矮、过胖、五官不正、身体有残疾、缺陷等抑制了自己天性的发挥，于是感到精神压力重重，常怀疑或担心自己的缺陷被人耻笑，因而不敢主动交往或接受友谊。

低估自己的智力。有些青少年由于学业上、工作上成绩平平，无出色表现而过低估计自己的才智水平，甚至导致对自我智力估计过低带来的消极暗示，甚至对整个自我认识消极。

对自身性格评价不合理。自卑的青少年大多对自己的性格、气质特征有些了解。但他们对于自身存在的不利于交往的性格特征，总是表现出无能为力的态度，这就为产生自卑心理打下了基础。

让自卑离你越来越远

正确对待失败。青少年由于知识、经验的不足，失败时往往找不到恰当的方法排解自卑感、挫折感，结果出现恶性循环。对待失败应以平常之心，避免在感情上产生很大的波动。

自信是消除自卑，促进成功的最有效的补偿方法。要对自己有充分的信心，对事态发展的前景抱乐观态度，并建立符合自身实际情况的"抱负水平"，且"抱负水平"必须符合自己的实际条件。

扬长避短。不要死盯着自己的短处，背上一个沉重的包袱，要善于挖掘和发展自己的优势，以补偿自己的不足。

第七节　挫折心理

[心理医生手册]

徐峥自考入大学，就立志大一过四级，大二过六级。同时更加更注重友情的培养，和社会实践能力的提高。为此也付出了很多的努力，然而结果并非像他想象的那样，大一时四级没过，这个不用担心，还有三年呢。但是跟同学之间的友谊发展得也不是很好，大学的同学都比较有自己的个性，让徐峥总是融不进这个集体中去，偶尔他也会大方地请舍友吃饭喝酒，但仍感觉少了样东西。久而久之，徐峥对自己很失望，对什么事都没有了兴趣，整天觉得郁闷，事事不如意。眼看就要毕业了，四级还没有及格，铁定地没有了学位证。工作也没有着落，一想到这些，徐峥就有一种挫败感，想当初积极向上的徐峥不知流浪到了哪里。

挫折心理的表现

如果挫折产生于较为重大的目标，如学业、工作、爱情等方面，这种挫折可称之为失败；如果挫折的障碍与压力持续时间长，影响范围广，使其处于一种不利身心发展的人生位置，则称为身处逆境。挫折、失败和逆境会给青少年带来失望、压抑、沮丧、忧郁、苦闷这些紧张心理状态和情绪反应，心理学上称之为挫折感或挫折心理。

容易产生挫折心理的人常常有如下的表现：

对自己实现既定目标的进度感到不满意；认为自己对家庭、学校或团体从来没有做出贡献；认为人很难改变命运；不认为锲而不舍会创造奇迹；相信运气比科学的方法更重要；认为不好的运气会抵消所有的努力；无法相信他人，也难以与他人建立友谊；转学、调动工作、搬家后难以适应新环境。

产生挫折的原因

面对挫折，青少年常常会因为对人生的思索、对学业的担忧、爱情的烦恼、社交的障碍而体验到令人失意的挫折心理。导致青少年挫折心理的原因是复杂的，大略可划分为两类：

1. 主客观矛盾。主观指青少年的自我需求，客观是指满足其需求的现实条件。主客观矛盾的表现主要有：青少年物质生活需要与社会、学校、家庭的有限物质条件之间的矛盾；学业成功、工作出色的愿望与同学、同行竞争的矛盾；自我表现的需要与机遇不平等的矛盾；强烈的独立，自主的需要与纪律约束的矛盾；社交的需要与自己在组织中的地位之间的矛盾等。

2. 个性不完善。如情绪不稳定，认识片面，自尊心与好胜心过强，理想浪漫，容易偏激，世界观不明晰，缺乏扎实的实践基础，耐力不强等。青少年这种不完善的个性成了挫折心理的一张温床。

如何跳出挫折心理的温床

遇到挫折时应进行冷静分析，从客观、主观、目标、环境、条件等方面找出受挫的原因，采取有效的补救措施。

要善于正确认识前进的目标，并在前进中及时调整自己的目标。青少年要注意发挥自己的优势，并确立适合于自己的奋斗目标，全身心投入工作之中。

应善于化压力为动力。适当的刺激和压力能够有效地调动机体的积极因素，人们最出色的工作往往是在挫折逆境中做出的。

要有一个辩证的挫折观，经常保持自信和乐观的态度。学会自我宽慰，心怀坦荡、情绪乐观、发愤图强，满怀信心去争取成功。

第八节 青少年焦虑心理

[心理医生手册]

患者自述："高二下半学期，从开学到现在只不过一个月，我就觉得自己被笼罩在一种紧张学习、迎接高考的氛围中，时常感到心烦意乱，学习成绩也时好时坏，为此整天惴惴不安。

我常常想到高考问题，感觉也与以前有所不同。心跳得非常剧烈，身体有种不舒服的燥热，思维不太受控制，注意力不能集中。平时，同学遇到难题向我请教时，我基本都可以从容作解，而且思路敏捷；但是老师一叫我回答问题，不论是能答上来还是答不上来，回答时总是语无伦次而且声音发颤。虽然经常被老师提问，却还是消除不了这种胆怯。

考试之前，我会非常紧张，前几天就会连续失眠，睡不着觉，考试时经常因为太紧张而不能认真审题。并且考试时，感到心跳加速，头脑发胀，昏昏沉沉。计算马虎、看错题等从未出现过的毛病也都冒出来了。对此我非常着急，各方面都严重影响了我的学习和生活。"

青春期焦虑症的表现

青春期是焦虑症的易发期，这个时期个体的发育加快，身心变化处于一个转折点。

随着第二性征的出现，个体对自己在体态、生理和心理等方面的变化，会产生一种神秘感，甚至不知所措。诸如女孩由于乳房发育而不敢挺胸、月经初潮而紧张不安；男孩出现性冲动、遗精、手淫后的追悔自责等，这些都将对青少年的心理、情绪及行为带来很大影响。往往由于好奇和不理解会出现恐惧、紧张、羞涩、孤独、自卑和烦恼，还可能伴发头晕头痛、失眠多梦、眩晕乏力、口干厌食、心慌气促、神经过敏、情绪不稳、体重下降和焦虑不安等症状。

患者经常因此而长期辗转于内科、神经科求诊，经反复检查又没有发现器质性病变，这类病症在心理门诊会被诊断为青春期焦虑症。

青春期焦虑症的心理调适

自信是治愈青春期焦虑症的必要前提。焦虑症患者应暗示自己树立自信，正确认识自己，相信自己有处理突发事件和完成各种工作的能力，坚信通过治疗可以完全消除焦虑疾患。通过暗示，患者每多一点自信，焦虑程度就会降低一些，同时又反过来使自己变得更自信，这个良性循环将帮助你摆脱焦虑症的纠缠。

自我深度松弛对焦虑症有显著疗效。患者在深度松弛的情况下去想象紧张情境，首先出现最弱的情境，重复进行，患者慢慢便会在想象出的任何紧张情境或整个事件过程中，都不再体验到焦虑。

释放潜意识中情绪体验和欲望压抑。患者应分析产生焦虑的原因，或通过心理医生的协助，把深藏于潜意识中的"病根"挖掘出来，必要时可进行发泄，这样，症状一般可消失。

可采用自我刺激，转移注意力。如在胡思乱想时，找一本有趣的能吸引人的书读，或从事自己喜爱的娱乐活动，或进行紧张的体力劳动和体育运动，以忘却其苦。

自我催眠。大多数患者有睡眠障碍，难以入睡或梦中惊醒。如闭上双眼，进行催眠："我现在躺在床上，非常舒服……我似乎很难入睡……不过没有问题……我现在开始做腹式呼吸……呼吸很轻松……我的杂念开始消失了……眼皮已不能睁开了……手臂抬不起来了……我困了……我该睡了，我能愉快地睡着……明早醒来，我心中会非常舒畅……"

应试焦虑症

应试焦虑症的原因

首先是人的先天神经类型的差异。由于先天的遗传因素的影响，有的人神经类型属于反应强烈但稳定的类型，即不同的神经活动可以灵活地转换；另一种神经类型的人不易兴奋，即使遇到重大事情，也不易动感情，表现沉稳和冷静；第三种人是应试紧张型的，他们面对重要事情时反应强烈，但是如果兴奋起来则很长时间都处于这种状态中，反之，一旦进入抑制状态，他们也不能立即变得兴奋。这种人面对考试时，非自主神经系统活动过于强烈，使他们的兴奋程度大于环境的要求，所以容易产生吃不香、睡不着的现象。他们常常觉得自己的应试焦虑是不可遏制的。

其次，每个人的自我评价能力不同。每个人的心情都在一定程度上取决于对现实的看法，客观事物本身不会引起人的情绪反应，而对事物的看法则会影响人的情绪。如果一个人对自己的评价客观而全面，不依靠别人的评价而生活，相信自己的眼光，他就不容易产生应试焦虑。

以往的不良经验也会诱发应试焦虑症。如果某个人过去的考试总是失败，不尽如人意，他就容易对考试产生不必要的紧张感，会对自己越来越没把握，下次遇到重大考试，他就会变得更为紧张。如果过去的考试总是能取得好成绩，他就会以更为自信和从容的态度来对待考试。

应试焦虑症的具体表现

考试对于青少年来说是日常生活中经常需要面对的考验，青少年在考试前后过度紧张的心理状态，心理学上称之为应试焦虑症。

轻度的应试焦虑症会使人产生肌肉紧张、心跳加快、血压升高、出汗、手足发冷、内心苦恼、无助感、担忧、胆怯、自感否定等症状；重度的应试焦虑症则会伴随坐立不安、头痛、头昏、无法集中注意力、思维阻滞等症状，甚至产生逃避考试的行为，从而严重影响考试成绩。

考试前：

在考试前几天就开始坐立不安，并且有一种空虚的感觉；经常感到烦躁，无理由地发脾气；经常做有关考试的梦，并且梦见考试成绩不理想；经常会设想：如果这次考试成绩不好怎么办；临近考试时，胃部不舒服，没有食欲；在考试前总担心自己是否做好了准备；越临近考试，注意力就越难以集中；临近考试时，想上厕所的次数比平时多；当听到开考铃响的时候，心跳马上加速。

考试中：

对考场中的噪音，如日光灯的响声、电扇的响声等，会感到烦躁；考试时，如果监考老师来回走动或注视自己，便无法答题；常常发现考试时自己的手指在或双腿在发抖；在考试期间，有时会产生许多对答题毫无帮助的莫名其妙的想法；在考试时经常会看错题目。

考试后：

考试之后希望自己不再想考试这件事，但是办不到。

应试焦虑症的自我调节

1. 自我调节。青少年要树立良好的学习、应试动机；尽量减弱或控制能增加兴奋的各种刺激因素；平时注意培养健康的心理素质，克服易激动、忐忑不安等内向的性格特点，提高情绪自我控制能力；做好知识准备、信息准备及环境特征熟悉等适应性工作。

2. 心理治疗。焦虑过度的考生经常出现"联想过度"，而且心理假设常是不良场景，一些恶性推测扰乱了自己的正常心态。因此可用心理暗示法进行中止，运用自控力把不良联想转移，摆脱过度紧张的困境：

（1）场面替换假设法。把紧张的场面想象成轻松的场面，把失败的情景转换成成功的情景，把监考设想为助考，把陌生的环境设想为熟悉的等。（2）系统降低过敏法。即用中国功夫中"意念放松"的反应克服恐惧的心理方法，达到暂时忘却焦虑、完全松弛的作用。（3）情绪疏导法。用自我暗示考试成功的愉快场景来冲淡烦躁，复述或默诵准备好的学习内容、答案、图表，采用深呼吸法或默记数字来降低焦虑等。

3. 行为治疗。通过考生的行为，使过度的焦虑得到缓解和消除：

（1）宣泄法。如通过活动、锻炼、听音乐让考生心理压力下降。（2）精神胜利法。考生不断在心里暗示自己有巨大潜能，使具有"胜利心态"。（3）心理释放法。引导考生倾诉自己对考试的看法甚至牢骚，以获得新的心理平衡。（4）信任支持法。对性格内向、心理脆弱的考生给以安慰、理解和信任，以减轻其心理负担。（5）充足睡眠法。以睡眠充足来降低紧张焦虑。

4. 药物疗法。必要时作为应急使用，要注意使用得当。

第九节　性心理

性心理问题是由于对性成熟状态适应不良而出现的心理问题，主要有手淫、早恋、单恋、失恋及性犯罪等。

手淫在青少年期，由于性意识的觉醒导致性的冲动产生，部分青少年为了获取性冲动的满足而常常采用手淫行为（或称自慰行为），久而久之形成不良习惯。这种习惯本身并不对青少年的身体产生直接影响，它的影响主要在心理上。长期的手淫造成青少年心理的自我挫伤，感到懊悔、惶恐、羞耻和罪恶感，承受巨大的心理压力。现代的大量研究业已证实，手淫对青年来说（仅指青年）是一种满足性欲的自慰行为，适当的手淫，不仅无害，反而有益身心健康。

下面提供几条建议：

出现了手淫行为，不要惊慌失措，自罪自责，科学地认识这种行为，努力保持健康的心理。此外，读些青春期知识教育方面的书籍是必要的。

转移手淫所带来的不良情绪。积极参加各种新颖有趣的活动，尝试一些新的社交方式，为工作学习制订新的目标等等。

勤洗澡勤换衣裤，保持身体特别是生殖器清洁，不致病变发炎；穿宽松的内衣内裤，使心情舒畅。

个别手淫特别严重，或时间持续较长的青少年，也可以求助专科医生治疗，或者到心理门诊进行咨询。

性早熟指青少年阶段出现成年人的性欲、意向和行为而言。众所周知，性的成熟与萌发除了生物学基础，尤其是神经内分泌因素的影响外，与环境因素、家庭教养方式和其他心理社会因素关系更为密切。

父母对子女的溺爱，过度的亲昵行为或较大的女孩仍与父亲同床睡，或较大的男孩仍在吸吮或玩抚母亲的乳房或与母亲同床睡。这些肉体接触和过分亲昵的行为对儿童性心理是过度的额外刺激，可促进性早熟。

其他环境因素，或因住房拥挤，同室居住，孩子看到父母的性活动，或父母间的亲昵行为，以及孩子受到色情电视、电影、书刊、录像的挑逗性影响，均可产生早熟性兴奋。

身体关注。到了青少年期，尤其是青春期的青少年对许多体形变化便开始关注起来。如：担心自己达不到标准体重和身高，面部长痤疮怕影响美观；乳房发育不良怕影响自己的身材和性感；乳房硕大下垂的少女也感到自卑忧虑。

遗精恐怖和初潮焦虑。少男首次遗精和少女月经初潮，都是生理心理接近或达到成熟的标记。正常遗精的精液损失对身体健康并无不良影响，对遗精缺乏正确认识的少年，不能理解这种正常的生理现象，又因其来自阴部，羞于启齿，便焦急不安，久而久之，出现继发性的神经衰弱症状如头痛、失眠、记忆下降、无力等。少女月经初潮的头几年，量不恒定，时多、时少，周期也不规则，或一月来几次，或几月来一次，都属正常现象，这与体内神经内分泌环境不稳定有关。男孩的遗精次数也不等，一般每月1～2次，或每周几次，这都与环境因素有关。

过早性行为和性过错发生。此类行为的青少年一般道德意识模糊，是非观念不明、法制观念淡薄，有的甚至藐视法纪、审美趣味低级，盲目追求"时尚"，人妖颠倒，美丑不辨。

造成青少年过早性行为和性过错的原因是复杂的。一方面是青少年对自己生理心理发展状态适应不良所导致的恶果；另一方面它又同外界环境的影响密不可分。

家庭方面，如溺爱，管教过严，家庭成员品行不端，家庭环境恶劣等；学校方面淫秽书刊流传，早恋成风，校外流失生、三逃生增多，性知识教育不健全等；社会大环境方面，外来的富含性的不良刺激的腐朽思想、文化、生活方式腐蚀，国家对性犯罪打击不力等等。

因此，要解决青少年的过早性行为和性过错问题，需要学校、家庭、社会三方的共同努力。

第十节　社交恐惧症

[心理医生手册]

一位高中生自诉：他上初三时，突然感到有位女生在看他，从此以后只要一看到她就十分慌张，后来发展到看其他女生也心里发慌，甚至于见到班里其他男生也不敢抬头，上课时总是坐在第一排，这样可以避免与别人的目光对视，但是对于年轻的异性老师的目光也不敢对视。他认为自己的目光是不正常的。他自己也曾看过不少关于心理治疗方面的书籍，也知道这种症状叫做社交恐惧，但是一到实际生活中常常就不是那么回事了，怕别人看出自己的目光和表情不自然，怕人家怀疑自己有不道德的想法和行为，总也摆脱不了这阴影。他为此深深地陷入痛苦之中，害怕出入公共场合和社交场合，自知这是一种病态，但是又无力摆脱，十分痛苦。

青少年社交恐惧症的表现

在 15 ~ 20 岁左右的青少年中，不少人都会出现这种社交恐惧。其症状主要有：

怕与人目光对视，不敢在人多的场合说话，心里紧张不安，甚至手足无措，总认为别人在盯着自己看，或在议论自己；还有些中学生，在课堂上怕看老师，怕看周围同学，因而上课时不能集中注意力，不敢抬头看黑板，怕老师提问。

社交恐惧的产生原因

青春期的心理矛盾。迈入青春期的中学生，一方面，他们渴望与他人交往；另一方面，他们怕引起别人的误解，遭到同伴的嘲笑、老师的责备、家长的不允，便产生了心理冲突，从而使他们心慌意乱，加剧了他们内心的紧张和压力，使他们对正视他人的目光也产生了焦虑的情绪，进而对其他异性也产生了目光的回避。

过分关注自我。青春期开始后，有些青少年一到社交场合或公共场合，就总以为别人都在看着自己、议论自己，非常担心自己会出什么差错，让人瞧不起。于是面红耳赤，神经处于一种非常紧张的状态，最后形成了一个恶性循环，以至一到社交场合就面红耳赤、心慌意乱、语无伦次，最后发展为社交恐惧。

青春期的特殊经历。中学生在人际交往过程中，如果遭受了某种特殊的挫折或失意，并在心理上视为一种"打击"或"威胁"，那么在以后遇到类似刺激情景时，便会心生恐惧感。除了这种"直接经验"外，"间接经验"也会引发社交恐惧。

如何消除社交恐惧

消除自卑，树立自信。不断暗示提醒自己：我只不过是集体中的一分子，谁也不会专门盯住我，注意我一个人的，摆脱那种过多考虑别人评价的思维方式。要记住：我并不比别人差，别人也不过如此，以此来增强自信。

改善自己的性格。多参加体育、文艺等集体活动，尝试主动与同伴和陌生人交往，在交往的实际过程中，逐渐去掉羞怯、恐惧感，使自己成为开朗、乐观、豁达的人。

转移恐惧。当有这种心理时，可是转移注意力，如听音乐、散步等。

满灌疗法。即让人反复接触引起恐怖的刺激，使其逐步适应，进而消除恐惧感。

掌握知识。全面地掌握有关知识，真正明白道理，这对消除心病是大有裨益的。

系统脱敏疗法。其一般做法是：先用轻微的较弱的刺激，然后逐渐增强刺激的强度，使行为失常的患者没有焦虑不安反应、逐渐适应，最后达到矫正失常行为的目的。引导青少年患者先与家人接触，再与亲朋好友接触，然后再与一般熟人接触，最后与陌生人接触，逐渐地引导脱敏，并通过奖励、表扬使其巩固。

第十一节　犯罪心理

[心理医生手册]

王某，男，22岁。无业游民，初中文化。自幼顽皮，稍不顺心就与家人吵架，摔东西，脾气相当暴躁。有次与哥哥吵架，竟用水果刀刺伤哥哥。7岁入学，成绩非常差，还经常与同学打架，每次老师家访，王某的母亲都百般袒护，后断断续续上到了初中一年级便辍学。之后经常与社会小混混鬼混，经常夜不归宿，打架斗殴，后因伤残三人入狱，当年18岁。在监狱里不守监规、偷盗仓库、与其他犯人斗殴、辱骂管理员等，经常肇事，因不服管打伤管理员又加刑。

其父，嗜酒如命，性情暴躁，经常打骂王母和他，从小王某都不听话，与父亲对着干。

青少年犯罪心理的行为表现

据有关资料表明，青少年13～15岁成为初犯的高峰年龄，

15 岁 ~ 18 岁是犯罪的高峰年龄。而青少年犯罪行为的发生一般是经过一段时间的心理演变的发展过程的，并且青少年犯罪者严重偏离了文化和社会的准则，诸如凶杀、抢劫以及与其年龄不相符的吸毒和性行为等罪行，所以应把青少年（未成年）犯罪看作是对社会安定的严重挑战。

青少年犯罪的心理变化主要表现在以下几个方面。

个性心理品质的变化。表现为言行不一，经常说谎；待人粗鲁，出言不逊；对家长与老师没礼貌；对自己亲朋好友粗暴、急躁；对同学的进步讽刺挖苦，对同学违纪行为却表示同情和支持；对学习与劳动逐渐厌恶起来，组织纪律性越来越差，甚至狂妄自大，目空一切。

心理倾向变化。主要表现为追求物质享受，片面地追求外表美，欣赏低级下流的文艺作品，不正常地、狂热地追求异性等。

行为上的变化。表现为在大街小巷，公共场所东游西逛；经常迟到、早退，无故旷课，甚至伪造假条，涂改学习成绩等；在工作上不出工不出力，敷衍了事，违背操作规程，大小事故不断出现；与坏人交往，并与之频繁往来；酗酒、寻衅，帮朋友打群架；与异性有不正常关系等。

当然，具有上述个性的心理品质、心理倾向与行为表现并不等于都是犯罪的心理先兆，但是这些不良的心理与行为表现进一步发展，就可能导致犯罪。

如何减少犯罪行为

正确教育针对犯罪青少年的认识低下与是非颠倒的心理特点，应加强对青少年的人生观教育、道德教育和提高法制觉悟，以便进行分析治疗和行为矫正，让青少年重新做人。

对症下药针对有不良品质和犯罪心理的青少年，要注意方式方法，讲究治疗的心理效应，不要使其犯罪心理恶化，付诸实现。

帮助青少年及时摆脱情绪上的痛苦当发现青少年情绪苦闷时，要及时了解情况，针对病因立即采取有力的措施进行帮助，使他们正确对待困难与挫折，摆脱情绪上的痛苦，振奋精神，尽快康复，并保持心理健康。

第十二节　吸烟饮酒心理

[心理医生手册]

张某，20岁，性格开朗，讲义气，自尊心强。来到北方上大学，烟酒是少不了的。刚入学不久，班里组织出游，搞聚餐。张某之前不会抽烟，啤酒只能喝一杯。为了活跃气氛，增进了解，几个男生各拿了几瓶啤酒相互敬酒，张某看到这样，便也逞能，结果最先倒下。之后，同学们经常拿这件事情开玩笑，他也很郁闷，他为了在公众面前不出丑，就经常跟宿舍的同学在宿舍里练习抽烟、喝酒。久而久之，便养成了习惯，一天要抽五六根烟，一周要喝一两次酒，同学们都叫他"烟酒王"，不过张某还挺得意的。

青少年吸烟喝酒的心理的原因及表现

吸烟饮酒现象，已逐渐成为我国青少年中较严重的行为问题。《中国青年报》的一则报道指出，目前我国在校男大学生中吸烟率已在27%以上。多种迹象表明，初、高中生的吸烟、饮酒率有大幅度上升。

许多专家认为，青少年烟酒瘾君子不是天生的，其主要成因还在于生活环境。青少年产生吸烟饮酒的心理原因一般表现为：

从众模仿。随着身心的逐渐发育成熟，青少年处处要求以成

健康心理的学问

人自居，看到许多长辈吸烟饮酒，于是就模仿起来；出于好奇。青少年好奇心强，看到别人吞云吐雾、怡然自得，便想亲自体验一回"活神仙"的滋味；社交需要。社交场合中，递一支烟可融洽气氛，碰碰杯可缩短心理距离，于是朋友见面未曾开口便先递上一支烟，或坐下来角逐酒量；他人影响。青少年重友情，讲"义气"，朋友都抽烟，若自己不应酬，便觉得"掉价"，于是就在来往中吸上了；逆反心理。有些青少年对正面宣传产生逆反心理，你越是劝阻，他越是跃跃欲试；侥幸心理。尽管知道吸烟饮酒有害健康，但一些人心存"不吸烟照常得肺癌""吸烟的未必个个都得癌"的侥幸心理；寻求解脱。一些青少年在学习、工作和生活中受到挫折，如失恋、考试落榜、待业无助、人际关系紧张等，就借饮酒吸烟来寻求解脱，以此消愁解忧；作为"工具"。有些青少年常在无聊时喝酒或"抽支烟解解闷"；上厕所抽支烟"熏熏臭气"；看书、写作时，尤其是开夜车时借抽烟来"提提神"；或满足一时乐趣、刺激，以获得充实感等。

烟酒的危害

从生理上说，青少年仍处于发育完善期，尼古丁和酒精对人体的各种组织和器官都会产生有害影响。不断地摄取尼古丁和酒精易导致肝硬化、内分泌腺损伤、心力衰竭、高血压、胃内黏膜萎缩、炎症以及毛细血管溢血，肺部器质性病变，造成对疾病的整体抵抗力降低，甚至缩短寿命。不少青少年还可能发展成为自杀或犯罪，或由于传染病并发，尤其是呼吸道传染病、肺结核，造成肝脏和心脏功能的衰竭而死亡。

从心理上讲，青少年吸烟饮酒可导致一系列神经症和精神障碍。

从行为上讲，可以引起思维过程的严重退化和智力功能的严重损伤，严重者会出现思维中断、记忆检索障碍等症状。由于运动机能失调，人际交往、言语感觉和理解能力方面的退化，青少年在运动行为、人际交往、求学就业方面也将受到严重影响，做出不负责任的甚至反社会的行为。

拯救青少年吸烟饮酒

对于吸烟饮酒成瘾并导致中毒症状的青少年，则应采取系统治疗措施。除了采用药物治疗，如用戒烟、酒药丸，戒烟茶，还可采用心理治疗方法：

厌恶疗法：以重复惩罚性的刺激，建立起条件反射而革除不良习惯。如患者可以服戒酒丸、柠檬酸之类药物。如果病人喝酒，这类药就会引起紧张症的发作，从而达到戒酒的目的。再如在烟酒里抹上或掺上可以使其产生恶心和呕吐的物质，从而培养患者对烟酒的厌恶情绪，重复强化对烟酒产生条件反射性反感。

认知领悟疗法。了解自己的行为，认识其行为可能导致的恶果，使患者认识或明白不吸烟、不喝酒生活将比完全沉溺其中的生活更舒适。

社会支持性治疗。需患者的家长、亲人和老师，帮助患者在家庭、学校和其他社会组织中进行重新调整。通过有意义的社会活动来恢复其社会交往，培养有益兴趣，增强自信心，这对青少年烟酒中毒者是很有效的。

长期随访治疗。对青少年进行治疗的持续时间一般较长，主要取决于患者的病情轻重程度，其意志品质和所处的社会环境，应对患者及时随访和跟踪治疗。

第十三节　青春期综合症

[心理医生手册]

眼看就要高考了，玲玲最近总是双眼无神，吃什么都没有胃口，学习效率急剧下降。这可急坏了妈妈，高考事关孩子的前途。于是妈妈采取了"苦口婆心讲道理，时时刻刻严督促，一日四餐好营养，一概不干家务活，家庭教师开小灶，限制时间看电视"等措施。玲玲也深知这个阶段的学习成绩关系到自己成年后的生活命运，不敢有丝毫的松懈顽皮。起早贪黑，辛苦努力，但却事倍功半，收效甚微，痛苦不已。

妈妈带她去医院看病，脑电图、心电图等等检查花了不少钱，也查不出是什么问题。按一般的脑神经衰弱治疗，吃健脑安神的补品、营养品也不见效，甚至到精神病院治疗也无济于事。后经过心理专家观察，说是青春期综合症。

青春期综合症是如何产生的

大量的医学科学研究表明：

过度用脑。青少年时期大脑生理功能快速发育而不稳定，加之学习考试压力大，各种信息知识大量灌输，使核糖核酸、多肽、多糖蛋白、多种酶和多种内分泌激素等脑能源过度消耗，脑髓空虚，脑神经机能失衡，从而出现系列脑神经机能失衡的症状而诱发青春期综合症。

过度手淫。青少年时期生殖器官迅速发育，性腺内分泌激素迅速产生，加之现代社会色情信息刺激，性神经特别容易兴奋躁动，出现手淫难以克服。手淫过度消耗性激素，肾精大量流失，中枢神经由兴奋亢进转向疲劳抑制造成性神经机能失衡而易于诱发青春期综合症。

心理发育滞后。由于青春期生理与心理发育不同步，不协调。加之青少年时期特有的心理封闭，又不能正确认识和对待，从而产生一系列的不良心理情绪，这种不良心理情绪又严重地影响学习、睡眠等大脑功能，从而易于诱发青春期综合症。

正确认识青春期综合症

科学用脑，劳逸结合。学习过程中及时做短暂有效的休息，适时变换学习方式和内容，使大脑皮层的各个部位轮流得到兴奋和休息，避免长时间使用一个区域，从而避免大脑过度疲劳而诱发青春期综合症。

睡前练习"静养"，放松身心，帮助睡眠。"静养"以意气合一为手段，以静养元气为宗旨，可以积聚精力，平衡阴阳，放松身心，健脑安神，提高睡眠质量，有利于脑力和体力的恢复及能量的储存。

注重课间活动。课间十分钟最好走出教室运动运动：体育运动能加速血液循环，使淤积在大脑中的代谢废物流出大脑从而改善了大脑供血质量。

努力控制自己的消极情绪。应该具有正确的思维方法，懂得万事都不可能按自己的主观愿望顺利发展；纠正自我评价的偏差，避免不必要的消极情绪的产生。

要有意识地扩大人际交往的范围。积极参加各种感兴趣的活动，如打球、下棋、游泳等。

第十四节　青少年的心理保健

自我心理调适

自我暗示。调理自己的心境、感情、爱好、意志乃至工作能力。比如，面临紧张的考场，反复告诫自己"沉着、沉着"；在荣誉面前，自敲警钟"谦虚、谨慎"；在遭遇挫折时，要安慰自己"要看到光明，要提高勇气"等等。

开展一些有益的文娱活动，如唱歌、跳舞、下棋等等；要培养自己有几样兴趣爱好，如集邮、剪贴、垂钓等。可以增添你的活力和情趣，使你的生活充实丰富、生机勃勃。

另外，青少年业余读读自己喜欢的书籍报刊，也是业余生活的一大内容。以读书为乐事，既可以排遣烦忧，愉悦性情，又可以获取知识，增长智慧，启迪思想，有利于青少年身心的健康发展。

性心理保健

青少年期必须对性生理有科学的认识。应及时引导青少年学习生理卫生常识，了解性生理方面的科学知识，以消除对性的神秘感。

青少年应该在生长发育过程中提高认识，学会性别认同，确定和完善自己的性别身份，明白自己性生理和心理发展的方向，使之向健康正常的成熟目标发展，培养性道德和性适应能力，促进不同性别个体间的和谐关系，即善于同异性相处，也要学会与异性友好往来，了解性人际关系的意义。

学习人际交往

人际交往是人与人之间传递信息，沟通思想和交流情感等的联系过程。良好的人际关系和正常的人际交往能消除人的孤独感，缓解心理压力，振奋精神，培养其自尊心和自信心，提高社会价值感，增进社会适应能力，形成乐观豁达的人生观念，实现个性的全面健康发展。

首先是与父母师长的关系。需要双方的理解和体谅，儿女要体会父母的一片苦心，父母也要体谅青少年要求独立和勇于进取的愿望，彼此适应，努力建立协调融洽的关系，以免产生心理上的病变。父母师长既要注意青少年的不足，又要发挥他们的长处；既要帮助他们发现问题，又要协助他们解决问题。在群体中，相互之间坦诚相待、相互信任、相互帮助，经常进行思想交流，气氛民主，有利于调动积极性，认识到既要享受充分的权利，又要承担一定的义务。这对青少年的心理保健是大有益处的。

建立深厚的友谊。青少年要增加交往，扩大活动范围，寻找可以倾谈的伙伴，以免情绪压抑。选择朋友也要谨慎小心，切勿沾染不良习气，要有识别能力，选择品行皆优的朋友相处，这对促进心理健康有重大意义。

处理好异性关系。现代青少年应破除封建思想，正视与异性交往的必然，在自尊、自爱、真诚友善的基础上进行正常的人际交往。青少年要加强知识和道德修养，树立正确的友谊观、恋爱观、婚姻观，培养高尚的道德情操，养成坚强的自制意志，这也是心理卫生保健的重要措施。

正视理想和现实的矛盾

青少年必须正视理想与现实的矛盾，提高自己的心理素质和社会适应能力。要知道光明的前途中总是布满了坎坷、挫折和冲突。遇到困难，不要钻牛角尖，应想到"车到山前必有路""塞翁失马，焉知非福"，坚信胜利总要来到。

乐观是青少年保持情绪健康的金钥匙。乐观，就必须一切从实际出发,善于运用唯物论与辩证法的观点分析、处理问题; 乐观,就必须时刻准备迎击困难。

青少年要自觉地磨炼自己,培养坚强的意志和良好的心理素质。针对自己容易受刺激而发生冲动的特点,学会控制情绪,养成按照理性而行动的习惯。个人的欲求是否获得满足,常常不以人的意志为转移。

丰富业余生活

青少年平日里学习、工作紧张,其间难免要遇上不顺心、不如意的事情。排解这些心理压力的一个重要法宝,就是过好业余生活,让生活变得充实而有意义。

要抽出足够的时间来进行体育锻炼,最好能根据自己的身体状况和客观条件制订出一个体育锻炼的计划,务必拥有一个健康强壮的身体。要知道,身体是从事一切活动的本钱,也是心理健康的一个物质基础。

第三章 中年常见心理问题

中年人的心理发展

一到了中年,人基本上已全面成熟。一方面是身体机能的健全与完善,保持着机体的健康状态;另一方面是机体与环境的适应良好,在集体中能出色完成任务。因此说中年人是社会的中流砥柱。主要表现在能独立进行观察和思维,具备独立解决问题的能力,情绪趋于稳定,自我意识明确,精力充沛、情感丰富、运动协调、感觉思维敏捷、判断力准确、智能高涨、注意力集中、记忆力旺盛、能适应和把握环境等。

第三部　成长中的烦恼与心理保健

中年人在心理能力的继续发展和成熟过程中，同时伴有生理功能的逐渐衰减，主要表现为心血管系统、消化系统、各种内分泌腺的功能减退，其他系统如肌肉、骨骼、肾脏功能下降，特别是免疫系统能力的降低，给中年人的健康带来了更多的潜在威胁。而对女性来讲，是进入更年期的表现。会出现心悸、头昏、潮热、盗汗、过敏性和抑郁特点的情绪变化等身心症状；男性虽不如女性明显，在外貌和功能上也有明显变化。

智力的继续增长和体力的逐渐衰减，会给中年人带来一系列矛盾。如高度的社会责任感与身心能力不足的矛盾，渴望提高工作效率与内耗的矛盾，希望健康与忽视疾病的矛盾等。

中年人不但工作繁重，还上要赡养父母，下要培养教育子女，集诸多事务于一身。因此，医学界称中年为"危险期"年龄阶段，各种疾病发病率较高。

中年人心理健康的标准

1.感觉尚好。人认识事物的心理活动都是从感觉开始的。视觉、听觉、嗅觉、触觉均应正常，知觉事物不应发生错觉。

2.记忆良好。能记住重要的事情，别让人常提醒。但不能要求什么都能记住，遗忘是正常的现象，也是保护记忆里的必要。

3.思维健全敏捷。思维能力和表达能力较强，说话不颠三倒四，分析问题、解答问题清楚明了。

4.有较丰富的想象力。善于用想象鼓舞群众，用想象为自己设计一个奋斗目标，并鼓励自己为之奋斗。

5.情感反应有度。情感反应要有尺寸，不易冲动，不常忧郁，不事事紧张，不麻木不仁，经得起快乐，也经得起悲痛。

6.人际关系和谐。对人宽，对己严，常看别人长处，多看自己短处，乐于助人，尊重别人，才能在处理各种人际关系中，充满愉快和满意的心境。

7. 学习能力始终不衰。应坚持学习新知识和新技能，培养或掌握多项正当的兴趣和爱好，并经常为之而忙碌。

8. 有自知之明。能客观、正确地认识自己，能自觉地用理智控制自己，这是心理成熟的最高标志。

中年人心理的基本特征

由于长期社会生活实践的磨炼，中年人处于性格成熟而又稳定的阶段，不论在思想、情感、行为以及处理各种问题时，都有自己的性格特征。即从以往成功与失败的经验教训中，保持着个人精神状态的平衡，以适应社会和环境的需要，及安排正常的生活和学习，担负起社会和家庭的责任，以及处理学习、工作等矛盾。

如果发现生活中经常出现如下现象，就要考虑是不是有心理问题，是否需要心理医生的咨询辅导：

想事做事时，不明原因地走神，精神难以集中；翻来覆去睡不着，或噩梦不断，或频频醒来，以至于次日感到精力不足；看什么都不顺眼，烦躁，动辄发火；处于敏感紧张状态，惧怕并回避某人、某地、某物或某事；为自己的生活常规被扰乱而不高兴，总想恢复原状。对已做完的事，已想明白的问题，反复思考和检查，而自己又为这种反复而苦恼；易于疲乏，或无明显原因感到精力不足，体力不支；身上有某种不适或疼痛，但医生查不出问题，而仍不放心，总想着这件事；很烦恼，但不知道为何烦恼，而且烦恼好像摆脱不了；情绪低落、心情沉重，整天不快乐，工作、学习、娱乐、生活都提不起精神和兴趣；怕与人交往，厌恶人多，在他人面前无自信心，感到紧张或不自在；心情不好时就晕倒，控制不住情绪和行为，甚至突然说不出话、看不见东西、憋气、肌肉抽搐抖动等；觉得别人都不好，别人都不理解你，都在嘲笑你或和你作对，但事过之后能有所察觉，似乎自己太多疑或钻了牛角尖。

中年人如何自我调节

中年期是一个再适应的时期，每个人都必须对自己生理上、心理上以及社会角色上的变化进行自我调节，以更好地适应中年期的工作和生活。因此，中年人所面临的、需要适应的问题是很多、很艰巨的。要对这些新情况达到和谐的适应，应做到以下几点：

首先，中年人要加强对自己生理、心理特点的认识，只有这样，才能对这些变化进行自我调节，达到适应的目的。

其次，量力而行。中年人在接受或安排任务时，一定要量力而行，要抱着求实精神，注意劳逸结合，适可而止。

再次，保持和谐的人际关系。中年人涉世已深，在与人交往中形成了纵横交错的人际关系网络。首先是与职业有关的，同事间、上下级间的关系，应戒除不良风气，应以大局为重，严于律己，宽以待人；与朋友交往，应宽容为上。其次，家庭成员间的关系也极为重要。温暖和谐的家庭可让人感到无限的慰藉；亲人的理解、关怀与支持，可以把烦恼和痛苦减低到最低限度。人际关系对心理保健而言是积极因素，反之，若没有和谐的人际关系，缺乏社会接触而陷于孤独，往往会导致精神疾病、绝望甚至自杀。

最后，学会适当的放松技巧。调节情绪、富于幽默、保持笑容。

第一节　职业适应与失业综合症

[心理医生手册]

某女士，37 岁，原来在外贸公司任翻译。由于患者外语流利，业务熟练，深得上司和客户的好评。但是随着该外贸公司因经营失利而破产，患者也随之失业。失业后患者表现出悲伤、愤懑、看什么也不顺眼，并且郁郁寡欢，把一切都看成是灰暗的，对什么也不感兴趣。患者感到生活非常寂寞、孤独和无趣。患者经常感到胸闷头晕、食欲不振、全身乏力，继而引发入睡困难，即使睡着也会噩梦不断，夜半惊醒。虽然丈夫的收入足以使她衣食无忧，但工作权利的失去，社会地位的丧失，脱离集体的孤独感及在家无所事事、精神无所寄托的空虚感，使她精神非常压抑。

丈夫怎么劝她，她都听不进去，终日沉浸在失业的痛苦中不能自拔。她觉得丈夫劝她去工作是嫌弃她不能挣钱，让丈夫养活她，又和丈夫闹起了矛盾。患者曾经中西医治疗了近两个月仍无好转。

中年人的职业适应

从事职业既可以维持个人或家庭的物质生活，又可以使人感到生活充实而有意义，达到实现自我服务于社会的目的。

心理学家们经过研究发现，中年人对职业的适应主要有以下几个因素：

客观的工作环境（包括社会环境和物质环境）。如领导者的才能、同事间的合作、对工作成绩赏罚标准的公平合理等社会环境，及工作场所的舒适、必要的设备工具、个人生活条件的方便等。如果个人满意自己的工作环境，则能产生对工作的安全感，提高工作效率。

职业的未来展望。由工作中获得的经验、成就随工作表现而提高，责任感从而加重，所得物质报酬及社会地位也随之提升。这样才能使人觉得有希望、有前途，才能兢兢业业地工作。

不易找到完全适合自己的完美的职业。工作越来越缺乏艺术性，使得从业者缺乏情趣与成就感，这是物质文明进步所产生的负面影响，它使人们对工作的内在动力有所减弱。中年人会出现对职业、职位的心理上的不适应。工作中经常碰到的复杂的人际关系，如上下级的隔阂、同事的摩擦，均可使中年人心理稳定性受损。

中年人在工作场所感受到的压力和挫折，有些源于自身的性格弱点，有些源于年青一代的对立与威胁，有些是客观工作环境或组织功能的压力，常表现出沮丧与焦虑。成年累月的疲劳，常常出现身体生理状态的失调，易产生焦虑、抑郁和早期衰老等疾病。

失业综合症的表现

失业在我国是市场经济改革以来产生的新现象。对于部分中年人来说，他们已经适应了没有竞争压力的环境，一旦失业后不容易很快适应这一现实。同时由于中年人家庭负担比较重，有赡养老人、抚育孩子的任务，失业会使得中年人的经济状况恶化，生活质量急剧下降，容易处于沮丧、焦虑、紧张、抑郁的心理状态。这时，如果没有得到社会和家庭的积极引导，很容易产生失业综合症。

失业综合症的具体表现：

失业后，心理上出现了挥之不去的对家庭的内疚感和负罪感；把自己失业的原因都归结于社会和企业，对所有的人都产生了不满的情绪；认为自己失业的原因是自己的无能，整天陷入了抑郁和苦闷之中不能自拔；产生了强烈的自卑心理，认为自己处处不如人，以至于不愿与人交往；失业以后，借打牌、吸烟、喝酒等不良嗜好打发时间；脾气日益暴躁，焦躁不安；不愿面对未来，对以后的生活失去了信心；失业以后，一蹶不振，不愿再去寻找新的工作；生活失去规律，食欲不振，经常出现失眠多梦、心悸、心慌等身体不适症状。

失业综合症的心理调节

磨砺坚强的性格。性格决定人的命运，一个人能力再强，但是性格有缺陷，就会影响他能力的发挥。同样，只要一个人具备坚韧的性格和不被困难所压倒的精神，那么任何打击，任何磨难都不会使他放弃自己的信念和追求。

调整良好的态度。在一般情况下，失业会产生没面子、抱怨命运不济、消极、刚愎自用、自暴自弃等消极心理，表现为沮丧、抑郁、不能面对现实、怨天尤人。但是如果没有从行动上来改变自己，就会陷于巨大的心理落差之中不能自拔。成功者善于调整自己的心理状态，不回避或歪曲现实。只有抛弃怨天尤人或自暴自弃的心理，乐观生活，积极调整自己的不良情绪，才是缓解失业综合症的关键。

建立自信。失业者首先要战胜自卑，充满自信，相信自己的智力、才能和判断。因为如果事情没开始就先打退堂鼓，如果自己都不相信自己，又怎么能要求别人重视自己？只有战胜自卑，才能实现超越。拥有了自信，便拥有了成功的开端。客观公正地评价自己，合理要求自己。正视自己的优缺点，正视眼前的现实。面临失业的危险，要能够坦然面对，"塞翁失马，焉知非福"，拥有这种积极的心态，就能摆脱不良心理的束缚，把注意力引导到通过自己的努力实现再就业这方面来，从而发掘出很多以前自己也没有认识到的潜力，找到一条成功的再就业之路。

越挫越勇。失业永远不会压垮人，只会使人变得更坚强。因此无论是从零开始的创业者，还是重新找到工作的再就业者，都会十分珍惜来之不易的工作机会，对工作尽职尽责，做出了自己最大的努力，从而也找回了自尊，实现了自我价值。

第二节　婚姻适应不良

[心理医生手册]

上半年，一个朋友结婚了，半年不见，他变化很大，前几日走进咨询室与我讨论起婚姻问题来了。

"婚姻到底是爱情的殿堂，还是爱情的坟墓。不是说婚姻生活是伊甸园吗？我怎么没有感觉到。我想问为什么婚姻生活这么平淡无奇，整天就是柴、米、油、盐、酱、醋、茶。爱情到哪里去了？"这恐怕是很多结婚的人都有过的想法。恋爱交往是罗曼蒂克的代名词，花前月下，卿卿我我。而婚后呢，夫妻之间每天都有家庭作业似的家庭琐事，会让人感到家庭中的夫妻就是过日子，不再有恋爱时的爱，不再有成家前的浪漫。

中年婚姻适应不良的原因

缺少心理准备。结婚时，都没有过多地考虑家庭生活中角色的转换、责任的承担，更没有想到家庭生活更多的务实之处：每天的三顿饭、生活费用的开销与储蓄、家庭环境的布置与打扫等。面对这些现实的问题，他们无从适应，感觉与当初对婚姻生活期望的距离过于遥远，似乎每天就是奔波于工作单位与家庭之间、奔波于家庭生活琐事之中。

生活方式过于单一。恋爱时的生活是丰富多彩的，外出旅游、歌厅唱歌、咖啡厅聊天、大商场和专卖店购物、好友家聚会。而结婚后的生活则趋于单一，上班、下班、买菜、做饭、洗衣、看电视、睡觉，周而复始，久而久之，不仅会失去对婚姻生活的新鲜感，也会对未来生活失去信心。

角色未能很快转换。结婚后两人分别扮演丈夫和妻子，但这仅仅是静态的，动态的还在于去满足对方的心理需要，各自的责任和义务都不太清楚，也就会产生一些婚姻的不适应。

中年婚姻适应不良的行为表现

中年人在家庭生活中既要扮演丈夫或妻子的角色，又要扮演父亲或母亲的角色。有的人由于对婚姻的准备不够充分，婚后适应不够理想，甚至感到失望，以致矛盾迭出。我国中年夫妇的离婚率很低（西方高达 25%），但确有 16% 的夫妇婚姻不和睦。

有的夫妇事无巨细见面就争吵；有的恰好相反，无论什么事都不争吵，从此客客气气，实际上貌合神离，同床异梦；有的夫妇婚姻关系只存一纸结婚证，分居两处，互不往来，十分冷淡。这些不协调的夫妻关系的共同特点就是，缺乏真正的爱情和相同的志趣，思想格格不入，情感互不交流，认识上也存在差距，很少有灵肉交融的性生活，有的则干脆分居，至少有 50% 的夫妻离婚是从分居开始的。

维护美满的家庭婚姻的良策

积极地沟通情感。在沟通情感方面包括同欢乐、同忧愁，夫妻双方一方做的好事，常会使另一方高兴，经常地分享快乐，会像一条金色的纽带，将两颗心连在一起，双方情趣互融。夫妻双方要创造一种温馨欢愉的说话气氛，静心倾听伴侣的诉说，经常说些缠绵动听的甜言蜜语，赞赏和亲密的语言应当成为交谈中的高频度语言，成为夫妻恩爱的催化剂。

相互体贴和尊重。丈夫应当继续像婚前那样体贴自己的伴侣。首先要尊重妻子的感情，要给予妻子无微不至的照顾和体贴，满足妻子的自尊和自爱需要。其次应当注意自己情绪、情感的表现给妻子带来的情绪感染，给予对方极大的精神关注，经常给予由衷的赞赏和温柔的宽慰。作为妻子，也应当尊重和体贴丈夫，既要支持丈夫的事业，做好贤内助，也应当与丈夫一起共同创造属于你们自己的小世界，创造美好的生活。

多一点罗曼蒂克。罗曼蒂克不是恋爱时的专利，夫妻交往中也需要有罗曼蒂克来点缀。一些夫妻在结婚以后逐渐变得一本正经，日常生活干巴巴的，没有激情，缺乏情趣，平淡无奇。可以和妻子到细雨蒙蒙的林间小道手拉手散步谈心；用自行车带妻子到一个有情趣的旧游之地；不定期地写一封深表爱意的简短情书放在伴侣的枕头底下等等。

保证和谐的性生活。和谐的性生活是感情亲密的重要前提，是爱的升华所不可缺少的。但是，很多夫妻并没有意识到和谐的性生活的重要性，更没有把它看成是夫妻交往的有机的组成部分。有些夫妻努力地追求美满的性生活，在性结合中充分地表达了自己的爱情。另外，在夫妻交往中传递爱的信息、表达爱的方式是很多的，只要夫妻双方热爱生活，追求和谐，渴望美满，在生活中善于捕捉对方的情感变化，勤于表达自己的爱，那么，婚姻生活不仅会光彩照人，而且爱情之花会越开越盛，达到爱的升华。

努力提高各自在各方面的修养是保持吸引力的重要手段。夫妻既是一个共同生活的整体，又是两个独立的个体，只有双方共同提高，才能使婚姻稳固和谐。

培养子女健康成长也是使家庭幸福、婚姻美满的条件。孩子的健康成长往往是父母双方共同心血的结晶，会让父母对孩子、对家庭、对自己都产生成就感，从而维系起美满的婚姻。

第三节　中年挫折心理

[心理医生手册]

老杨自述："我今年43岁，在某公司的业绩一直都很好，老婆也很体贴，孩子也很听话。但是前不久，我的一张单子没有谈成，影响了公司的总业绩，头儿表示对我很失望，让我在家休息几天，重新整理好状态再去上班。

我心里很不是滋味，头儿这样做是什么意思？间接地炒我鱿鱼？还是觉得我老了不如年轻人了？还是真心为我好，让我重整旗鼓。最近这些问题一直困扰着我，吃不香睡不香，脾气变得很暴躁，还总觉得胸闷，脑子反应迟钝，做什么都没有了兴趣，感觉自己像一个废人。"

中年挫折心理的成因

中年期是人一生中心理负担和压力最重的时期。家庭是否安稳，事业是否有成，都会给中年人带来某些特有的心理变化。他们对社会变化比较敏感，心理活动也比较复杂，精神压力较大，特别是经历一些挫折之后，往往处事过于踌躇、顾虑重重，久而久之，就会变得忧郁寡言，夜不能寐。这就是容易发生在中年人身上的挫折心理问题。

这一特殊病症主要起于生理和心理两个方面。

第三部　成长中的烦恼与心理保健

在生理上，人从童年、少年、青年到壮年，一直是在成长中度过的，因而有一种"永无止境"的进步感。进入中年以后，成长由缓慢变为停止，甚至出现衰退。这个时期，即使身体没有毛病，通过一些小的变化，也会产生力不从心的感觉。

在心理上，无论工作、学习、生活都会产生不同程度的空虚感和厌倦感。随着时间的推移，熟悉的工作、缺少变化的环境、紧张莫测的人际关系，都极容易使人产生枯燥、乏味的感觉。另一阴影是迟暮感。中年时期蓦然回首，人生几何，思来想去，不免惆怅。

中年人挫折心理的行为表现

中年人的挫折心理具体表现一般为：

身体虽然没有什么大的毛病，但是工作起来常有力不从心之感；对于许多事情都提不起兴趣；虽然事业有成，家庭幸福，但是仍然高兴不起来；经常出现消沉颓废的情绪；经常郁郁寡欢、焦躁不安，却矢口否认有何病症；对许多事情都很敏感；经历一些挫折后，对许多的事情都感到悲观失望，感觉不到世界的美好。

中年挫折心理的调节

保持心胸开阔、情绪稳定而乐观

社会因素在中年人的致病因素中居于重要地位。因此，中年人应培养开阔的胸怀，养成不计较小事，即使对重大事件也能保持稳重的良好心理。平时，遇到不顺心的事情，即使是重大的人生挫折，都应学会尽快从不良情绪中解脱出来，保持一种稳定而乐观的情绪。

知足常乐

面对同龄人成为上司或是时代骄子，应该坦然豁达，避免产生嫉妒和自卑心理。应该用脚踏实地的工作、广泛的兴趣来充实生活，取代不良情绪。要根据自己的条件和现实情况确定期望值，不要勉强去做根本办不到的事情，保证将心理平衡建立在理智的基础上。因为中年时期是同龄人社会地位、经济收入产生悬殊差距的时期。

建立良好的人际关系

要善于和性格、爱好、脾气秉性不同的人相处，要学会正确评价自己，客观看待自己的优缺点，要注意不断增进对周围人的了解。记住，只有多交流、多了解、多信任、多尊重，才能缩短彼此间的心灵距离，才能减少和避免各种不愉快事情的发生。此外，应积极参加各种社会活动，不断开阔眼界，扩大交往范围，这样可以增强心理上的安全感。

摆正位置，合理安排

中年人往往在单位已是顶梁柱，工作丝毫松懈不得；在家中是主心骨，既要照顾年老体弱的父母，还不能放松对孩子的教育引导。这些都应该统筹兼顾，合理安排。不要因繁忙而忽视娱乐活动，娱乐既是一种积极的休息方式，又是调剂心态的良方。体育锻炼也很重要，它可以使中年人的体质增强，身心潜力得到更好地发挥。

为生活增添几分色彩、几分活力

人到中年，事业、家庭趋于稳定，生活变得平淡、缺乏新意。这时要多花一些时间反省自己，学会拿得起、放得下，多做一些自己喜欢做的事，并大胆进行新的尝试，以使心态永远保持年轻。

第四节　慢性疲劳综合症

[心理医生手册]

某男士，37岁，已婚，育有一子，还有年老多病的双亲。父亲70岁，患有心脏病，经常进出医院；母亲67岁，患有高血压、糖尿病，身体虚弱。患者的妻子35岁，在一家公司做秘书，工作非常认真，由于要工作和照顾家庭，常休息不够，患有焦虑症。患者为了养家及照顾年老双亲和教育年幼的孩子，精神压力过大，工作时间长，早出晚归，导致身心过劳，晚上睡眠质量不佳，头发脱落，白发斑斑。经年累月的过度劳累，戕害身心，使患者经常感到腰酸背痛、眼睛疲劳，同时出现消化不良、记忆衰退、头晕、头痛、胸闷耳鸣、脸色苍白的症状。他虽然只有37岁，看起来却像60岁人。经过心理医生的诊断之后，他才找出了导致早衰的原因。他开始尝试放松，保证充足的休息，降低工作量，调整心态，定时运动，使身心能愉快承载工作负荷，不到半年，他又恢复了活力。

患上慢性疲劳综合症的原因

疲劳是人的体力、精力过度消耗后的正常生理反应，是人体一种生理性预警反应，提示人们应该休息。一般的疲劳通过适当的休息可以在短时间内得以缓解，但是如果疲劳得不到缓解，逐渐累积造成身体过度疲劳，就会引起慢性疲劳综合症。慢性疲劳综合症在城市新兴行业人群中的发病率已达到10%～20%，在办公族中高达50%，特别是科研、新闻、广告、公务人员、演艺界人员比较容易患上慢性疲劳综合症。中年人身体已经开始衰老，加上参加工作的时间长，家庭、社会负担重，疲劳积累的比较多，所以比起青年人来，中年人更是慢性疲劳综合症的易感人群。

下面几方面较易引起慢性疲劳综合症：

短期内工作量急剧增强，承担的责任也比别人重；包括加班在内，几乎每天工作时间都在十小时以上；工作时间不规律，而且常常工作至深夜，节假日也要加班；吃饭的时间和次数不定，经常不吃早饭，食品中动物性脂肪偏多，喜欢吃油炸食品；很长时间没有通过体育锻炼而出汗；相信自己的健康，几年时间都没有看过医生；每天吸烟达三十支以上；几乎每天晚上都为了交际而喝酒；每天喝 4～5 杯咖啡，这一习惯已经持续了一段时间。

慢性疲劳综合症会不可避免地导致中年人过早地出现生理和心理上衰老的现象。生理上的衰老主要体现在视力过早衰退，容易疲劳，注意力难以集中，记忆力下降很快，体力不支，食欲差，消化功能低下，胃肠功能紊乱，经常感到胸闷气短、心悸心慌。早睡、多梦、梦魇等睡眠障碍也经常出现。

早衰还体现在头发脱落、无光泽或过早生出白发，皮肤皱纹满布，身体消瘦、疲乏无力；年富力强的中年人外表看已苍老虚弱，体质、年龄大大超过实际年龄；对各种疾病的抵抗力降低，经常伤风感冒，一旦得病后难以自行康复，需要住院治疗。过早患上多种本应该在老年期患的身心疾病，也是一种体质衰退表现。高血压、冠心病、脑血管疾病甚至癌症等都会成为中年期常见的慢性疾病。

慢性疲劳综合症的表现

随着疲劳的累积，人体会出现相应的生理反应，比如：

入睡困难，早晨不愿意起床；总觉得手发硬、眼睛睁不开、老是打哈欠，经常想把脚伸到桌子上面去；上楼的时候经常被绊到脚；不愿和别人谈话，说话的声音细短；轻微运动后，脉搏就激烈跳动，很难恢复，运动量稍大就会面色发青、心悸、气喘；体重不明原因的下降，头部经常剧烈疼痛，胸部感到憋闷；特别容易流汗，尿量减少、尿色加深，大便不畅，常患便秘或是腹泻；面色无光，皮肤粗糙，脸色青黑，眼部浮肿，手足发冷，肩部和颈部感到麻木；脾气变化无常，容易失望、落泪或是无缘由的兴奋，容易醉酒。

这样的现象越多，说明疲劳的程度越深。慢性疲劳综合症患者会出现咽炎、低热、头痛头晕等一系列症状，但躯体检查一般不会发现问题。患者也会感到容易疲劳，经常力不从心，每天早上都想多躺一会儿，晚上也想早些回家，不想加班。接着会感到自己记忆力差，注意力不集中。慢慢地变得爱发脾气，也变得敏感，一点小动静都能放大成烦心的振动和咆哮。由于敏感、焦躁、爱发火，别人都敬而远之，人际关系变得越来越差。

那些只知消耗不知保养的人，或者事业心特强以至被称为"工作狂"的人，以及有家族有早亡病史、但是自以为很健康的人，最容易患上慢性疲劳综合症。如果任由慢性疲劳综合症加重而不与治疗，最后很有可能导致早衰，甚至过劳死。

心理疲劳

疲劳有二层含义：身体疲劳和心理疲劳。心理疲劳的大部分症候，是通过身体疲劳表现出来的，所以往往被人忽视。而中年人正处于社会、家庭、工作、生活的多重压力中，因此心理疲劳问题尤为突出，且严重影响着中年人的身心健康。据临床观察，许多心因性疾病的患者，绝大多数都有一段较长时期的心理疲劳过程，由于没能及时消除心理疲劳，最后导致心理疾患。

中年人的心理疲劳是指由于长期的精神负重，在工作、事业开创、人际关系处理和家庭角色的扮演以及对事业和家庭的不断权衡方面，总是处于一种思考、焦虑、烦闷、恐惧、抑郁的压力之中，使心理陷入"心力衰竭"的状态。

心理疲劳表现突出的中年人，似乎总在忍受着一种精神痛苦的折磨，心中积压着诸如悲伤、委屈、苦闷、烦恼、不平等抑郁之情，总感到自己生活得很累，期盼能解脱一些。

慢性疲劳综合症的调节与预防

规律的运动、均衡的饮食、适度的休闲娱乐、充分的休息、良好的人际关系、选择较好的工作环境等，是减少疲劳倦怠的好方法。

要认识到定期体检和心理检查的重要性，要至少每年一次接受全身检查。及早发现问题，早期诊断，早期防治。许多潜在的心理疾病，特别是抑郁症和神经症等各种心理社会适应不良的综合症容易被忽视和疏漏。

加强体育锻炼。体力劳动是一种不规则的体力消耗，是一种输出，而体育锻炼是一种有规则的补偿、调节，是一种积极的具有增强身心功能和强身治病功能。要保持生活起居有常，作息有规律。

多吃新鲜蔬菜，以增加免疫系统的功能和加快康复。选择蔬菜、水果、全麦等谷类、种子及核果、去皮的鸡肉、深海鱼类等作为主要饮食。尽量不要食用贝类，多喝萝卜汁、胡萝卜汁、青菜汁等蔬菜汁以补充维生素。西洋参、牛蒡根、枸杞、蒲公英、菊花、金银草等制成的草药茶对提升免疫力，恢复体力，缓解疲劳也非常有效。

如果短期饮食不规律，可以每天服用一些复合维生素及矿物质补充品，也可以服用叶绿素片。但是虽然使用适当补充品可以补救缺乏的营养素，但更需要长期良好的饮食习惯。

沐浴有助于恢复体力，每天入睡前用温热水洗脚。慢慢浸洗5～10分钟，用手反复按摩脚心、脚腕。能改善局部血液循环，解除疲劳。睡眠的时候一定要宽衣解带，和衣而眠不易解除疲劳。

有一个最基本的心理卫生原则和要求是对每个人都适用的，那就是人必须愉快地生活，人类必须学会和养成一种乐观通达的心理状态。所有人都要学会放松和休息，没有必要总是把自己搞得非常疲劳。

第五节　固定观念

固定观念不是指一般的固执，而是指发生在某些中年人身上的一种病态的顽固执拗。

表现为：

过分固执己见，如"坚信"某种经验是"真理"；对某件事做出决定后绝不再根据客观条件的变化而适当修改或采纳他人建议；从不听别人劝告或与之相反的意见；

即使事实上错误的，内心也不得不承认其错误，但在口头上绝不认错，甚至由于在心理上达不到平衡而不能自控，错误地坚持或一意孤行，我行我素，唯我独尊。

对固定观念或病态顽固执拗采用一般的劝导斥责是难以纠正的，应采用心理分析疗法或酌情配合中西医药治疗方能奏效。

第六节　婚外恋

[心理医生手册]

张某，将近40岁，是某公司的科长。他非常热爱他的事业和家庭，不仅有一个贤惠的妻子，还有一个天真活泼的女儿。他为他的幸福生活感到由衷的喜悦。最近他们单位新招聘了一些新的职员。其中有位年轻貌美、才气过人的应届女大学生，恰巧分到了他的手下。出于工作关系，俩人经常独处，有时这个女学生给以甜美的微笑，或在同事面前夸奖张某几句。虽然很正常，但是有时看到她，张某则感觉自己年轻了十岁，仿佛回到了恋爱的时代，从而越来越希望跟她在一起。

在女大学生生日时，张某以上司的身份送了一束鲜花给她。而女学生在第二天就回赠了感谢贺卡。当张某收到时，心里有种莫名的喜悦。

中年人婚外恋的原因

错误的婚恋观。通常一旦发生婚外恋，我们都会先谴责第三者，事实上第一者错误的婚恋观起到不可忽视的作用，他（她）可能是"堤内损失堤外补"，来满足自己对爱的心理需要，或逢场作戏，或周旋于第三者乃至第四者之间，不曾想假戏真做，演变成名副其实的婚外恋。

不和的夫妻感情。有着正确的婚恋观并真心相爱的夫妻通常是不会发生婚外恋。反之，从婚姻关系建立时就不牢固或婚姻状况逐渐出现裂缝的夫妻，其中一方发生婚外恋、婚外情的可能性就大大增多了。草率成婚，彼此了解不多，一旦缺点暴露，只要有机会就可能另求新欢；性格不合者婚后朝夕相处，不能求同存异，矛盾就会日益尖锐，就会通过婚外恋来满足自己的内心需要。

缺失的责任心。婚姻生活也好，爱别人也罢，都涉及到一个承担责任的问题，而发生婚外恋者，一般都缺乏必要的社会责任感。

合理调节婚外恋

克制冲动我们的社会规范是既不反对已婚者同异性交往，也不反对与已婚的异性交往。男女之间的情并非只有爱情，同时还有高尚的友谊。只是要求我们在发展友谊时要克制自己的冲动，把握好爱人与友人之间的距离，以免造成不理想的后果。

提高责任心我们每个人都应对社会、对工作、对家庭、对他人负责。

巩固婚姻关系婚后夫妻加强沟通、升华感情至关重要，它会使夫妻更加恩爱，巩固婚姻关系，也是避免婚外恋、婚外情的好方法。

第七节　婆媳冲突

[心理医生手册]

某日，一对婆媳发生了冲突，她们都很有修养，认为现在反正也不住在一起，没有必要闹得老死不相往来，而让儿子（丈夫）两头受气，所以就找了一个人来评理。

婆婆说："既然媳妇是我家的人，为什么事事都向着娘家，好吃的东西都往娘家送，出钱出力的时候就来找我们。"

媳妇说："因为我是你家的人，出钱出力的事我不找你我找谁。你儿子口口声声说自家好，我当然很相信你家喽！"。

婆婆说："你看你看，一口一个你家你家，难道我家不是你家吗？"

媳妇说："是你硬要分成你家、我家、他家，其实我很多事情不都先想着你们吗？"

婆媳冲突的原因

危机意识。儿子结婚后，母亲深感儿子在变化，而这种变化是儿媳造成的；媳妇也经常感到婆婆以各种各样的方式介入自己的婚姻生活，影响了夫妻之间的感情。另一方面，婆婆自己过去也做过媳妇，她对长期建立起来的主妇位置即将被媳妇所代替而感到愤愤不平。这种危机意识也是造成婆媳交往出现障碍的潜在因素。

情感隔阂。女性之间很容易在感情上产生隔阂，在日常生活中诸如家庭经济问题、家务活、制定家政方针等方面产生不一致的态度，有时婆媳间相互故意为难。

缺乏交往技巧。当着孙子、儿媳面责骂儿子，可能给婆媳交往造成阴影。

怎样改善婆媳矛盾

相互理解、相互尊重。婆婆作为过来人，首先要帮助媳妇适应婚后的生活，传授操持家务安排生活的经验，同时要把媳妇像女儿一样看待，情同骨肉。作为媳妇要能理解婆婆的心理，尊重婆婆的感情，力争做一个贤惠而豁达的儿媳。

以心体心。在相处过程中婆媳双方都应首先抛开自己，为对方着想，为孩子别人着想，为整个家庭和睦着想，受点委屈，作点让步，就没有什么不好解决的矛盾。

讲究交往艺术。婆婆要经常当着儿子的面表扬儿媳，在与媳妇说话时，要用平等的口气，不要挑剔，不要教训，并注意听听媳妇对自己的意见。

经常进行情感交流。作为婆婆，应当更多地与媳妇接触，关心媳妇的生活，以增进彼此之间的了解，增进相互间的感情。在经济条件许可的情况下，有选择地相互送给对方点礼物，或是有时间一起去逛街，散步。

关心第三代成长。作为婆婆，应当主动帮媳妇看护小孩，提供养育小孩的经验，让媳妇体会到婆婆真诚的关心。

帮助老人解除寂寞。儿子结婚以后，很多母亲生活会逐渐地寂寞、空虚。媳妇应当帮助婆婆建立起适合退休生活的业余爱好，丰富婆婆的生活。

发挥儿子的作用。儿子处理得好，家庭关系和睦，处理得不好，不仅会造成婆媳关系的扭曲，夫妻关系也会受到影响。因此，儿子要很好地扮演在母亲与妻子间联系的角色，善于把握她们双方的心态，成为她们之间的胶合力量，建立一个夫妻恩恩爱爱、婆媳和和气气的幸福美满的家庭。

总之，婆婆与媳妇之间只要能抛弃旧观念，理解对方，尊重对方，那么，不仅婆媳交往和谐顺利，而且婆媳之间可以形成一种胜似母女关系的情感的纽带——可结同心结。

第八节　更年期神经症

更年期神经症

更年期的疾病，多有明显的精神因素，如长期精神紧张或精神创伤。临床表现为：

失眠、头昏、头痛、注意力不集中、记忆力下降等神经衰弱症状；情绪不稳、激怒、烦躁、焦虑，同时伴有心悸、潮热、多汗等植物神经症状。有此症状的中年人表现出紧迫感，对个人和家人的安危、健康格外关切，注意自己躯体的微小变化，担心会得什么严重疾病，常因躯体不适而四处求医，这类患者事无巨细都得操心。大到买房、购电器、儿女找工作，小到锅碗瓢盆、一针一线，都要过问。尽管如此，这些症状对日常生活或工作并无明显影响，即使迁延多年，自制力仍然良好。

第九节　中年时期的早衰综合症

[心理医生手册]

刘某，37 岁，上有 70 岁的父亲和 67 岁的母亲。父母分别患有心脏病和高血压、糖尿病，常住院。中间 35 岁的妻子，由于要工作和照顾家庭，常休息不够，患有焦虑症。下有 6 岁的儿子，活泼可爱。刘某为了养家及照顾年老双亲和教育年幼的孩子，精神压力过大，工作时间长，早出晚归，导致身心过劳，晚上睡眠质量不佳，头发脱落，白发斑斑。经年累月的过度劳累，戕害身心，使他常感腰酸背痛、眼睛疲劳，同时出现消化不良、记忆衰退、头晕、头痛、胸闷耳鸣、脸色苍白的症状。他虽然是 37 岁的人，看起来却像 60 岁人。

后来他看了心理医生，找出了导致早衰的主因。他开始尝试放松，保证充足的休息，降低工作量，调整心态，定时运动，使身心能愉快承载工作负荷，不到半年，他又恢复了活力。

早衰综合症的表现

所谓早衰综合症，简称"早衰"，是指由于各种原因，中壮年人过早地出现生理上衰老、体质上衰退和心理上衰弱的现象。由于在身心两方面都存在未老早衰的多种征象，真正病理机制尚未明确，所以称之为"早衰综合症"。

生理上衰老。视力过早衰退（远视、弱视、散光、眼肌异常），容易疲劳，严重时无法较长时间看书阅读。注意力难以集中，记忆力下降很快，体力不支，稍微一动，就会感到气喘吁吁，头晕目眩，无法长时间进行研究、教学等脑力劳动。此外，食欲很差，消化功能低下，胃肠功能紊乱，经常感到胸闷气短、心悸心慌。

体质上衰退。头发秃顶、白发斑斑或色泽无光，皮肤皱纹满布，身体消瘦、疲乏无力；外表看来已苍老虚弱，体质、年龄大大超过实际年龄；各种疾病的抵抗力很差，经常伤风感冒，发高热得肺炎。中年期常见的慢性疾病有：高血压、冠心病、脑血管疾病甚至癌症等。

心理上衰弱。经常感到精力不足，心理性疲劳非常多见；思维功能和心理效能下降颇为明显。患者面对上述种种早衰征象，无法有效地创造性工作，心理上充满忧郁、焦虑、烦恼和抱怨，情绪上不稳定，厌烦易怒。

早衰综合症的调适

正确看待早衰综合症。许多人对早衰现象的认识比较感性，即是单纯的体质问题，不是一种疾病。更多中年人忙于自己的事业，忽略了身心保健工作，以致不少中年人潜伏许多种疾病，甚至英年早逝。早衰现象是一种危险的身心健康受损的信号，要及早检查防治，以达到"未病防病，已病防变"的作用。

应定期对体格和心理进行检查。中年人，尤其中年知识分子，要至少每年一次接受全身检查。及早发现问题，早期诊断，早期防治。不要常以工作重、任务多而放弃合理的医疗检查。

加强体育锻炼。首先纠正这种认为体力劳动或家务劳动就是一种体育锻炼的错误观念。体育锻炼是一种有规则的补偿、调节，是一种积极的具有增强身心功能和强身治病功能。同时要保持生活起居有常，作息有规律。

了解心理健康和心理卫生的重要意义。有一个最基本的心理卫生原则和要求是对每个人都适用的，那就是人必须愉快地生活，人类必须学会和养成一种乐观通达的心理状态。

第十节　中年"灰色"心理综合症

[心理医生手册]

李女士，42岁。由于工厂效益不好，提前办理了退休，在家照顾一岁半的孙子。刚开始要照顾孙子，忙着也没有什么症状。

后来由于找了个年轻的保姆代替了她的工作，李女士就整天在家里看看电视，散散步，按说是过得悠闲自得，但是没过几日就感觉胸闷，头疼，对保姆百般挑剔，疑神疑鬼的，晚上睡不着觉。偶尔与老同事联系都挺忙，没时间陪她消磨时间。儿媳看婆婆无聊，就介绍她去老人俱乐部，但是脾气古怪的她却得不到同伴们的热情，终日闷闷不乐。

了解中年"灰色"心理

"灰色心理"最早在美国出现。美国社会医学专家经过调查发现，许多人到中年常会出现消沉颓废、郁闷不乐等不良心理状态，这种心理状态被称之为"灰色心理"。

从表面上看，中年时期人的生理和心理都处于成熟阶段，智力发展到最佳水平，工作调整到最佳状态，是人生的鼎盛时期。然而，他们的身体和心理却是从成熟走向衰老。从生理上来讲，中年人的体质状况已不再那么健壮，多种生理机能出现缓慢减退，免疫力和内分泌等都在逐渐下降。

同时，中年期又是人一生中心理负担和压力最重的时期。家庭是否安稳，事业是否成功，都会给中年人带来某些特有的心理变化。他们对社会变化比较敏感，心理活动也比较复杂，精神压力较大，特别是经历一些挫折之后，往往处事过于踌躇、顾虑重重，久而久之，就会变得日间忧郁寡言，晚间夜不能寐。这就是大家所说的中年易患的"灰色心理"病。

这一特殊病症主要起于生理和心理两个方面。一方面在生理上，一直是在成长中度过的，进入中年以后，成长由缓慢变为停止，甚至出现衰退。这个时期，即使身体很健康，通过一些变化，也会产生力不从心的感觉。在心理上，无论工作、学习、生活都会产生不同程度的空虚感和厌倦感，都极容易使人产生枯燥、乏味的感觉。另一阴影是怀旧感。中年时期蓦然回首，思来想去，风风雨雨，不免多了几分惆怅。所有这些消极情绪，都会削弱机体的免疫与防御机能，使各种躯体疾病乘虚而入，损害健康。

对于中年人的"灰色心理"，不同的人生态度会有不同的结果：

如果不能顺利度过，人生就会受阻，产生混乱感、无能感、失落感、空虚感，妨碍人的发展，影响人的健康，使人生失去意义；

如果能顺利度过，接受挑战，那必是"柳暗花明又一村"，进入一个新的发展期。

中年"灰色"心理的调适

心理学家认为，中年人应敢于认识和接受自我，只有充分认识自我，接受现实的自我，才会选择适当的目标，寻求良好的方法，既不自卑，又不自傲，充满自信地对待一切。

乐观，积极向上。社会因素对中年人心理的刺激居于重要地位，因此，中年人要培养开阔的胸怀，对任何大小事件都能保持克制力的良好心理，显得尤为重要。

正确认识自己，树立信心。善于同性格、爱好、脾气秉性不同的人相处，要学会正确评价自己，客观看待自己的优缺点，要注意不断增进对周围人的了解。还应积极参加各种社会活动，不断开阔眼界，扩大交往范围，这样可以增强心理上的安全感。

对人对事不要抱过高的期望。中年期是同龄人社会地位、经济收入产生悬殊差距的时期。面对同龄人成为上司或时代骄子，应该坦然豁达，避免产生嫉妒和自卑心理。社会是复杂的，又是光怪陆离的，有些差距是由于机遇造成的，无须让怨天尤人的情绪困扰自己，而应该用脚踏实地的工作、广泛的兴趣来充实生活，取代不足情绪。要根据自己的条件和现实允许度确定期望值，不要勉强去做根本办不到的事情，保证将心理平衡建立在理智的基础上，实现"知足者常乐"。其实，幸福常常是一种主观上的感觉，是一种心理状态。

劳逸结合。对任何事应该统筹兼顾，合理安排。不要因繁忙而忽视娱乐活动，它可以使中年人的体质增强，身心潜力得到更好的发挥。

第十一节　中年人的心理保健

自我心理保健

正确对待紧迫感。面对复杂的社会环境给我们带来的各种紧迫感，有些人消极悲观、急功近利、矛盾重重、难于成功，于是急躁苦闷、意志消沉，身心健康受到极大损害。而一些优秀知识分子，尽管生活条件艰苦，工作条件困难，但仍夜以继日、呕心沥血。

了解自己，坚强面对生活。只有对自己的身心健康有了全面的了解和正确评价，才能够游刃有余地战胜更年期的心理烦恼，对更年期各种症状能泰然处之，消除不必要的紧张和疑虑，从而避免心理上的不平衡。

扔掉恶习，培养好的生活习惯。全力纠正自身的一些不健康行为。如吸烟酗酒、生活无规律等，以免影响身体健康状况，加重各种不适反应。

保持精神愉快和情绪稳定。尽量避免和减少不良刺激，排除紧张、焦虑、消极和恐惧心理；合理安排生活，劳逸结合，根据个人的体力和脑力去从事力所能及的工作；维持良好的人际关系，增进友谊和交往，勿使自己孤独；坚持体育锻炼，可减少衰老降临的恐慌；正确地面对过去，乐观地看到未来，把生活环境中的危机感降到最低程度。

与人为善。首先同事间、上下级间的关系，应以大局为重，严于律己，宽以待人，勿操之过急；朋友之间，应精诚所至，金石为开；家庭之间，多给亲人理解、关怀与支持，可以把烦恼和痛苦减低到最低限度。人际关系良好对心理保健而言是积极因素，反之，如果人际关系不良，缺乏社交接触而陷于孤独，往往会导致精神疾病、绝望甚至自杀。

保持笑容。心理学家认为，充满喜悦的笑，是人的良好情绪的反应。笑是一种有用的体操，可以驱散心中的积郁，让人愉快、乐观，是一项有益身心健康的运动。

中年人的卫生保健

首先，要加强身体锻炼。坚持晨练，还可参加一些别的体育活动。同时要注意加强营养，多吃蔬菜，少吃动物脂肪。

第二，要坚决戒烟，少饮酒。烟草中含有尼古丁等有毒物质，对人的感觉器官和神经系统都有严重的危害，还损害中枢神经系统，使人头晕，并引起失眠、神经衰弱，严重影响智力。饮酒对人的心理也有极大危害，大量饮酒后注意力不易集中，色彩感觉模糊，思考力、判断力下降，记忆里发生障碍，言行失去控制。

第四章　老年人常见的心理疾病

老年人的心理发展

迈入老年，人们有种误区：只重视老年人的身体健康，却忽略了心理健康。其实老年人的心理健康是不容忽视的。有关资料显示，由于大脑功能的退化和离退休前后生活的急剧变化，老年人中85%的人或多或少存在着不同程度的心理问题，27%的人有明显的焦虑、忧郁等心理障碍，0.34%的人则有一定的精神分裂症状存在，0.75%的人患有老年痴呆症。可以说心理问题已成为影响老年人生活质量的一个重大问题，理应引起全社会的重视。

随着生活环境的变化，老年人也会常因工作解除、生活清闲而感到空虚，因余力无处发挥而感到惆怅，离开了工作集体，而形成一种疏远感。家庭生活环境中，或因子女的独立门户，或因丧偶而成鳏夫寡妇，或因老年丧子等产生的孤独感；老年人还会因生活能力下降、社交圈缩小、失去同伴而产生沮丧感。

也有的因为退出了家庭的主角地位，退出了社会的工作岗位，再加上生理功能开始衰退，出现了视力和听力下降、记忆力减退、行动迟缓等变化，这些会导致一些老年人悲观失望、焦虑不安、精神不振、生活兴趣低下等，使他们出现心理不健康的现象，影响晚年的生活质量。

老年人的基本心理特征

生理机能衰退，疾病增加，致使心理功能老化。人到老年，最先发生变化的是体态和外形的变化。脸上爬满皱纹，头发花白甚至满头银丝，胡须皆白，落发加剧，牙齿亦渐脱落。其次，内脏器官细胞数量的减少和脏器的萎缩等，会出现脑、运动、消化、内分泌功能等方面的生理机能老化，出现脑血管病症、骨质疏脆易折、慢性胃炎、肝病等；还有全身各种细胞的不断损失与功能减退，贮备能力降低和适应能力减弱。

这些生理变化，使得感官衰退，智力以不同速度下降，思维迟缓，学习和创造性思维能力减退，记忆障碍（对近事的记忆下降），言语准确性低，心理平衡能力减弱，情绪不稳，易伤感易激怒，忧郁悲观，感叹自己大不如前、力不从心等心理老化现象，于是老人们总是哀叹"夕阳无限好，只是近黄昏。"

老年人的心境面临着社会职能和生活环境的转变。面对新的生活环境和方式，老年人往往产生诸多感慨，"退休综合征"表现突出。

老年人的习惯心理和个性特点。由于长年累月的生活习惯和工作习惯，使老年人的习惯心理十分固定，面对变化，很难适应，较容易出现各种心理疾病。

第一节　记忆障碍与老年性痴呆

[心理医生手册]

妞妞给我讲了一个关于她姥姥的故事：姥姥今年 70 岁，35

岁就离婚了，当时的条件很艰苦，她毅然没有再婚，非常坚强并辛苦地把我妈他们姐妹三个拉扯大。姥姥是个女强人，从不承认自己老，直到快六十岁才真正的退休。最近在我家里住，最近发现她总是丢三落四的，比如明明手里拿着筷子，却一直问筷子在哪里，我笑着告诉她在她自己手里，姥姥心里很不高兴。她闲着没事时常让我教她英语单词，之后却总是记不住，一天能问上十遍，一个单词一周要给她重复四五十遍。看着姥姥的头发一天天的稀少，不得不承认"岁月不饶人"。

记忆障碍

影响老年人记忆的原因

大脑器质性病变。这类老年人常常会把最熟悉的人物、事情忘记。如不认识自己的子女、亲友、不认识回家的路等等。大多为 70 岁以上的老人，女性多于男性，文盲的比率明显高于知识分子。

缺少营养。大脑中营养不足会引起记忆力衰退。

缺乏锻炼。不常参加体育运动的老年人的记忆力，衰退的速度较快。

心理因素的影响。缺乏自信；情绪紧张、焦虑、悲观、失望、抑郁；理解能力低，对周围事物淡漠，生活缺乏目的性等等心理因素都会对老年人的记忆造成影响。

记忆障碍的表现

在我们身边，可能常听到老人说记忆越来越差了，通常老年记忆障碍是自然衰老的现象。但是老人对陈年往事却能记忆犹新，而对新近接触的事物或学习的知识都忘得快，尤其人名、地名、数字等没有特殊含义或难以引起联想的东西。

生活中，老年人记忆障碍往往带来诸多不便，如：

烧开水后忘了关火；刚介绍过客人的名字转眼就叫不出；把门关上才想起没带钥匙；老花镜架在额头上还到处找等等。

科学资料证明，70 岁健康老人的脑细胞数量要比 20 岁健康年轻人减少 15%，脑的重量也减轻 8% ~ 9%；周围神经传导速度减慢 10%。这些都会在一定程度上影响记忆力。这些自然衰退，使老年人，一方面要为回忆某人、某事、某日期比过去耗费更多的注意力和时间，另一方面使他们要记住重要事情的能力大大下降，所以老年人总是表现得那么的健忘。

改善老年人记忆障碍

一方面要多用脑，勤用脑，使大脑处于一种积极功能状态。

一方面经过不少科学家大量研究证明，食物疗法可增强记忆：补充卵磷脂。卵磷脂是大脑中的重要组成部分，被誉为"智慧之花"。能增强人的感觉和记忆功能；它还能控制脑细胞死亡和促使大脑"返老还童"及降低血脂。卵磷脂多含在蛋黄、豆制品、动物肝脏中，但由于胆固醇含量也多，故不宜进食过多。供给乙酰胆碱。一般是鸡蛋、鱼、肉等食物较好，老人每天吃 1 ~ 2 个鸡蛋，可改善记忆力。

补肾健脑。可选用人参粥、胡桃粥。供给碱性食物。豆腐等豆类食品及芹菜、莲藕、茄子、黄瓜、牛奶等能使血液呈弱碱性；菠菜、白菜、卷心菜、萝卜类、香蕉、葡萄、苹果等也能使血液呈碱性。多吃这些食品，使身体经常自律地调节成弱碱性，对大脑的发育和智力的开发都是有益的。

供给含镁的食品。核糖核酸是维护大脑记忆的重要角色，而镁这种微量元素能使核糖核酸注入脑内。含镁丰富的食物有麦芽、全麦制品、荞麦、豆类及坚果等。此外，蛋白质对健康也很重要，多吃鸡、黄豆、沙丁鱼等有好处。

老年性痴呆

老年性痴呆又称老年性精神症，大多在老年后期发病，是由脑的器质性病变所引起的一种心理障碍。

老年性痴呆的症状表现

1. 表现在人格的改变上：

患者变得主动性差、孤僻、活动减少、自私自利、以自我为中心，对周围环境兴趣减少，对人缺乏热情，难以完成原已习惯的工作，不能适应新环境；对亲人亦漠不关心，情绪不稳，易激动、暴怒、争吵，无故打骂人；病情严重者，甚至不修边幅，不讲卫生，常收藏杂物，缺乏道德感和羞耻感，当众裸体，性欲亢进，甚至出现有违逆道德和违法的行为。

2. 表现为痴呆综合症的症状：

出现记忆力障碍，对近事记忆表现为"健忘"，病情加重后对远记忆也发生障碍，从而出现虚构及抽象思维障碍，思考问题易偏激，不分主次，固执己见；判断力出现障碍，多疑、妄想。睡眠障碍也是此病的常见症状。病情严重时，病人会变得呆滞，完全丧失与人交往的能力，连洗澡、洗衣服、大小便等日常生活都不能自理。

老年性痴呆的治疗

老年性痴呆的发病原因和机理尚不完全明了。目前大多针对兴奋、抑郁、妄想、意识障碍等症状对症治疗。

失眠患者可选用安定、利眠宁、硝基安定等作用缓慢而较易耐受者；兴奋及妄想患者可选用抗抑郁剂，但应严密观察；还可根据中医辨证论的原则采用中药治疗。

此外，老年性痴呆患者生活自理有困难时应精心护理。

第二节　睡眠障碍

形成老年人睡眠障碍的原因

老年人由于大脑皮层的抑制过程减弱和兴奋过程增强而容易出现失眠，老年人的失眠可以由多种因素所造成，大致有以下几种：

一是躯体的因素。如各种疾病引起的疼痛，像骨刺引起的膝关节疼痛，肩周炎所表现出的疼痛，带状疱疹引起的疼痛等；肺气肿、肺心病、心功能衰竭等所引起的咳嗽、哮喘；老年性皮肤瘙痒、前列腺增生和老年妇女的尿失禁所引起的夜尿次数增多等都可以引起失眠。

二是环境的原因。如卧室不安静、不卫生、空气不流通、温度或湿度不适宜等，都会影响睡眠。

三是精神和情绪的因素。随着年龄的增长，各种衰老表现的呈现使得老年人容易产生悲观情绪。此外，当身体出现异常情况时，容易产生猜疑，担心自己得了这样或那样的危重病症；还有的老年人入睡前观看一些容易引起情绪波动的电视片，如战争题材的电视片、武打片以及激动人心的体育比赛等；还有一些老年人入睡时喜欢回忆往事，思念故人旧友；有的老人情绪易于激动，都可造成失眠。

四是睡前吸烟、晚餐饮酒、吃得过饱等不良饮食行为习惯，以及滥服用安眠药等都会破坏睡眠的规律。

健康心理的学问

合理调适老年人的睡眠障碍

稳定自己的情绪。其关键在于提高抗干扰能力，这是就必须建立自己安乐的心理"静室"，诸如对学术的专注，对技艺的倾倒，建自己的"图书馆"等。然后理智地加以疏导，采取交谈、日记，或适当运动等形式把激动的情绪稳定下来，争取在睡觉前实现心理平衡。

想象放松法。当入睡困难时，可取平常安睡的习惯姿势，并做舒适与向往的想象。想象过去曾经历过的令人神往的境界，如在海滨松软的沙滩之上，蔚蓝的大海风平浪静，沐浴夕阳的余晖；也可以想象自己走在洒满月色的密林之中，聆听着古老的岩石上涓涓清泉流过的声响，把自己融入"明月松间照，清泉石上流"的意境之中。此时全身放松，呼吸缓缓加深，心情会逐渐平静下来，很快得以安睡。

调整寝具。对于床来说，以软硬适中为宜。老年人多有骨质疏松及老年性骨关节病，睡松软的钢丝弹簧床和松弛的棕床都不合适。如果在木板床上面铺上柔软并有适当厚度的褥子或床垫等，则较为适宜，基本上能保持脊柱的生理正常状态。枕头的选择要注意三点：一是枕头的高度因人而异。一般以 8 ~ 12 厘米为宜，稍低于从肩膀到同侧颈部的距离并且要有利于保持颈部的生理弧度。二是枕头的软硬适中。三是枕头材料，冬天最好使用木棉。夏天可以用荞麦壳、绿豆壳，亦可用蒲花或芦花，在枕头中加入杭菊花、夜交藤、合欢等，对睡眠有很好的促进作用。同时还要注意睡时的衣着，最好穿柔软的棉织品，而不要穿紧身的衣服。床单要保持清洁，垫被要经常晾晒。

调整睡姿。睡眠可以分为仰卧、俯卧、左侧卧、右侧卧四种

316

姿势，各种姿势对睡眠的影响是不同的。为了保证有一个良好的睡眠，人的睡姿以双腿微弯、向右侧卧的姿势最为合适。这与古代武术界所说的"睡如弓"是一致的。这种姿势，双腿微曲，脊柱略向前弯，全身自然放松，右手屈肘放枕前，左手自然放大腿上。这样，不形成对心脏的压迫，有利于心脏泵血，同时有利于胃内的食物顺利地排出，进入十二指肠，因为胃通向十二指肠的开口是由左向右的；肝脏是人最大的生物化学工厂，右侧卧可以使肝脏得到较多的供血，这样有利于整个机体的新陈代谢。另外，睡眠的姿势应以自然、舒适、放松，不影响睡眠为原则。

调整睡眠时间。老年人的午睡对于晚上的睡眠也有一定的影响，午睡是亚洲人长期形成的习惯。即使睡不着，稍微躺一躺，闭目养神对身体也是有好处的。

老年人的午睡要注意：一是应选在午餐后30分钟左右进行，这样可以保证胃内食物有一定的消化时间；二是午睡时间不宜过长，最好控制在1小时左右，过长的午睡有可能成为晚上失眠的原因；三是不要坐着睡或伏在桌上睡，最好还是在床上睡。四是夏天的午睡要按照古人所说的"卧不当风"的要求，不要在过道上或对着电风扇或空调的出风口睡，这样可以避免"穿堂风"吹袭，着凉而感冒。

适当用药。对于初患失眠的老年人来说，服用一些安眠药，可以防止失眠现象固定下来，但是决不要仅仅依靠安眠药来帮助睡眠，更不能滥用安眠药，否则对健康的危害是比较大的。

正确使用安眠药要注意做到这样几点：

一是在医生指导下选用。大多数安眠药都是增加慢波睡眠，减少快波睡眠，与正常生理睡眠不同，易形成依赖性和产生耐药性，且有一定毒性，因此，为了防止产生依赖和耐药性，必须在医生指导下使用。

二是不要随意改变药量，服用安眠药总的原则是用量宜小，疗程宜短，同时要间断或交替用药。

三是安眠药的停服应逐渐减量，或用其他安眠药取代后再停，而不应当突然停止。停药后如出现多梦、噩梦，应坚持停药，不久会自行消失。

第三节　衰老症

迈入老年期，很多老人都不能接受的一个事实就是"衰老"。尽管已经意识到自己的确老了。

衰老症的表现

首先，是身心状态的变化，感觉能力的降低。如步履艰难、牙齿脱落、易疲劳而恢复缓慢、气力衰弱、性欲减退、食量减少、工作效率低等。

其次，是社会环境的改变。如退休、子女分居、亲人死亡等。

再次，别人把自己奉为老人。在生活上处处当老人对待，口口声声"老师傅""老前辈"，极易产生迟暮之感。

衰老感一经产生，就意味着一个人精神已经老化，失去了生活的意愿和积极性。由此可导致意志衰退，情绪消沉，进而加速生理上的衰老和心理功能的降低，或导致、暗示出新的疾病。

第四节　离退休综合症

[心理医生手册]

王大爷在一个纺织厂奉献了他的一生，现在眼睛花了，腰也弯了，厂长知道王大爷的脾气，便分配他到车间看门。王大爷虽有点失落，但还是打心底里高兴。没过多久，厂里要改革，更新设备，人事制度都作了调整。厂长无奈让王大爷办理了退休手续，回到家，王大爷不是整日发呆，就是在家里忙个不停。有时会到纺织厂看看，有时到老同事家串串门，但是脸上依旧缺少笑容。

形成离退休综合症的原因

退休后抑郁伤感是导致这种综合征的主要原因，包括有：

失落感。社交圈的缩小、人际关系的改变、无所事事的清闲、一些愿望的落空和遗憾等，都会干扰情绪而影响心理平衡，而产生失落感。

怀旧。退休后的空闲易沉淀于往事的回忆，及追忆过去的美好时光，但终因似箭光阴的流逝而产生"无可奈何花落去"的遗憾。久而久之，则心情抑郁，性格孤僻。

恋友。退休后远离同事、朋友，老来失伴，常常会感到凄凉悲切，忧郁孤独。

离退休综合症的行为表现

主要表现为：

坐卧不宁、行为重复、犹豫不决，不知干什么好，甚至出现强迫性定向行为；注意力不能集中，做事经常出错；

性情变化明显，易急躁和发脾气，对任何事情都不满意，总是怀旧；易猜疑和产生偏见；情绪忧郁，失眠、多梦、心悸、阵发性全身燥热等。

通常情况下，事业心强、好胜、严谨而偏激、固执的人发病率较高；在没有做好心理准备之前而突然退下来的人发病率高，且症状偏重；平时活动范围大，爱好范围广的人很少患病。且女性较男性适应快，较少出现离退休综合症。

离退休综合症的自我调节

在心理上要及早做好退休前的准备工作，计划好退休后生活安排、充实退休内容等；克服心理上的老化感和不爱活动的生活习惯，比如参加一些适合自己体力和专业的社会活动，要做到"退而不休"，做到让自己依然能对社会作贡献。

培养一些兴趣爱好，使生活丰富多彩，富有生气和活力；也可以为儿孙分忧解愁，使双方关系更亲密、融洽；有明显心理病症的时候应及时接受心理咨询与药物治疗。

更重要的是社会应对退休老年人应给予更多的关注，家庭要关心和尊重退休的老年人的生活权益，要使他们感到精神愉快、心情舒畅。

第五节　疑病症和恐病症

疑病症和恐病症的涵义

疑病症是一种无形的心理压力，经常处于这种心理状态，必然影响到生理机能，从而削弱了机体的抗病力，从而方便了疾病的侵蚀，使高血压、冠心病这些身心疾病更易发生。然而一旦患病，特别在病痛发作时，就会产生死亡将至的紧张感；结果越紧张，越感病情严重，疾病也愈不易好转。

有些老年人本来身体很健康，可一看到同龄好友生病或病逝后，也觉得自己身上这痒那痛，顽固地认为自己也患了某种疾病。即使本身没有任何的异常，仍不能消除疑虑，由此产生恐惧、悲哀等消极情绪，给工作及家庭生活带来很多影响，这就是"恐病症"。

老年人的恐病症产生的原因

认识能力下降。有些老年人面对每况愈下的身体素质，对那些生物性衰老、健康状况的"自然滑坡"认识不够，而对一些慢性病未引起足够重视，生病时才明显意识到，并由此产生恐病心理。

敏感多疑。老年人往往多思善虑，经常把自己身上的不适与医学科普文章上的种种疾病一一对应，并自以为是，表现出高度的敏感、关切、紧张和恐惧。

环境的刺激。老年人经常去医院探望病人或参加追悼会，看到别人的疾患与去世，常怀疑自己患病，惶惶不可终日。或家庭中的环境、气氛不和谐，劣性刺激，及周围人群对自己病情的反应，哪怕一句话、一个动作、一个表情，都会引起惶惶不安而产生恐病情绪。

如何消除疑病症和恐病症

首先，中老年人应定期作体格检查。身体感觉不适，要及时到医院检查就诊，不要胡思乱想，自作主张，随便服药；即使有了病，也要正确对待，对疾病采取"既来之，则安之"的正确态度，积极治疗，积极生活。

其次，应多参加集体活动，培养多方面爱好，提高生存能力。创造一个欢乐、开阔的环境，学会宣泄恐病症情绪。

第六节 焦虑与抑郁

老年焦虑症

中国已经开始逐步进入老龄化社会，老年人的心理问题也开始得到社会的关注。由于特殊的社会伦理和社会心理，老年焦虑症已经成为困扰老年人的重要心理疾病之一。

西方社会的老年人大多安详沉稳，心境开阔，喜好旅游，还有非常丰富的兴趣爱好和业余活动。而在国内，尤其是城市中，经常会看到一些老年人为了生活中的一点小事而焦虑不安或是提心吊胆。老年人得焦虑症的原因要么源自对衰老的恐惧，认为自己什么都不能做了，成了子女的负担，要么是对家里孩子心存担忧，比如，孙子要参加高考了，爷爷有时比孙子还要焦虑。

作为家里的子女，应该去关心患老年焦虑症的老人，因为老年人的体质较弱，一旦得了焦虑症，更容易导致一些严重的身体症状出现。而作为老年人，也要积极的调整好自己的心态，去发现老年生活的乐趣。要知道，"笑一笑十年少，愁一愁白了头"，老年人不应该总是追悔过去，还应该注重开拓现实的道路，遇事想得开，不要轻易发怒，更不必去为子女的事情过分担忧，要相信"儿孙自有儿孙福"。

老年期抑郁症

老年人常见的情绪反应是抑郁。它主要是伴随身体疾病、丧偶等而来的痛苦以及退休、经济收入减少或社会、心理上受到的压抑，使得老年人情绪低落、沮丧、痛苦。在此基础上可产生悲观、厌世情绪及自责自罪的心理，甚至自杀行为。

食欲、性欲下降，体重减轻；伴有疑病，虚无和妄想；突出的睡眠障碍和躯体症状等都可使抑郁症状加重。国外学者调查，没有工作和退休的老年人中，有过抑郁体验的占40%、48%。

情绪与健康的关系是十分密切的，美国生理学家坎农在20世纪初作了大量研究表明，焦虑抑郁可抑制肠胃蠕动和消化腺体的分泌，导致食欲减退，心率加快，血压上升，血糖增加。某些严重疾病如心肌梗塞、高血压、癌症的发生也与情绪不良有关。美国在对250名癌症患者调查时发现，其中156人在发病前曾遭受过强烈的精神刺激而发生情绪障碍。还有人发现，丧偶的男子中冠心病的发生率在40%以上。老人的情感趋于低沉，抑郁症患病率明显高于一般人群，自杀率也明显要高。

早在100年前，著名的自杀研究专家、法国社会学家杜尔凯姆经统计证实：自杀率随年龄增长而增高，几乎不分国籍和年代，而在各年龄组中，老年人的自杀率最高。有关资料表明，各国包括自杀在内的意外伤亡人数中，老年人比例达50%之高。老年期抑郁症患者，当他们陷入孤独、悲观、厌世的阴影之中，自我意识和自我控制水平减低，一旦有了刺激情境，如有老人自杀了、患了绝症或重病等都会受到感染，与消极厌世的意志产生共鸣，而走上绝路。

对老年抑郁症的治疗应注意：轻度患者不必住院，而接受门诊治疗；身体情况不好、有躯体疾病并发症或自杀企图强烈的患者，须住院治疗；药物采用三环类抗抑郁剂；调整生活环境、进行心理治疗及对躯体并发症进行内科治疗。

第七节　老年期幻想、妄想症

老年期幻想、妄想症是人进入老年后期出现的一种类似精神分裂症的幻觉和妄想状态。

老年人各种机体的丧失，极易引发忧郁情绪，也会给情感状态带来不安定倾向，某些特异的性格倾向，一经触发易造成幻觉、妄想状态，及产生疑病妄想；另外，以听觉、视觉为中心感觉系统机能的衰退，带来了知觉的模糊，会造成认识机能上的错误，易产生幻觉、错觉。

老年期幻觉多是假性的，内容多为听觉上的，大多由于老年期特有的情感状态产生的错觉而引起；妄想多与经济财产有关，对象多为有关儿子、儿媳或其他家属、亲属等与自己有关的人，有关系妄想、被害妄想、疑病妄想等。

对于老年期的幻想、妄想症的治疗，可酌情选用吩噻嗪类或丁酰苯类强安定剂治疗，效果较好。

第八节　单身孤独感

人类千百年来一直过着群居生活，是不喜欢孤独的，尤其是老年人，对于孤独可能达到恐惧或害怕的程度。

有专家曾对 13963 名城市老人调查，发现 40% 的老人有孤独、压抑、有事无人诉说之感。1993 年上海曾对 1446 位老人进行调查，发现 42.2% 的老人平时仅在家门口活动，66.7% 的老人则全年足不出户。子女远走高飞，年轻人离开家庭踏上社会，老年人告别社会重返家庭后，尤其显得"孤苦伶仃"。他们一旦感受到"空巢"的孤独，心理或情感的支持系统往往趋于脆弱。若老年伴病者，更易对自身的价值表示怀疑，消极悲观，甚至产生抑郁、绝望的情绪，认为自己上了年纪就只能慢慢迈向坟墓，严重者还快速加入了老年性痴呆的行列。

老年人只要心智尚在，是可战胜"空巢"孤独感的。

首先，应看到社会的进步，新时代重任应由一代年轻人去担当，把"尊老爱幼"改为"尊幼爱老"。

其次，探寻家门内外各种消闲自娱之道，养花养鸟、走亲访友等，优哉游哉、身心怡然。此外，还可寻觅爱侣，共度人生。

第三部 成长中的烦恼与心理保健

第九节 人老话多

俗话说："树老根多，人老话多。"人上了一定年纪之后，说话往往重复啰嗦，喜好忆旧，固执己见。

老年人的语言障碍表现有失语、错语等不同形式，这是由于神经系统其他疾病造成的。中医认为人的言语形成与心理和生理有密切关系。

老年人由于精力不足，许多事情不能直接参与，他们只好借助话语来表白自己，以求得心理平衡，且固执己见以维护自身尊严，自我防卫；

老年人能做的事情少了，为排除寂寞，也只好借助唠叨、重复的语言为手段；

老年人言语杂乱，也是思维方式和思维过程某种异常的表现；

老年人津津乐道陈年旧事，炫耀以往的功绩，都是为了寻得一种心理上的慰藉，以解脱现实的空寂；

常言对死亡的恐惧是畏惧死神以求长寿的表露。所以老年人总显得那么言语啰嗦，无休无止。

作为老年人，应尽量克制自己，而作为家中晚辈，应尽量对老年人予以谅解。

第十节 老年人心理保健

老年心理健康的标准

1.有正常的感觉和知觉，有正常的思维，有良好的记忆。就是说在判断事物时，基本准确，不发生错觉；在回忆往事时，记忆清晰，不发生大的遗忘；在分析问题时，条理清楚，不出现逻辑混乱；

在回答问题时，能对答自如，不答非所问；在平时生活中，有比较丰富的想象力，并善于用想象力为自己设计一个愉快的奋斗目标。

2.有健全的人格，情绪稳定，意志坚强。积极的情绪多于消极的情绪，能够正确评价自己和外界的事物，能够控制自己的行为，办事较少盲目性和冲动性。意志力坚强，能经得起外界事物的强烈刺激。在悲痛时能找到发泄的方法，而不至于被悲痛所压倒；在欢乐时能有节制地欢欣鼓舞，而不是得意忘形和过分激动。遇到困难时，能沉着地运用自己的意志和经验去加以克服，而不是一味地唉声叹气或怨天尤人。

3.与外界环境保持接触。这样一方面可以丰富自己的精神生活，另一方面可以及时调整自己的行为，以便更好地适应环境。与外界环境保持接触包括三个方面，即与自然、社会和人的接触。老年人退休在家，有着过多的空闲时间，常常产生抑郁或焦虑情绪。如今的老年活动中心、老年文化活动站以及老年大学为老年人与外界环境接触提供了条件。

4.具有一定的学习能力。在现代社会中，为了适应新的生活方式，就必须不断学习。比如：不学习电脑就体会不到上网的乐趣；不学健康新观念就会使生活仍停留在吃饱穿暖的水平上。学习可以锻炼老年人的记忆和思维能力，对于预防脑功能减退和老年痴呆有益。

5.有良好的人际关系。乐于帮助他人，也乐于接受他人的帮助。在家中与老伴、子女、儿媳、女婿、孙子、孙女、外甥等都能保持情感上的融洽，能得到家人发自内心的理解和尊重。在外面，与过去的朋友和现在结识的朋友都能保持良好的关系。对人不求全责备，不过分要求于人，对别人不是敌视态度，而从来都是以与人为善的态度出现。无论在正式群体内，还是在非正式群体内，都有集体荣誉感和社会责任感。

6.能适度地表达与控制自己的情绪。对不愉快的情绪必须给予释放或称为宣泄，但不能发泄过分，否则，既影响自己的生活，又加剧了人际矛盾。另外，客观事物不是决定情绪的主要因素，情绪是通过人们对事物的评价而产生的，不同的评价结果引起不同的情绪反应。有一位老太太，大儿子是晒盐的，小儿子是卖伞的。老太太总是发愁，阴天她为大儿子担心，晴天为小儿子担心。一位心理医生对老太太说："您真有福气，晴天您的大儿子赚钱，雨天您的小儿子赚钱。"老太太一想很有道理，便高兴起来。

7.有限度地发挥自己的才能与兴趣爱好。一个人的才能与兴趣爱好应该对自己有利，对家庭有利，对社会有利。否则只顾发挥自己的才能和兴趣，而损害了他人或团体的利益，就会引起人际纠纷，而增添不必要的烦恼。

老年心理健康调适

过好离退休关

首先应作好退休计划和心理准备。一些研究表明，退休前曾做过妥善计划的老年人，离退休之后的生活适应较好；其次对离退休老人给予关照。离退休老人，生活范围的缩小，自然把家庭作为生活的核心，全家团聚，这是他们最感快乐和欣慰的事。子女应在日常生活中多孝顺父母，使老人不致有被遗弃、被疏远感，增加其归属感与安全感。

保持积极的生活态度

保持健康和安全的需要。应加强健康管理，组织老人参加体育活动，以增强体质；并及时采取治疗措施，定期开展健康咨询，回答老年人的问题，帮助消除顾虑，学会自我调养；此外，家属的照顾也十分重要；

　　与人交往的需要。子女也应经常去看望或写信问候。家庭关系和睦，心理气氛融洽，敬老爱幼，共享天伦，则有利健康长寿；

　　自我实现的需要。满足老年人自我实现需要的关键是充实他们的生活，使他们能重新认识生活的意义，树立积极的生活态度。

　　帮助老人树立积极的生活观念，以最大的热情去拥抱生活。换一个角度看，用积极的观念去看问题，就可发现其积极意义，走出心理困境。

退中有进

　　不要过早产生衰老感。在生理上应服老，应做一些自己身体条件和精力所能及的事，安排适当的体育、学习、娱乐、社会活动等；在精神上要不服老，应把离退休看成是调换一个更适合自己健康状况的岗位，不要有任何"离岗"的想法，更不要有迟暮之感，应"老当益壮"，人老心不老。

　　良好地适应新的生活。老年人只要能注意锻炼身体，保持健康，有积极进取的精神，不产生退坡思想，对生活中的挫折能妥善处理，生活起居不依赖他人，自己动手，不倚老卖老，就可以推迟产生衰老感。

　　应老有所用。既要顺势而进，也要随势而退，退进结合，退中有进。

　　活到老学到老。须勇于面对时代的挑战，活到老学到老，坚持学习，可使自己紧跟时代的车轮前进，使自己放宽眼界，仍然生活在集体之中。

善自保养

　　运动可以延缓衰老。老年人可选择自己喜欢的项目锻炼，安排好适合自己身体情况的锻炼计划，循序渐进，过度的运动不可取。当情绪不好时，千万不要消沉，不要随意中断或放弃，和朋友一起锻炼往往比单独锻炼更易坚持；还应提高运动的趣味性，对锻炼项目的选择不应注意季节时令，运动的均衡性，使四肢、内脏均得到锻炼。运动对老年患者还有一种镇静效果，可减轻或消除老人的焦虑和忧郁情绪。

饮食与长寿。有人提出，限制饮食可以抗衰延寿。老年人少食多餐、饮食清淡，能使机体气血流畅、阴阳平衡、少生疾病。另外，饮食的多样化有利于营养平衡。从现代营养学角度看，米、面含碳水化合物较多；鸡鸭鱼肉含蛋白质较多；蔬菜、水果则富含维生素。按照 5：1.5：1 的比例混合食用碳水化合物、脂肪和蛋白质，可发挥营养成分的互补作用，使营养素的摄入达基本平衡。最后，老年人还应戒除掉不良嗜好，以维护身体的健康状况。

劳逸适度。老人适当参加家务劳动，对于身心和延缓衰老均有益处；读书学习也很重要，可增加信息，锻炼大脑，延缓老化，但不可过度，否则危害大脑，加速衰老。

尊敬、关心老年人。不论个人、家庭、团体或整个社会，均应尽量以理性的方式来处理老年人的问题。首先，应尊敬和照顾老人，"老吾老以及人之老"，对自己的长辈要以尊重的礼节和细致的照顾来对待，同样也要以这样的态度对待别人的长辈和老年人。其次，政府和社会应建立一些利于老年人的服务和保健机构，如老龄委员会、老龄学会、老年病研究中心、老年精神卫生中心、老年乐园、托老所、敬老院等。此外，还应普及老年精神卫生常识，使老年人能欢度晚年，延年益寿。

第五章　心理防卫机制

心理防卫机制是在遇到困难或挫折时，常常会使用一些心理上的措施或机制，把个体与现实的关系稍作修正，使个体较易接受心理挫折，不至于引起情绪上的过分痛苦与不安的自我保护方法。

心理防卫机制属于一种心理适应性反应，这种反应典型地采用习惯性和潜在意识的方式，以消除或保持一个人的内心焦虑、罪恶感以及失去的自尊心。这种心理防卫机制，大都是在潜意识中进行的，也就是说，是在不知不觉中使用的。每一个人在其行为发展过程中，均会逐渐学会种种防御性反应，以便在自我受到侵袭时，随时采取自动的防卫行为。

心理防卫机制具有以下功能：

1. 降低情绪冲突。

2. 从自身内在具有危险的冲动中保护自己。

3. 缓和伤感经验和情绪的感受。

4. 减轻失望或失望的感受。

5. 消除个人内在态度与外在现实之间的冲突。

6. 协助个体保持其充实感和价值观。

在我们的社会生活环境中，随时随地都会遇到许多挫折与困难，不能一一直接去处理应付，有时便需要依赖心理上的机制和措施来适应。这是一种正常、健康的心理现象。因为人在受人欺负时，自尊心受到打击，所以在心理上改变一下现实。但若把现实情况歪曲得太夸张，把自己当成强者，以弥补自己的自卑感，或将别人都视为敌人，形成妄想状态，完全与现实脱离，则变成病态了。可见，其使用的范围和程度有别，同一种心理防卫术便可有健康和病态之分。

心理防卫的机制很多，按照个人心理发育程度的成熟性可分为四类：

1. 自恋心理防卫机制。包括否定、外射、歪曲诸法。

2. 不成熟心理防卫机制。包括：内射、退行、幻想诸法。

3. 神经症性心理防卫机制。如"潜抑作用""隔离作用"或"反向作用"。

4. 成熟的心理防卫机制。包括压抑、升华、利他、幽默诸种。

第一节　心理压力

[心理医生手册]

某企业一位42岁的经理，工作尽心尽力，忙得不亦乐乎。由于一次恶性事故使得车间停产4个月，造成企业连续两年亏损。于是他消极悲观，怨天尤人，时常发脾气，动辄训人。几个月他感到"没力气"，上楼举步沉重，体重逐渐下降。其妻劝他就医，反遭训斥："我吃得比过去还多，何必大惊小怪。"一天下午，他竟然昏倒在办公室，被急送医院。后确诊为糖尿病，合并酮症酸中毒。

心理压力的危害

应激性疾病的发生机制，主要是在大脑高级神经中枢控制调节下，通过下丘脑——植物性神经及其所支配的相应器官和内分泌系统对应激进行综合性、防御性的机体反应。人体对应激的调节作用是有限的。如果因应激而失衡的机体内环境长期得不到恢复，或持续受到应激性刺激，则可能转为病理改变，进而导致心身疾病。

很多研究表明，心理社会因素的刺激，总是伴随着相应的情绪变化而引起或影响疾病的发生与发展。医学心理学研究证实，当人体处于应激状态时，血压升高，血液中的游离脂肪酸含量增加，可通过肝脏转化为甘油三酯，沉积在动脉壁上，形成动脉粥样硬化斑。

另外，由于交感神经兴奋性增强，使血糖也升高，会加速动脉硬化和诱发心血管疾病。长期处于心理应激状态还会使人体免疫力降低，引发多种疾患，诸如紧张性头痛、多汗症、脱发症、神经性呕吐、神经性厌食、过敏性结肠炎、消化性溃疡、糖尿病、女性月经失调、男性阳痿早泄等等。同时，对免疫性疾病、恶性肿瘤的发生发展也起着推波助澜的作用。

放下心理压力的包袱

换种角度。心理卫生学家提示：当个体在认识、思考和评价客观事物时，要注意从多方面看问题。如果从某一角度来看，可能会引起消极的情绪体验，产生心理压力，这时只要能够转换一个角度，常会看到另一番景象，心理压力也迎刃而解。

笑了之后。美国斯坦福医学院的一位精神病专家指出，当你大笑时，你的心肺、脊背和身躯都得到了快速锻炼，胳膊和腿部肌肉都受到了刺激。大笑之后，你的血压、心率和肌肉张力都会降低，从而使你放松。

说写并用。面对各种让你头疼焦虑的事情，不妨说出你的压力，让他人与你分担，一个忠实的听众能帮助你减轻因紧张带来的压抑感。此外，你还可以把你的感受写成信，然后扔到一边，给自己留出一定的"忧虑"时间，随后再去解决。

舒缓生活。还可以通过洗温水浴、做深呼吸、散步等放松的方法，解除你的心理压力。

第二节 心理防卫机制的作用

几乎每个人都会在不知不觉地使用心理防卫机制，这并不算消极之举。因为在复杂的社会生活环境里，时时处处都会遇到困难与挫折。有时不能直接去处理应对，就需要依赖心理上的机制来适应。这是一种正常并且健康的心理现象，每一个人在其行为发展过程中，均会逐渐学会种种防御性反应，以便在自我受到侵袭时，随时采取自动的防卫行为。

心理防卫机制首先有其积极的作用，表现为：

减低情绪冲突；从自身内在具有危险的冲动中保卫自己；缓和伤感经验和情绪的感受；减轻失望或失望的感受；

消除个人内在态度与外在现实之间的冲突并协助个体保持充实感和价值观。

总之，建立心理防卫机制的目的在于处理自己与现实的关系，以消除心理的挫折，求得内心的安宁。是一种"自我"保护方法。心理防卫机制也有其致命的消极的作用，就是心理防卫机制并不能真正解决现实存在的问题，往往带有"自我欺骗"的性质，有时还会使实际问题变得更加复杂。

心理医生经常运用心理防卫机制的原理与方法，进一步了解患者的症状和心理问题。心理防卫机制种类繁多，按照个人心理发育程度的成熟性有所区分。在实际案例中，心理防卫机制经常互相渗透、互相联系，很少是单独使用的。而相同的心理现象，往往也可使用不同的心理防卫机制来解释和说明。在通常情况下，随着个人的成熟及其健康状况，每个人都会使用不同水平的心理防卫机制。

需要注意的是，心理防卫机制本身并非异常或病态心理，但是运用过分或不当，超出了适当的范围和程度，以至于阻碍个人对周围社会环境的适应，就可能导致心理变态。例如在受人欺负，自尊心受到打击时，自我解嘲说："虎落平原被犬欺"，在心理上改变一下现实，获得自我满足，也就不那么难过了。但如果把现实情况歪曲得太厉害，把自己当成皇帝，当成神，以弥补自己的自卑感，或将别人都视为敌人，形成妄想状态，与现实完全脱离，则就变成病态了。

因此，我们都应该了解有关心理防卫机制的知识，提高自己的心理素质，避免使用心理防卫机制过当而形成病态心理，从而给自己和他人带来不必要的麻烦。如果有必要，应该及时向心理医生咨询或求助。

第三节　自恋心理防卫机制

自恋心理防卫机制是人处于婴儿早期的时候通常使用的心理防卫机制。自恋是早期婴儿的基本心理状态，即只爱恋、照顾自己，不会关心他人。同时，婴儿尚未形成自我界限的概念，较易歪曲、否定或抹杀事实。这种有类似特征的心理防卫机制即被称为自恋心理防卫机制。

自恋心理防卫机制包括否定作用、外射作用、歪曲作用等等。

第三部　成长中的烦恼与心理保健

否定作用

[心理医生手册]

有位妇女，自幼父母双亡，婚后生有一女。该妇女对女儿极为疼爱，视若明珠。非常不幸的是，女儿因交通事故意外死亡。当有人告诉该妇女这个消息时，她不愿相信，坚持认为弄错了，女儿没有死，放了学就会回来。她照常烧好女儿最喜欢吃的饭菜，摆好碗筷，等待女儿回家吃饭。到了晚上又为女儿铺好床，好让女儿一回来就可就寝。她坚信女儿一切都很好，不允许任何人提及女儿死亡的事，也拒绝去料理丧事。显然，这位妇女心理已经濒临崩溃。所以她把事情完全予以否定，通过否定作用来避免这件事所带给她的打击和痛苦。

否定作用的表现方式

它在心理防卫机制中是最简单最原始的一种，是一种在潜意识中否定存在或已发生的事实的心理防卫机制。这种心理防卫机制是将已经发生的令人不快或痛苦的事情完全否定，以减轻心理上的痛苦。这种防卫方法能使人逃脱难以忍受的思想，也同样可借此逃避难以忍受的愿望、行动、事故，以及因此引发的内心焦虑。其情形犹如沙漠里的鸵鸟，遇到天敌时就把头埋进沙里。因为危险在眼前，情感上难以承受，蒙起眼睛，抹杀已发生的事实，以免除心理上的负罪或痛苦。这种"眼不见为净"，即为否定作用的表现。

否定作用在日常生活中随处可见。小孩子不慎摔破餐具后，知道闯了大祸，会用双手把蒙起眼睛，不敢再看被打破的东西。成年人在应激状态下也会产生否定作用，例如接受截肢或器官摘除手术的人有时会忽略事实，产生其肢体或器官仍然存在的感觉。

轻微的否定在日常生活中经常以毫无危害的行为表现出来，但是某些否定却成为一种严重的精神病症状。忧郁性心理症患者，因为不敢面对现实而缺乏感受；患有歇斯底里性麻痹和其他歇斯底里反应的心理症者，经常会防卫性地否定事实而忽视实际存在的痛苦，甚至以一种愉悦的方式表现出来；紧张性精神分裂患者可能否定自身的存在，甚至否定整个人类世界的存在。

否定作用的意义

否定的心理防卫机制有其积极的意义，即在心理压力中保卫自己的感受，或给自己多一些时间考虑或做出决定。但是，否定作用的机理是躲避问题以代替面对问题，所以并不能使人完全否定问题存在的事实，只是否定对这些问题存在的注意力。因此否定作用在一般行为表现上，足以妨碍人们对问题的适应能力。

人们在日常生活中常常会有意识地否定许多事实。比如问年轻姑娘："你有没有男朋友呀？"姑娘会不好意思，脸红地否定："没有。"而事实上她有男朋友，而且快订婚了，只是因为羞怯而有意否定。这种自己能意识到的自我否定现象，并非潜意识中的否定，所以不是心理防卫机制中所指的"否定作用"。真正的否定作用是在潜意识中进行的，有时会达到妄想状态，成为病态精神症状。

外射作用

[心理医生手册]

某女病人，自称担心自己会遭到男性的凌辱而找心理医师求助。患者说报纸上经常报道暴力事件的发生，强调男人是如何的可怕。她说在路上行走时，身上时时刻刻都要带着一把小刀，作为自卫之用；在家里，也一直担心男性邻居会偷看她，所以把窗户关得严严的。白天如此，晚上入睡后也常做噩梦，梦见恶汉闯入房间欲行非礼。这位患者所想象的男性都是可怕的，她把自己内心的感觉投射到外部，产生了恐惧，所以处处提防她认为可怕的男人。

外射作用的涵义及表现

外射作用，又称为投射作用，是凭主观想象去推及外界的事实，或把自己的过错归咎于他人的一种心理防卫术。日常生活中常出现这种"外射"现象，即以自己的想法去推测别人的想法。

作为心理防卫机制的外射作用，是把自己不能接受的欲望、感觉或想法外射到别人身上，以避免意识到那些自己不能接受的欲望、感觉或想法。比如，小孩子打架后，通常会责怪与他争吵的小朋友，说是小朋友先动手，他才还击的；青年人与恋人有了矛盾或难题时，会有把握地说是对方惹起的；一个心怀偏见的人会否定自己的感受而说他不会愤恨别人只是别人恨他。大多数外射作用的行为可以认为是自然而不可避免的失误，是一种极其常用的心理防卫术，借此对于错误的行为予以饶恕与解脱。

外射作用的消极作用

责怪他人成为一种习惯，总是将自己的过错归咎于他人，会妨碍与他人之间良好的人际关系。这不仅使人不能看到真实的自己，而且容易对他人形成怀疑的、难以容忍的甚至是敌对的态度，从而把过错外射到外界，或者怀疑他人，从而引起诸多麻烦。

歪曲作用

[心理医生手册]

病人是化验室的技工。该患者最近突然语无伦次，说自己是著名化学家，刚刚获得诺贝尔奖，还说影星××是自己的情人。接到一封普通的信，他就认为是瑞典皇家科学院寄来的，邀请他去领取诺贝尔化学奖；听到收音机里女影星唱的歌，就认为是情人唱给他听的。由于行为怪异、语无伦次，经常遇到路人因为好奇而取笑他，他却认为是在祝贺他当选为厂长。

导致他产生妄想或幻觉的原因是什么？经过查询，原来在最近的检测考试中他名落孙山，比他年轻的同事反而升了职，所以在心理上受到了极大挫折。更糟的是，女朋友也不理睬他了。在这种双重打击之下，他的精神崩溃了。因此，他把一些所看到、听到的外界事实加以曲解、变化，用夸大的想法来保护其受挫的自尊心。这是歪曲作用的一个特例。

歪曲作用的理解

歪曲作用，是将外界事实加以曲解、变化，以符合内心需要的心理防卫机制。无视外界事实，是歪曲作用和否定作用相同的性质。因为歪曲作用而表现的精神病现象，以妄想或幻觉最为常见。妄想是将事实曲解，并且坚信不疑。例如相信有人迫害自己、配偶对自己不忠、夸大性地相信自己是皇帝或神仙等等。幻觉是外界并无刺激，而由大脑凭空感觉到的声音、影像或触觉等反应，它与现实脱节，严重歪曲了现实。

第四节　神经症性心理防卫机制

神经症性心理防卫机制是指儿童的"自我"能力进一步成熟，逐渐能分辨什么是自己的冲动、欲望，什么是现实的要求与规范之后，在处理内心挣扎时所表现出来的心理防卫机制。

神经症性心理防卫机制包括潜抑作用、反向作用、隔离作用等等。

潜抑作用

[心理医生手册]

有个女青年的症状是常常在傍晚突然惊叫，接着在地上打滚，大吵大闹，有时甚至做出一些奇怪动作，像跳舞一般在地板上跑来跑去。每次发作一两个小时，持续数月夜夜如此。

原来这个女孩的父亲非常疼爱她，管束也比较严格，不让她随便外出或与男性交往。生病那天，她早已与一位朋友约好出去跳舞。原来计划到了傍晚，趁父亲不在时偷偷地溜出去。不巧，当天晚上吃过晚饭之后，她父亲寸步不离地坐在门口看报纸，所以无法出去赴约。她既不敢开口向父亲要求出去，又担心朋友会一直站在外面等，于是心里非常着急。在这种越等越急的情况之下，她忽然大声叫，大声闹，在地上打滚，四处乱跳。自此之后，每到傍晚，便自然感到焦灼不安，然后就发作起来。但已经将第一次发病的原因"忘"得一干二净。

患者将不愉快的事情完全"潜抑"下来，自己也不知道到底是怎么回事。虽然她把那件不愉快的事情潜意识地忘却了，但其所引起的焦灼的感觉却仍然存在，而且常常以症状的形式出现。在浅睡眠状态时，由于意识的控制较弱，被抑制到潜意识的信息便会再度出现。

潜抑作用的特性

潜抑作用是指把不能被意识所接受的念头、感情和冲动不知不觉抑制到潜意识中去的一种心理防卫术。它是各种心理防卫机制中最基本的方法。

健康心理的学问

　　一般而言，人们都具有将一些所不能忍受或能引起内心挣扎的念头、感情或冲动，在尚未为人觉察之前，便抑制、存储在潜意识中的倾向，以使自己不至于知道，保持心境的安宁。这些存储在潜意识中的念头、感情和冲动，虽不为人知，却可能不知不觉影响到人们的日常行为，往往做出些莫名其妙的事情来。换句话说，潜抑作用乃是把不愉快的心情，在不知不觉中，有目的地忘却，以免心情不快。

　　潜抑作用也具有两面性。就其积极方面而言，它能帮助人们控制足以引发罪恶感受的冲动或与道德伦理相违背的念头，同时也能通过一种暂时的"遗忘"来保护受创伤的心灵。但潜抑作用不能从根本上解决问题，也是一种消极的逃避行为。这些存储在潜意识中的念头、感情和冲动，虽不为他人知，却可能不知不觉影响到人们的日常行为，往往使人做出些莫名其妙的事情来。

　　比如说，接到一封信，如果信的内容使我们觉得不愉快而不愿意回信时，往往会把回信这件事"忘掉"。

　　潜抑作用与自然遗忘的区别是性质不同，即因记忆痕迹的消灭而自然忘掉。压抑作用与潜抑作用类似，也是抑制自己认为不该有的冲动与欲望。但不同的是，压抑作用是有意识的，而潜抑作用是下意识的。

反向作用

[心理医生手册]

　　有位学生，不仅不主动讲话，而且在老师询问或斥责他时，反而用手捂住嘴巴，因此被认为患有精神错乱。

　　得知原因是：他以前脾气很暴躁，有话就说、有气就发。不久以前，他在发脾气时，拿刀子威胁表哥。表哥因为恐惧，不慎跌倒而被他的刀子刺成重伤。他与表哥一起长大，平时感情很好，因为一时冲动几乎置其于死地。他因此后悔不迭，从此对自己的脾气很害怕，见到剪刀等锐器都要躲开。不仅如此，而且经常用左手抓紧自己的右手，唯恐一时控制不住，会抓起刀杀人。至于上课捂住嘴，是因为有一次老师因一件事情而斥责他，他心里很生气，但觉察到自己在发火时，就惊恐起来，担心会破口大骂老师，甚至动武。所以用手捂住嘴。

反向作用的表现特性

反向作用，是指采取一种与原意相反的态度或行为的心理防卫方法，它是人们为了处理一些不能被接受的欲望与冲动所采用的防卫手段。人有许多原始冲动和欲望，由于是自己或社会所不容忍和不许可的，故常被压抑而潜伏到所谓的潜意识之中，不为自我所觉察。这些欲望及冲动虽然被抑制下去，但并未被改变或消除，仍然具有极大的驱动力，随时在伺机爆发。所以为防止这些冲动爆发出来，不得不加强自我防御，从而出现了很多反常的行为。

在日常生活中常常可以观察到很多这种现象。如果有人的某些行为，明显过分，可能正表示了他潜意识中有刚好相反的欲望，反而使人怀疑他在这方面可能存在心理问题。这种内心有一欲望或冲动，但是因为表现出来就会引起不良后果或受到处罚，所以只好拼命去控制，结果不但不敢表现，反而由相反方向表现出来。

合理使用反向作用

反向作用若使用得当，不仅无害，而且可能有助于提高社会适应能力。然而遗憾的是反向作用往往被人过分使用，耗费了许多精力，做出违背意愿的行为。举例来说，继母或许不会像亲生母亲一样疼爱子女，当孩子做错事、惹麻烦时难免会产生一种厌恶之感。其实，即使亲生父母亲也会产生同样的感觉。但是亲生父母管教孩子似乎是天经地义的，可以公开表现其心境；而继母则不然，怕引起别人非议而不敢管教，有时反而过分溺爱放纵，以表示自己并非"不爱"他。这样一来，继母不但需要消耗很多的精力来抑制自己的怒气和不快，而且要费更多的精力去表现自己"喜爱"孩子。这种矫枉过正的结果，对孩子不但无益反而有害。

隔离作用

[心理医生手册]

有位男性求治者，在会谈中一直使用汉语，但当谈到梦遗时，却不说"梦遗"，而忽然改说英文"Nocturnale jaculation"。显然，这位求治者感到用汉语说"梦遗"，会在自己的心里引来许多尴尬，便使用英语来表达同一意思，以避免难为情。可见求治者对梦遗这件事有极强的羞愧感，以至于必须通过隔离作用来处理。发现这种情况后，可以帮助他发现问题所在，利于针对问题对症施治。

对隔离作用的理解

隔离作用，是指将部分的事实从意识境界中加以隔离，不让自己感觉事实的存在，以免引起精神上的不愉快。部分事实，是指整个事情中的一部分，最常被隔离的是与事实相关的感觉部分。

隔离作用在现实生活中随处可见。例如人们往往说上"一号"，而不说上厕所。究其原因，不外乎听到"厕所"这个字眼，难免联想到污秽满地、臭气冲天，心理会自然而然产生一种厌恶之感。用"一号"来代替，人们既知其所指，又不会引起不适的感觉，说起来和听起来都要舒服得多。这种把观念和感觉分离，只留下人们可理解的观念，而把可能引起不快感觉隔离起来的现象，心理学上就称之为"隔离作用"。又比如，不说人死了，而说仙逝、归天或长眠等。因为后面这些词语同样能表达"死"的意义，而从感觉上来讲，又不会感到太悲哀或不祥。

心理医生在治疗过程中，一般都会注意观察求治者使用隔离作用的现象，来发现问题的根源。因为患者用隔离作用来处理的问题，因为会引起不适的感觉，而难为求治者所接受，这正是心理治疗的出发点。

第五节　不成熟心理防卫机制

不成熟的心理防卫机制一般会表现出婴儿早期心理机制的特点，以及人格未成熟时所表现出的心理活动。不成熟的心理防卫机制包括退行作用、内射作用、幻想作用等等。

退行作用

[心理医生手册]

男孩，5岁，家长叙述其本来已可以自行大小便，但是近日突然开始尿床。父母为此异常烦恼。经过分析，了解到这家新添了一个男婴，母亲把全部精力都放到了小弟弟身上，整天"端屎端尿"，而无暇顾及"不惹麻烦""能自己照顾自己"的哥哥。这个男孩子感觉不能像从前一样获得父母的照顾，行为上出现退行现象。

退行作用的行为特征

退行作用，是指回复到幼稚行为的一种心理防卫术。一个人的人格随着年龄的增长，是以循序渐进的方式逐步走向成熟，应付事情的方式会有很大改变。

比如，幼儿有了排泄的欲望，就会随地大小便，而成人则会考虑到适当的地点或时间；小孩遇到不如意之事，就痛哭流涕，而成人则会考虑到什么是社会可接受的行为方式，也要考虑怎样的反应才有效且合适，所以会饮泣吞声，甚至强颜欢笑。不过，有时人们在遇到挫折后，会放弃已经达到的比较成熟的适应技巧或方式，而恢复使用原先较幼稚的方式去应付困难，或满足自己的欲望。这种退行现象，是在遭受外部压力和内心冲突不能处理时，借此退回到幼稚行为以使自己感到安慰的一种心理防卫法。这种现象各年龄阶段均可看到。

成人中也常有退行现象。例如在忍耐不住疼痛时，常会失声叫喊，也会哭得"像个孩子一样"。有些病人经过死里逃生的车祸或危险的大手术后，虽然躯体方面已经复原，但是内心却一直担心，认为身体还没好，想方设法留住在医院，不敢去面对现实。这是因为病人经过大的变故，精神上受到打击，害怕再负起成年人应有的责任，以及随之而来的恐惧和不安，而退行为孩子般的依赖。

人的一生中，难免有希望回到未成熟时代的表现，以重温旧梦获取满足的时候，只要无伤大雅，均可用退行作用来进行心理调节。比如夫妻恩爱，像小孩子般互相撒娇，寻求彼此安慰；父亲与孩子捉迷藏，像个小孩子似的在地上爬。这种暂时的退行现象，不但是正常的，而且是必需的。但是一个人遇到困难时，常常使用较原始而幼稚的方法应付困难，或利用自己的退行来获得他人的同情和照顾，以避免面对的现实问题或痛苦，就成为心理问题了。

内射作用

[心理医生手册]

有位少女，自称最讨厌遇事大声吼叫的女人，可是自己生气的时候，却总是控制不住大吼大叫，事后又每每因其失态而懊悔。经过问询，发现女孩有个非常专横的母亲和非常柔顺的父亲。父母之间一旦存在意见分歧时，只要母亲大吼一声，父亲就俯首称是。女孩生长在这种环境里，久而久之就形成了一种认知：遇事不分对错，只要谁的声音大，谁就得胜。虽然在理智上她懂得大声吼叫是不好的，对母亲的这种行为很反感，但是在潜意识中又觉得这是应付困境的好办法，所以处处模仿母亲的粗陋行为。

对内射作用的诠释

内射作用是一种与外射作用相反的心理防卫术。它是将外界的因素吸收到自己的内心，成为自己人格的一部分的一种心理防卫术。事实上，人们的思维、情感及行为，往往是受到外界环境的影响而表现出的心理活动。特别是在早期的人格发展过程中，婴幼儿最易吸收、学习别人——特别是自己父母的言行与思维，从而逐渐形成自己的人格。

例如，有个孩子在墙上乱涂乱画，被父亲说这是不应该的，影响了房子的美观，他就不敢画了。假如此事重复了几次，父亲的批评也就渐渐内射到孩子的头脑里，以后即使父亲不在，他自己在脑子里也能进行判断，这是不应该做的事，于是就停止不做了。换句话说，父亲的道德、价值观念已被小孩内射到他的性格中去了。"孟母三迁"是我国古代有名的故事。就是现在，人们在搬家时，也无不事先探听周围邻居各方面的情况。至于孟母为何三迁，大家又为何如此关心周围的环境，理由很简单，因为懂得"近朱者赤，近墨者黑"的道理。这种"近朱者赤，近墨者黑"的现象，就是内射作用的结果。

通常内射作用是毫无选择性地、广泛地吸收外界的东西。但有时却是通过特别的心理动机，有选择性地吸收、模仿某些特殊的人或物，我们将其称为仿同作用。"仿同"是指一种吸收或顺从另外一个人或团体的态度或行为的倾向。当个体欲吸收他人的优点以增强自己的能力、安全，以及接纳等方面的感受时，就可采取仿同的心理防卫术。比如说，女孩子因喜欢、羡慕妈妈，结果模仿妈妈，学妈妈擦口红，穿妈妈的鞋和衣服等。通过仿同，有助于小孩性格发展的成熟。

仿同的心理防卫使用过甚或仿同了错误的模式，其行为反而会变得不正常。充满矛盾的仿同，有时易导致多重性格。这些现象，基本上源于"内射"作用。因内射作用主要是婴儿早期心理机制的特点，是人格未成熟时所表现出的心理活动，因此内射作用被认为是不成熟的心理防卫机制之一。

幻想作用

幻想作用，是指一个人遇到无法处理的现实困难时，利用幻想的方法，使自己从现实中脱离开或存在于幻想的境界中，以其情感与希望，任意想象应如何处理其心理上的困难，以得到内心的满足的心理防卫方法。

幻想作用是一种与退行作用十分相似的心理防卫术，可以说是一种部分的、思维上的退行现象。例如一个男孩子觉得处处受大人限制时，往往会沉浸在"孙悟空式"的白日梦中，认为自己能七十二变就好了。

幻想作用的表现特征

理想化作用是幻想作用的表现之一。它是指对另一个人的性格特质或能力估计过高的现象。当一个孩子对父母理想化时，就会树立一种典范且确信自己同样伟大。他自傲而安全地感受到，他的父亲是世界上最伟大的，他的母亲是最美丽动人的。理想化作用对一个人的安全感有帮助，但会酿成虚幻的自尊，因为理想化作用带有浓厚的自我陶醉色彩。

幻想作用有其积极的一面，比如它能使人获得满足感，使人感到精力充沛和斗志旺盛。但幻想作用也易形成情绪陷阱，因为幻想作用往往通过夸大他人的优良表现，从而宽容自己对失望和挫折的反应，形成以他人的成就来代替自己的努力实践的倾向。由于这种满足感是理想化的，并非自己努力的结果。过分使用就会形成不健康的心理和导致一些实际上和情绪上的困扰。

对能力弱小的孩子说来，以幻想方式处理其心理问题，是正常的现象。但如果一个成人仍然常常采用这种方式应付实际问题，就是问题了。特别当他将现实与幻想混为一谈时，就沦为病态了。

第六节　成熟的心理防卫机制

成熟的心理防卫机制是指"自我"意识发展成熟之后才能表现的防御机制。其防御的方法不但效果显著，而且可以解除或处理现实的困难、满足自我的欲望与本能，也能为一般社会文化所接受。这种成熟的防卫机制包括压抑作用、幽默作用、升华作用和利他作用等等。

压抑作用

[心理医生手册]

一个儿童看到食品店门口摆着香喷喷的食品时，心里想：这是商店里的东西，自己不能拿来吃，回家向妈妈要钱来买才行。或者一位男子在马路上闲逛时，遇到一位陌生的漂亮姑娘，一刹那间产生了想入非非的念头，可是马上想到这样的念头是不好的，应赶快压抑、打消不应有的邪念。

对压抑作用的理解

压抑作用，是指一个人的欲望、冲动或本能无法达到满足或表现时，有意识地去压抑、控制、想办法延迟满足其需要的一种心理防卫方法。压抑作用是最基本的成熟的心理防卫机制。换句话说，压抑作用是"自我"机能发展到一定程度之后，才能执行的心理机能。

通常，人们之所以能保持正常的人际关系、社会秩序，很大程度上是依靠每个人的压抑作用来约束自己的行为的。越是成熟、有修养的人，就越能自如地使用压抑作用。

在心理治疗过程中，经常会发现一些病人因为过分使用压抑作用，将本来正常的欲望或本能都拼命压抑下去，以致自己无法自由行动，形成一种病态反应。一般说来，过分谨慎、严肃、呆板的强迫性性格异常者，就属于这种例子。所以，如何适当地应用压抑作用来调节原始的欲望，使自己能恰如其分地应付现实环境，并符合社会价值规范，是人格完善与成熟的基本内容。

幽默作用

[心理医生手册]

在春秋时代，齐国有个聪明善辩的外交家晏子，一次被派往楚国办理外交事务。晏子身材矮小，楚王有意捉弄他，便在官门旁开了个小洞，要晏子从洞里爬进来。晏子面临这种情况，心里当然很生气，但身为外交使臣，代表国家，一举一动都不能有损国家形象，于是灵机一动，对楚王开玩笑说："大国通常有大门，只有小国才有小门，难道楚国是小国吗？"楚王一听，无言以对，只好叫守卫开大门让晏子进来。与此相同，西方有个关于苏格拉底的故事。这位大名鼎鼎的哲学家，其妻的脾气非常暴躁。有一天，当苏格拉底正在跟一位客人谈话时，夫人忽然跑进来大骂苏格拉底，便拿起桶水往苏格拉底头上一倒，将全身都淋湿了。这时，苏格拉底一笑，对着客人说："我早就知道，打雷之后，一定会下雨的。"本来很难为情的场面，经苏格拉底的幽默点化，就把大事化小了。

幽默作用的涵义

当一个人处境困难或陷于尴尬境地时，有时可使用幽默来化险为夷，渡过难关；或者通过幽默间接表达潜意识意图，在无伤大雅的情形中，表达意念，处理问题。这种心理防卫方法就称为幽默作用。

幽默是一种成功的适应方法，也是一种高尚成熟的心理防卫机制。人格发展较成熟的人，常懂得在适当的场合，使用合适的幽默，可以将一些原来较为困难的情况转变一下，大事化小，小事化了，渡过难关，免除尴尬。

升华作用

[心理医生手册]

有位患者从小就有一种嗜好，喜欢拿火柴点火玩，看到东西燃烧的时候总会产生一种说不出的兴奋。他将这种玩火的欲望压抑了很长时间。在我们的建议下，他成为了保险公司的火灾调查员，每次听到哪里有火灾，就马上跑过去看，以便调查起火的原因，帮助公司鉴定，是否需要负责给予赔偿。这样他既不会随便去放火，变成纵火犯，反而利用他的心理特点，找到了感兴趣的职业。

升华作用的应用

升华作用，是指把将压抑的不符合社会要求的原始冲动或欲望，用符合社会要求的、建设性的方式表达出来的一种心理防卫方法。

在现实社会中，个体的某些行动或欲望，是与社会规范不相符合的，如果直接表达出来，就可能产生不良后果而受到责罚。因而必须改头换面，以迂回曲折的方式表现出来。比如说，将杀人的冲动，改为以骂人的方式来表现。因为杀人是社会所不容许的，会受到严重的处罚；但骂人相对之下则显得危害轻微。这样采取社会较能接受的方式，同样可以发泄自己的本来情感，而不会引起内心的焦虑与紧张。

如果将这些冲动或欲望，导向比较崇高的方面，使其以有利于社会和本人的形式表现出来时，无意识欲望即得到满足，这个过程就叫做升华。例如，当某人遭受爱情挫折时，可以转向写作、绘画或弹琴，抒发自己被压抑的情感，就是升华作用。升华作用能使原来的动机冲突得到宣泄，消除焦虑情绪，保持心理上的安宁与平衡，还能满足个人创作与成就的需要。

第七节　其他常见的心理防卫机制

合理化作用

[心理医生手册]

有位患者，怀疑邻居故意与他为难，制造声响骚扰他。于是强调邻居应该和平共处、互相帮助、互敬互爱，但却时常批评他的邻居不讲道理、没良心、罪大恶极等等。当他"觉得"邻居在吵闹他时，马上凶狠地跑到别人家里，高声责骂，有时甚至动手打人。他不但不承认自己脾气暴躁，反而认为他是在教育大家和平相处，完全合理。看来有些存在心理障碍的人，也常用合理化作用来处理问题。

正确理解合理化作用

合理化作用是人们运用得最多的一种心理防卫机制，其实质是以似是而非的理由来证明行动的正确性，掩饰个人的错误或失败，以保持内心的安宁。

合理化作用，又称为文饰作用，是指个人遭受挫折或无法达到所要追求的目标，以及行为表现不符合社会规范时，用有利于自己的理由来为自己辩解，将面临的窘迫处境加以文饰，以隐瞒自己的真实动机或愿望，从而为自己进行解脱的一种心理防卫方法。

一般说来，每种现象或事件的发生，都可用许多理由与方法进行解释。合理化则是从个体的心理需要出发，从一系列理由中选择其中一些合乎自己内心需要的理由，并加以特别强调，而忽略其他理由，以避免心理上的痛苦。

人的行为常常由许多不同的动机而产生。一般说来，越是发于情感的，越是以自我为出发点，在各种动机当中所起的作用就越大。但人类往往企图以冠冕堂皇的大道理来解释其行为，以减少其潜意识中因自私冲动而引起的不安。这是在一系列的动机当中，选择一小部分最适合"理性"的动机加以强调，企图掩盖其内心所不能接受的原因，以使自己感觉到心安理得的心理防卫机制。一般而言，四五岁左右的儿童，随着言语及思维能力的发展，已经会使用合理化作用，而且很喜欢用，所以常常使人觉得他们在强词夺理。

如果运用合理化作用得当，可以消除心理紧张、缓和心理气氛、减少攻击性冲动和攻击行为产生的可能性。但是运用过度，也会妨碍人们去追求真正需要的东西。

转移作用

[心理医生手册]

有一位母亲，带着她两岁的孩子来咨询。自述最近发现孩子常常抱着自己的小枕头到处跑，怎么说都不听。同时，不管在家里或者在外面，常常吵着要枕头，并且常用手指头捏着枕头的角，玩个不停。如果母亲带他外出，非要拖着一个枕头不可，让人又气又急。经过询问，了解到这个孩子出生不到半年，女士的父亲突然得了重病，为了照顾父亲，只得把小孩留在家里让丈夫照看。在这一段时间里，每当小孩哭闹的时候，丈夫就扔一个枕头让孩子抱着玩。因此，他无形中养成了习惯，把枕头角当成奶头吮吸，或用手指头去玩弄，把对母亲的依恋转移到了枕头身上。

转移作用的行为表现

转移作用，是指将对某方的情绪反应转移到另一方的心理防卫方法。这是人们常有的倾向，自己对某一对象的情感，诸如喜爱、憎恶、愤怒等，因某种原因无法向其直接发泄的时候，就转移到其他较安全或较为他人所接受的对象身上。以减轻自己精神上的负担，即为"转移作用"。

一般说来，人们所转移的对象，与原来的对象有相似关系，具有代替的性质，像小孩子喜欢吸吮奶头，长大了没有奶头可吮，便改为吸吮手指头，再大一点时改为咬笔尖，逐步变成抽香烟或嚼口香糖，就是一个明显的例子。

转移作用在心理治疗的过程中经常出现。求治者常常在不知不觉中把小时候与对其重要的人（通常是自己的父亲）所表现的关系，转移到医生身上，形成了病人与医生的普通医患关系之外的另一种关系，即为"移情关系"，这种关系也是转移作用的一种。

补偿作用

[心理医生手册]

一位母亲在朋友的劝告下来求治。她自述有三个孩子，老大、老二念中学，品学兼优，做母亲的对他们的教育得心应手，效果很好。唯有 7 岁的老三，顽皮异常，经常惹祸，母亲对他束手无策。这位母亲说："我最疼爱这个孩子，有好衣服让他先穿，有好吃的让给他吃，打都打不下手。"

经过数次会谈，才发现她因为身体虚弱，生了两个孩子后便不想生了，但是意外怀孕，自己想吃些药堕胎却没有成功，只好作罢。结果孩子生下来以后体重不足，常常生病，做母亲的总感到有愧于他，所以为了补偿自己的罪恶感，便对这个孩子格外溺爱。孩子受娇纵，就产生了行为问题。经过我们的分析，母亲认清了自己因过分溺爱儿子反而害了他，便一改往日作风，对此子严加管教，不久孩子的问题即告解决。

对补偿作用的理解

补偿作用，是指企图用某种方法来弥补其因生理或心理缺陷而产生的不适感，从而减轻这种不适感的心理防卫方法。引起心理上产生不适感的缺陷可能是事实，也可能仅仅是在想象中存在的。有些人觉得自己的身体素质欠佳，不能在运动场上骁勇称霸，于是在学习上拼命用功，在考场上夺冠摘桂；有的人功课不好，便在社交场所大出风头。

补偿作用可以形成一种强有力的成就动机和有效能的力量，以适应人们改正自己的缺陷。补偿作用还可以增进安全感、提高自尊心以及维护心理健康水平。但是过分的补偿则害多益少，不利于心理健康。

所谓"失之东隅，收之桑榆"，乃补偿作用也。补偿作用使用得当，对维护自身形象及心理健康极为有利；运用不当或过度，则会产生负效应。补偿作用可形成一种强有力的成就动机和有效能的力量，以适应人们改正自己的缺陷。补偿作用还可以增进安全感、提高自尊心以及维护心理健康水平。但是过分的补偿则害多益少，不利心理健康。

抵消作用

[心理医生手册]

一位患者在一个偶然的机会里，与家里养的动物性交，即所谓"恋兽癖"的行为。自从发生此事之后，他内心一直感到羞愧，而且还担心染上疾病。所以就天天用肥皂、药水洗澡、洗手。他之所以拼命洗手，其用意即想以此象征性的动作来洗净其心中的邪恶之感。实际上，洗手对已发生之事毫无补救，但心理上却有抵消的作用。

另一位病人，一次不慎说错了话而出了纰漏。以后他每说一句话，就倒抽一口气，表示已把刚才说的话收回来了，不算数；

或用手蒙住嘴，表示我没有说，这样心里就踏实多了。

对抵消作用的解释

抵消作用，是指以象征性的事情来抵消已经发生了的不愉快的事情，以补救其心理上的不舒服的一种心理防卫术。健康的人常使用此法以解除其罪恶感、内疚感和维持良好的人际关系。如一个小孩会说"对不起"，或以乖巧的表现来弥补他的错误行为。成年人同样会在适当的时候继续以某种表示歉意的方式来补偿自己的不当行为。

抵消作用不是用来弥补已经发生了的事实，而是用来抵消自己内心的罪恶感，或自己以为邪恶的念头。某些"讨吉利"的风俗也是抵消作用的一种表现。例如不慎打破了碗，家里的老人们会急忙说："碎碎（岁岁）平安"，用谐音法来抵消。其道理何在呢？这是因为一些不幸事件，使我们心里难受和不安，由于事情本身已经发生了无法补救，只好作一些象征性的事情来弥补，以减少内心的不安。这种做一些象征性的事，企图抵消已经发生了的不好的事情，就属于抵消作用。

有时，抵消作用不是用来弥补已经发生了的事实，而是用来抵消自己内心的罪恶感，或自己以为邪恶的念头。比方说，妈妈照顾小孩，不小心让小孩碰到了门、撞到了桌子而哭起来，作妈妈的常常会用打门、打桌子的方式来哄小孩子。其实并不是作大人的相信门或桌子真会撞人，或者是打门或打桌子就帮小孩子出了气，只不过是因为内心不安，觉得自己对孩子照顾不周，故总得做出一些事情来象征"我也尽了力"，以抵消其内疚。抵消现象在临床上也常可观察到。